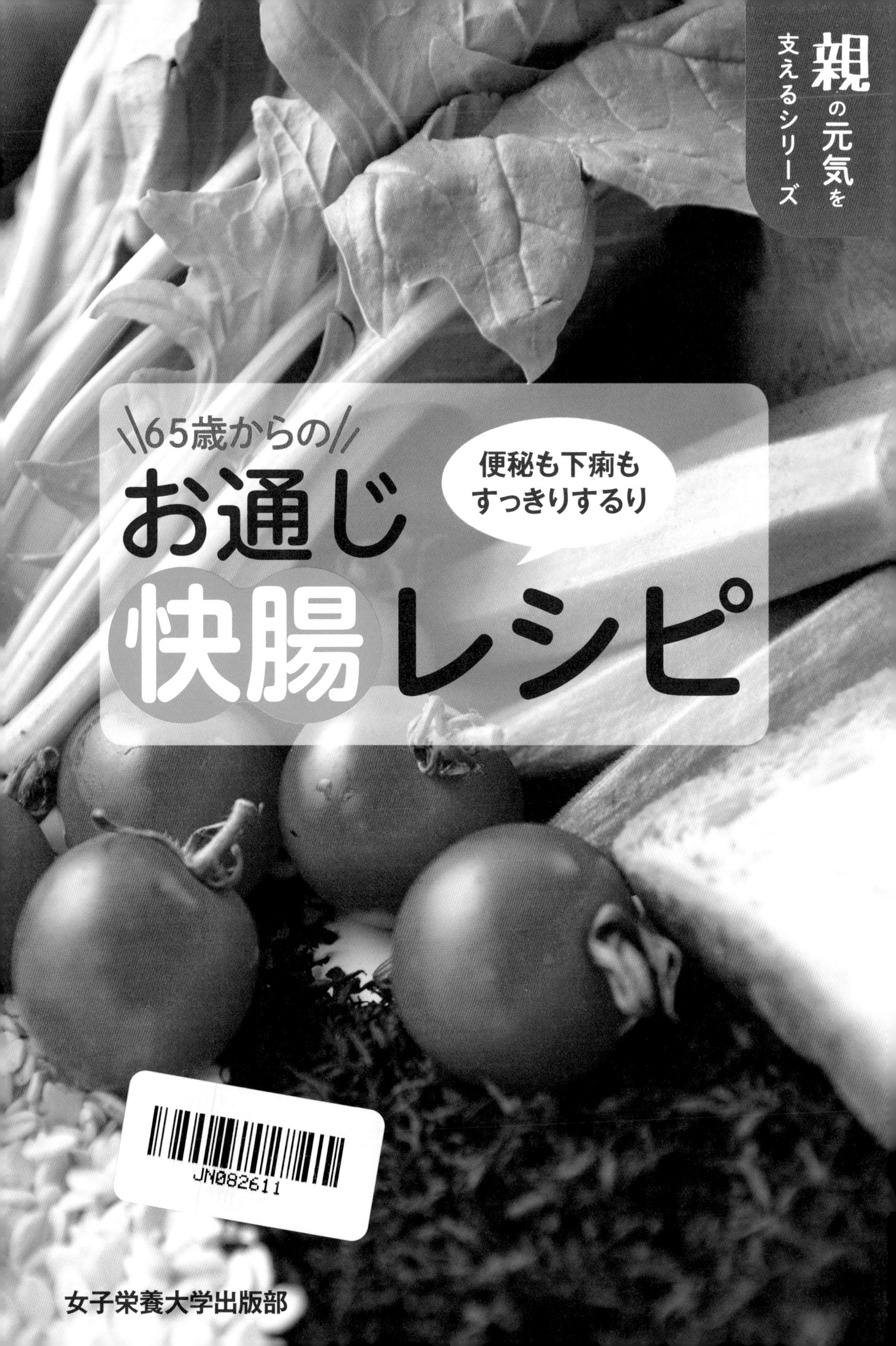

親の元気を支えるシリーズ

\\65歳からの//

お通じ快腸レシピ

便秘も下痢も
すっきりするるり

JN082611

女子栄養大学出版部

はじめに

熱や咳が続けば、たいていは躊躇《ちゅうちょ》なく病院に行きますが、お通じがないだけで受診することはほとんどないと思います。腹痛や腹部不快感が強かったり、血便など気がかりな症状があったりして、初めて受診する人が多いのではないでしょうか。

厚生労働省の「平成28年国民生活基礎調査」によると、日本では男性の2.5％、女性の4.6％が便秘を感じていると報告されています。便秘は、若い年代では女性に多く見られるのですが、65歳を過ぎたころから男女ともに急激に増加し、便秘の有訴者数は10人に1人に。

そして年齢を重ねるほど、便秘だけでなく、慢性的な下痢、腹痛などを伴う過敏性腸症候群などの症状で悩む高齢者も増加しています。

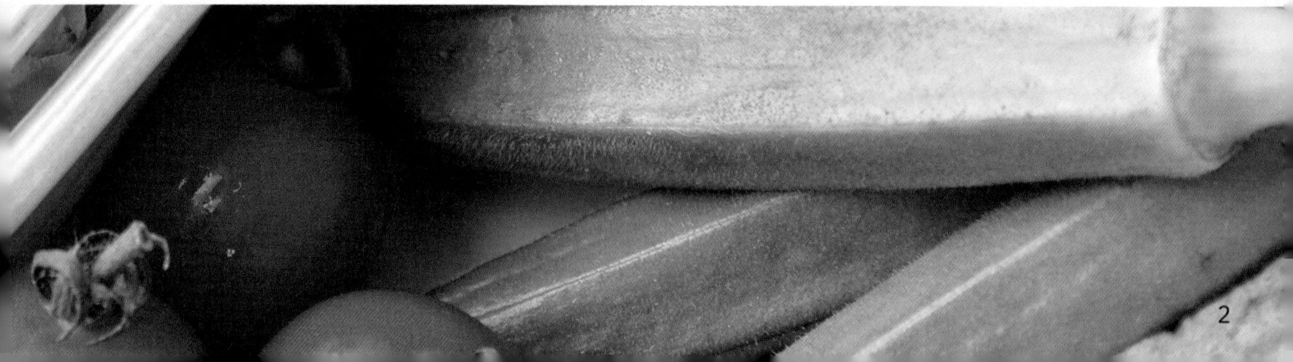

こうしたお通じの悩みは、加齢による腸の働きの低下だけでなく、食生活の変化や筋肉の衰え、ストレスの増大などさまざまな原因がからみ合って起こります。体の老化を止めることはだれにもできませんが、毎日の食事や生活習慣を見直すことで、腸の働きをサポートすることは可能です。特に、食事は腸の健康と深くかかわっています。食事を変えれば、腸も変わります。

「バランスのよい食事」を基本に、食物繊維や発酵食品、オリゴ糖など、腸の健康（本書では〝快腸〟と呼びます）に役立つ食材を積極的にとることによって、腸内環境をととのえて快適なお通じを維持することができるのです。本書では、そんな〝快腸〟食材がしっかり補えるレシピを78品ご紹介しています。さらに、加齢で嚙《か》む力や消化能力が落ちているかたにも食べやすいような食材を選び、調理にもひとくふう。ぜひ、毎日の献立作りに活用してください。

おいしく食べ続けるうちに食事量が少しずつ増えます。腸が元気をとり戻し、快適お通じに改善できます。〝おいしく食べてすっきり出る〟――ひとりでも多くのかたに、心身ともに健康で笑顔があふれる生活が訪れますように。

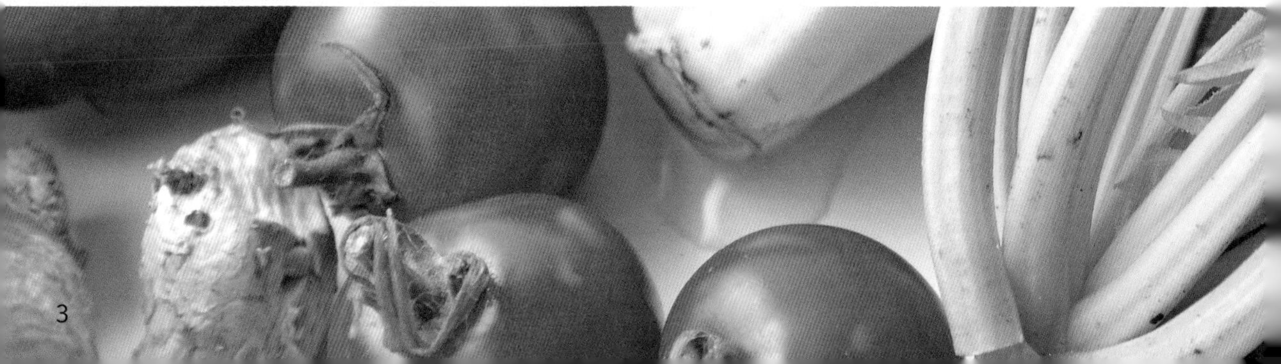

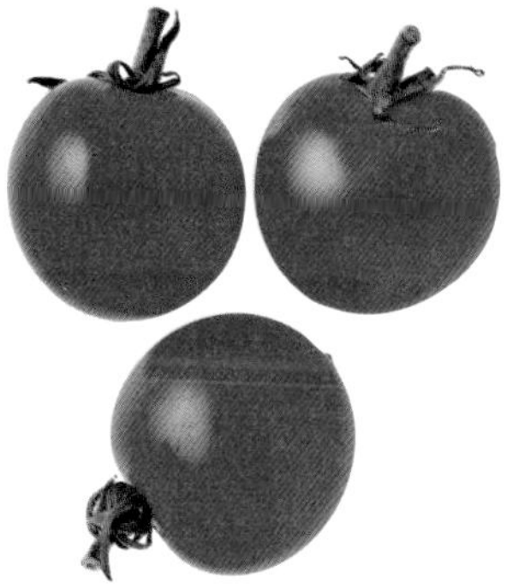

もくじ

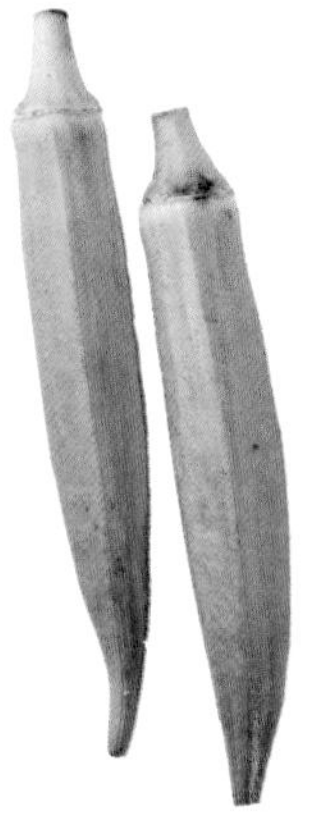

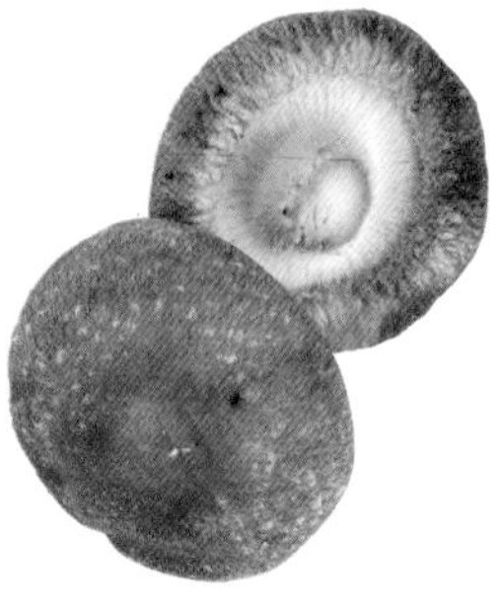

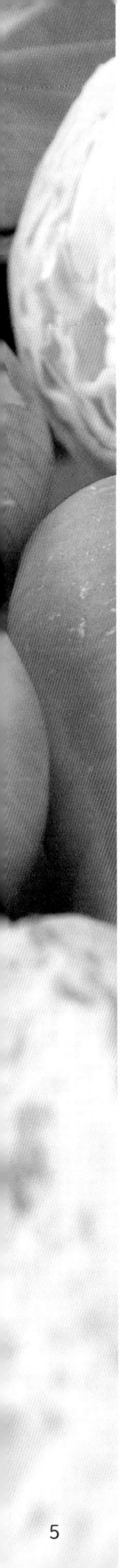

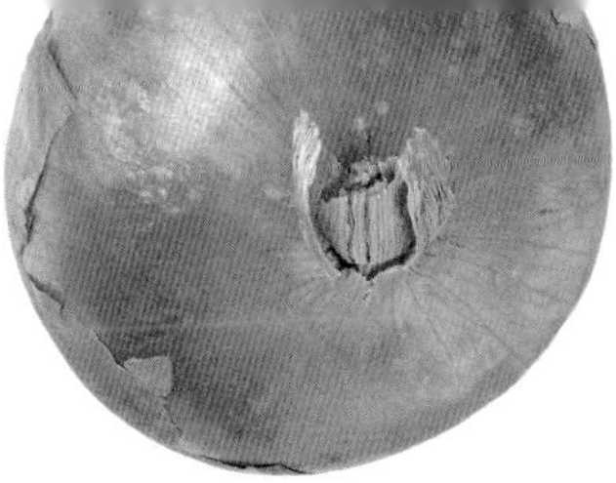

2章

快適お通じのための食事のとり方

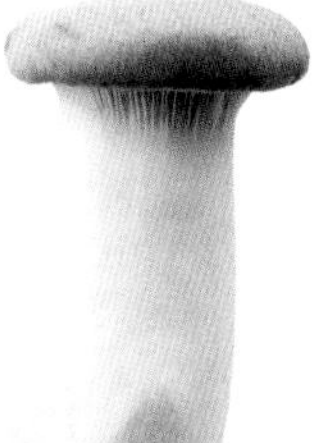

3章

シニア世代の〝快腸〟サポートごはん

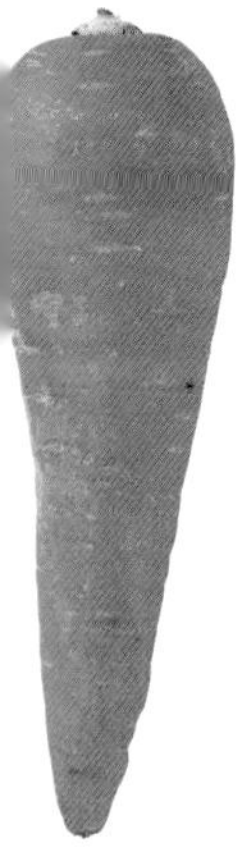

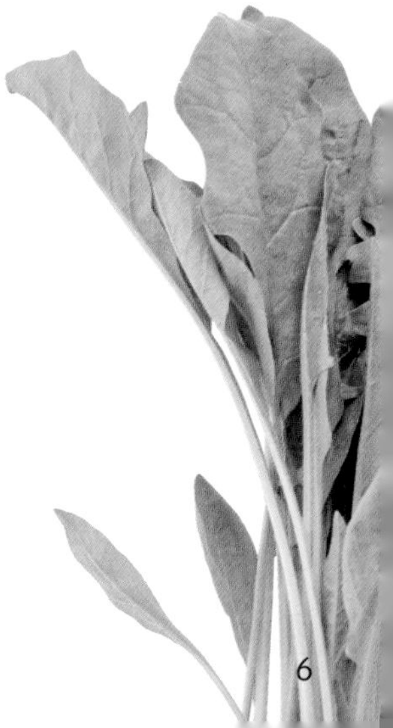

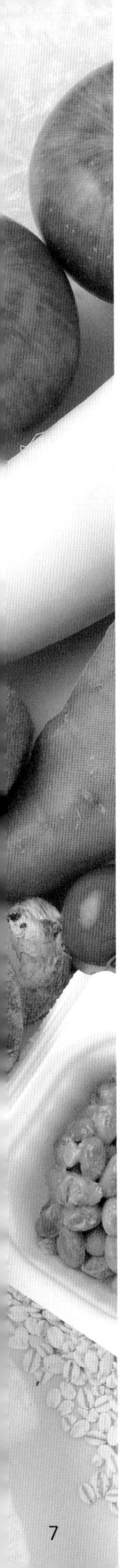

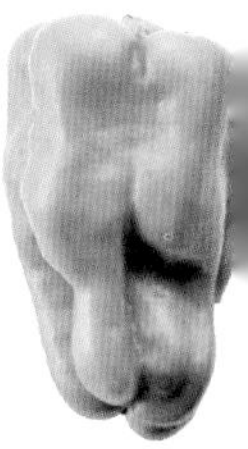

本書の使い方

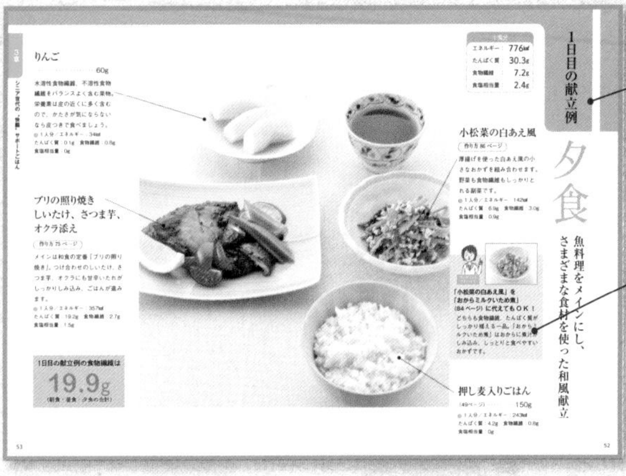

なにをどれくらい食べるかをイメージしやすいように、メニューを組み合わせた献立例を２日分紹介しています。

代替メニューもあるので、献立をアレンジするときに活用してください。

「しっかり手作り派」は大きなおかず、小さなおかず、汁物を計 52 品、「ちゃちゃっと派」は主食とおかずがとれる一皿料理 14 品を掲載。

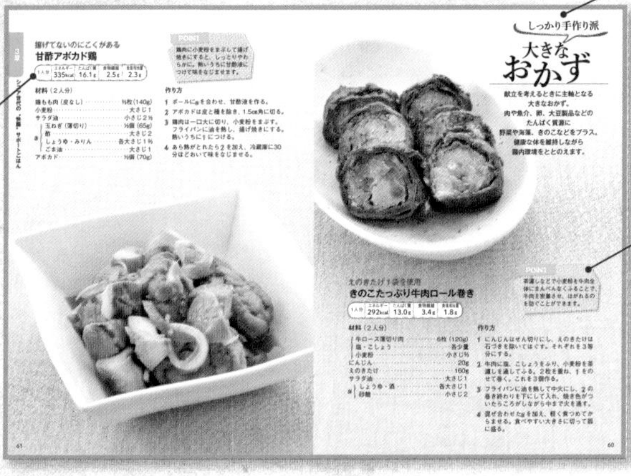

1人分のエネルギー、たんぱく質、食物繊維、食塩相当量が一目でわかります。くわしくは「栄養成分値一覧」（124 ～ 127 ページ）でチェック!

料理の特徴、噛《か》む力や消化能力が落ちたかた向けの食材の選び方や食べやすくする調理のくふうなど、ポイントつき。

「料理レシピ」「栄養成分表示」の見方

- レシピの分量は、基本的に正味重量（下処理したあとの口に入る重さ）で示しています。
- 調味料は塩＝精製塩、砂糖＝上白糖、酢＝穀物酢、しょうゆ＝濃い口しょうゆ、みそ＝淡色辛みそや赤色辛みそを使っています。
- 1 カップは 200mL、大さじ 1 は 15mL、小さじ 1 は 5mL、ミニスプーン 1 は 1mL です。
- 塩は「小さじ 1 ＝ 6 g」のものを使用しました。塩の分量は「ミニスプーン ¼」（精製塩で 0.3g）まで表記し、それ未満を「少量」と表記しています。
- 火加減は、特に表記がない場合は「中火」です。
- フライパンはフッ素樹脂加工のものを使用しました。
- 電子レンジは 600W のものを使用しました。お使いの電子レンジの W 数がこれより小さい場合は加熱時間を長めに、大きい場合は短めにして、様子を見ながら加減してください。
- 本文中に「塩分」とあるものは「食塩相当量」のことです。食塩相当量（g）はナトリウム（mg）に 2.54 を掛けて 1000 で割ったものです。

ミニスプーン
（実物大）

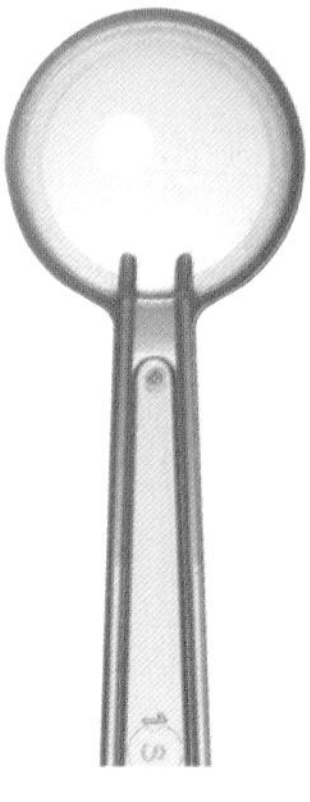

1章 “快腸”のための基礎知識

若いころよりも便秘がひどくなった、もしくは年齢とともに便秘と下痢をくり返すなど症状が複雑になった、という人も多いのではないでしょうか。その原因となる食生活や生活習慣を見直し、“快腸”を目指しましょう。

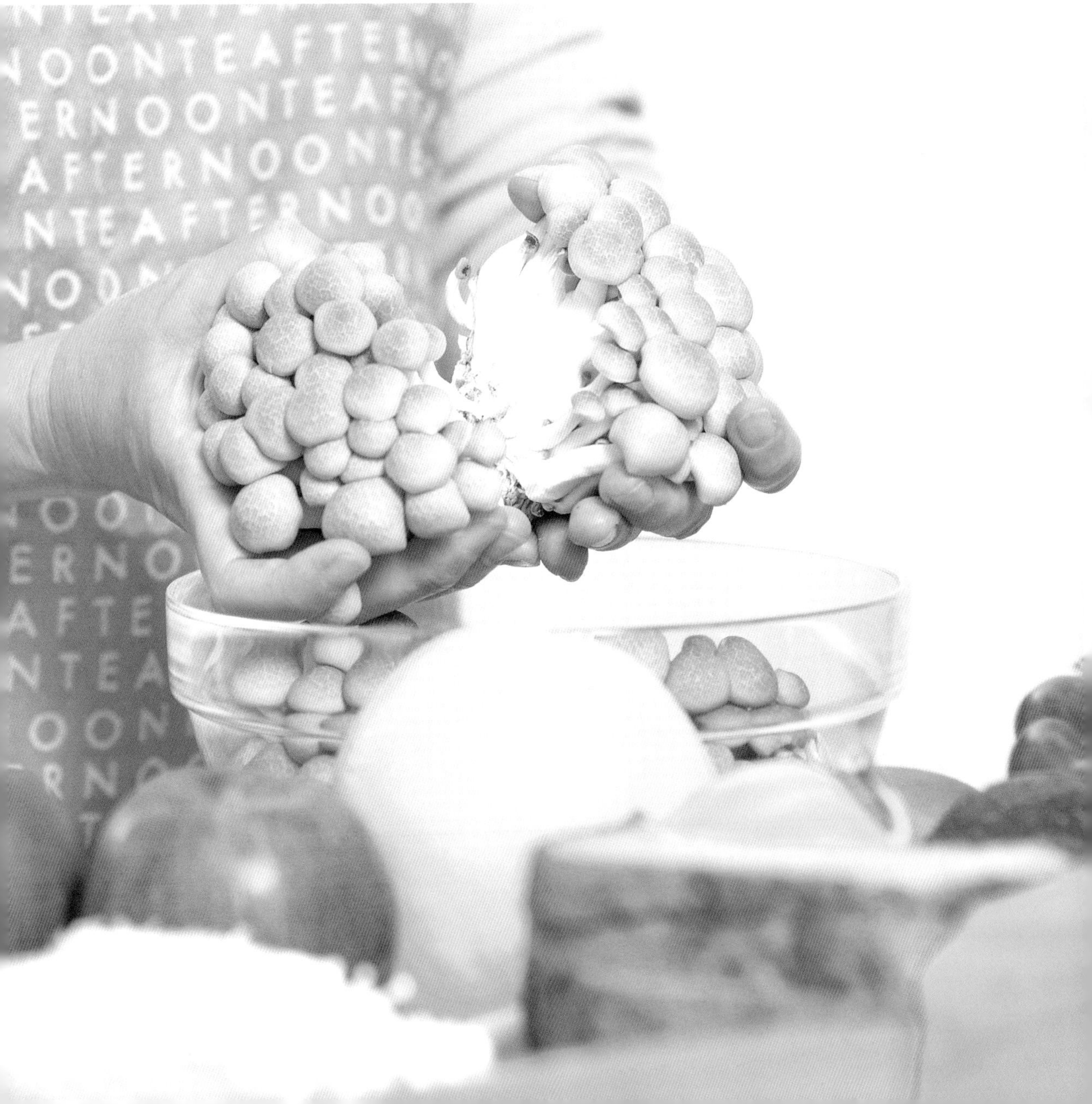

基礎知識

消化・吸収のメカニズムをチェック！

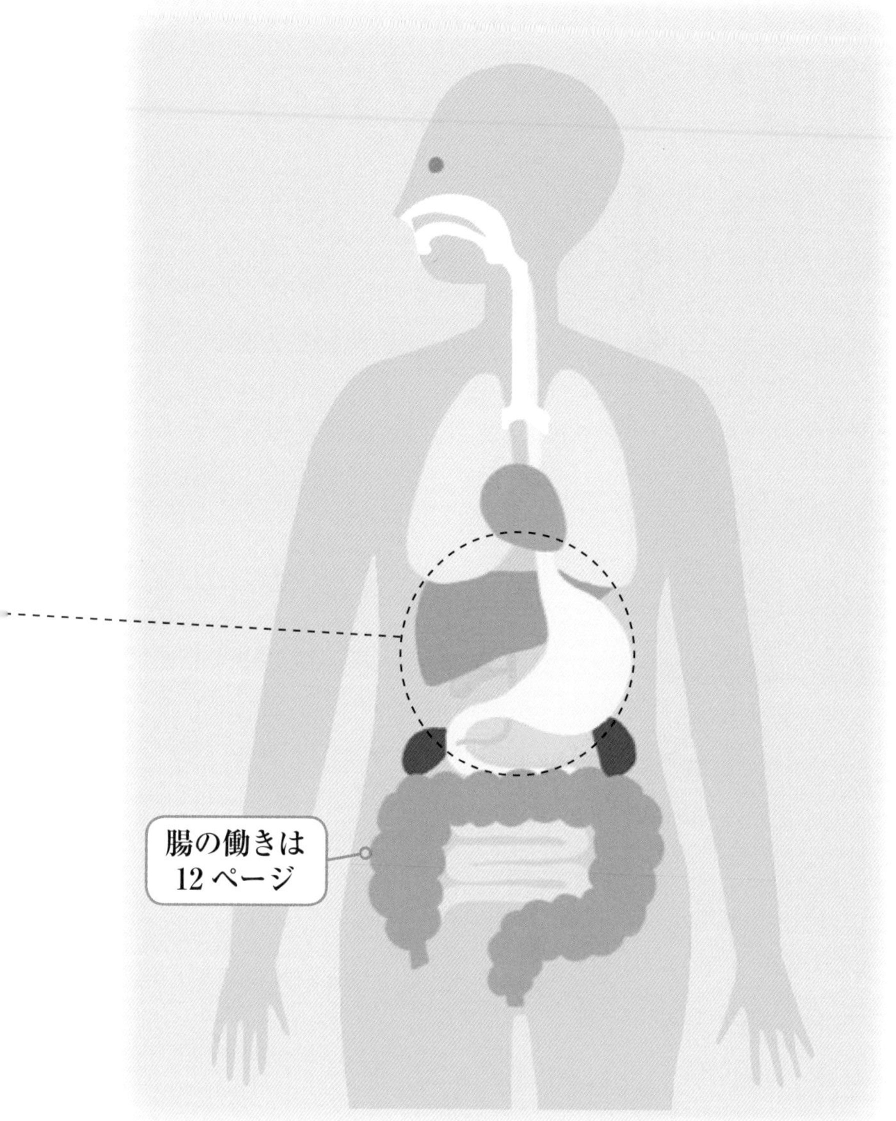

長い消化管を通って食べ物は消化・吸収される

私たちは食べ物をとり入れ、それを消化・分解し、栄養素として吸収することで体を作り、生命活動を維持しています。

食べ物は、口、食道、胃、小腸、大腸を経て肛門にまで至る「消化管」という1本の管を通って進みます。消化管は、食べ物を消化・吸収し、排泄《はいせつ》するたいせつな器官です。その長さは全長約10m。食べ物が便になるまでの長い道のりを見てみましょう。

まず食べ物は運搬されやすいように口の中で細かく噛《か》み砕かれ、唾液《だえき》

胆嚢《たんのう》

肝臓で分泌された胆汁を蓄えている保管庫。食べ物に含まれる脂肪やたんぱく質によって胆嚢が収縮すると胆汁が十二指腸に流れ込み、膵液中の消化酵素「リパーゼ」の働きを助け、脂肪の消化・吸収を促進します。

胃

胃の内側をおおっている胃粘膜は胃液（胃酸や消化酵素）を分泌する役割と、胃粘液を分泌して強酸性の胃酸からみずからを守っています。胃液は1回の食事で0.5～0.7ℓ、1日では1.5～2.5ℓ分泌されます。

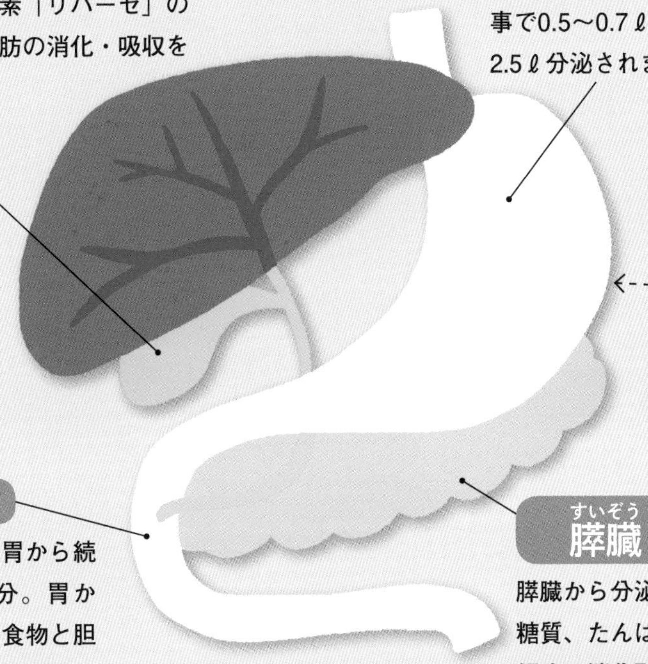

十二指腸

小腸の一部で、胃から続く約30cmの部分。胃から送り込まれた食物と胆嚢から分泌された胆汁、膵臓で分泌された消化酵素を混合し、吸収を促進します。

膵臓《すいぞう》

膵臓から分泌される膵液には糖質、たんぱく質、脂質を分解する消化酵素が含まれています。また膵臓は、糖質の代謝にかかわるインスリンなどのホルモンを分泌しています。

と混ざります。唾液に含まれる消化酵素「アミラーゼ」によってでんぷんの一部が分解され、吸収されやすい形になります。

食道は、胃や腸のように消化・吸収の機能はありませんが、食道の壁を作っている筋肉の蠕動《ぜんどう》運動によって食べ物を胃の中に送り込んでいきます。

胃のおもな働きは、胃液と蠕動運動による〝消化〟です。胃液には胃酸や消化酵素「ペプシン」が含まれています。おいしそうなにおいをかいだり胃の中に食べ物が入ったりすることで胃液が分泌《ぶんぴつ》されます。また、胃の筋肉が伸びたり縮んだりする蠕動運動によって食べ物と胃液をかき混ぜて食物を分解（消化）し、どろどろの状態に。そこから、小腸の一部である十二指腸に送られ、本格的な消化・吸収活動が始まります。

基礎知識

便ができて排泄されるまでの道のり

栄養素や水分が吸収されて便が作られる

胃や十二指腸で消化された食べ物を、さらに酵素を含んだ消化液で分解し、栄養素を吸収するのが小腸です。小腸の粘膜には腸絨毛《ちょうじゅうもう》という突起が無数にあり、表面積を大きくすることによって栄養素と水分を効率よく吸収することができます。

小腸で吸収しきれなかった水分や栄養素は大腸に移動します。大腸では水分が吸収されて便が形成され、蠕動《ぜんどう》運動によって排泄《はいせつ》されます。食事をしてから便が排泄されるまで、通常24時間から72時間かかるといわれています。

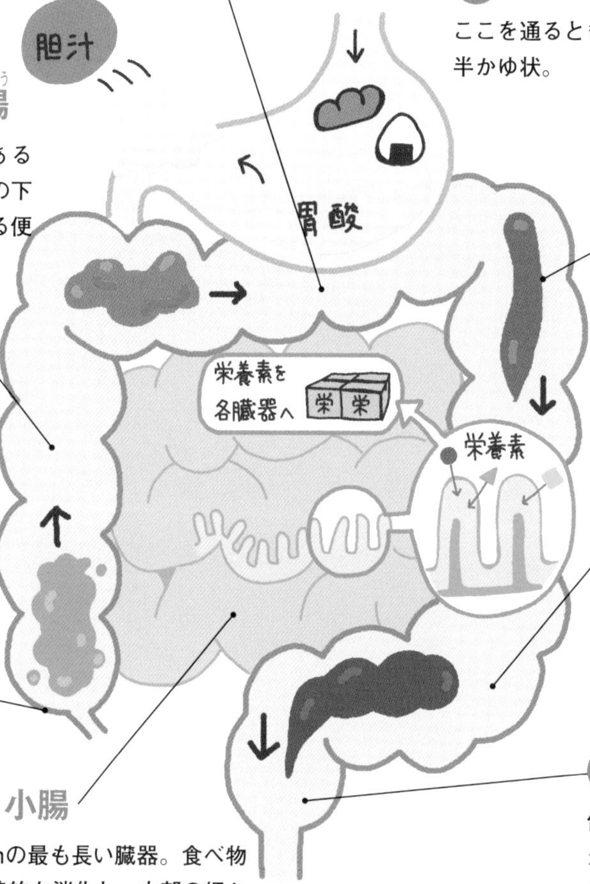

① 小腸

約6mの最も長い臓器。食べ物の最終的な消化と、内部の細かな突起とひだで、分解された栄養素と水分を効率よく吸収。

② 上行結腸《じょうこうけっちょう》

大腸の入り口である「盲腸」から肝臓の下に至る。ここを通る便はまだ水様状。

③ 横行《おうこう》結腸

右側の「上行結腸」と左側の「下行結腸」をつなぐ部分。ここを通る便はかゆ状。

④ 下行《かこう》結腸

ここを通るときの便は半かゆ状。

⑤ S状《えすじょう》結腸

半かゆ状の便を固形にする役割をもつ。ここに便が長く停滞すると便秘に。

⑥ 直腸

便が直腸に移動すると、粘膜が刺激されて蠕動運動が起こり、便意を感じる。

盲腸

便の状態で腸の健康度がわかります ブリストル便性状スケール

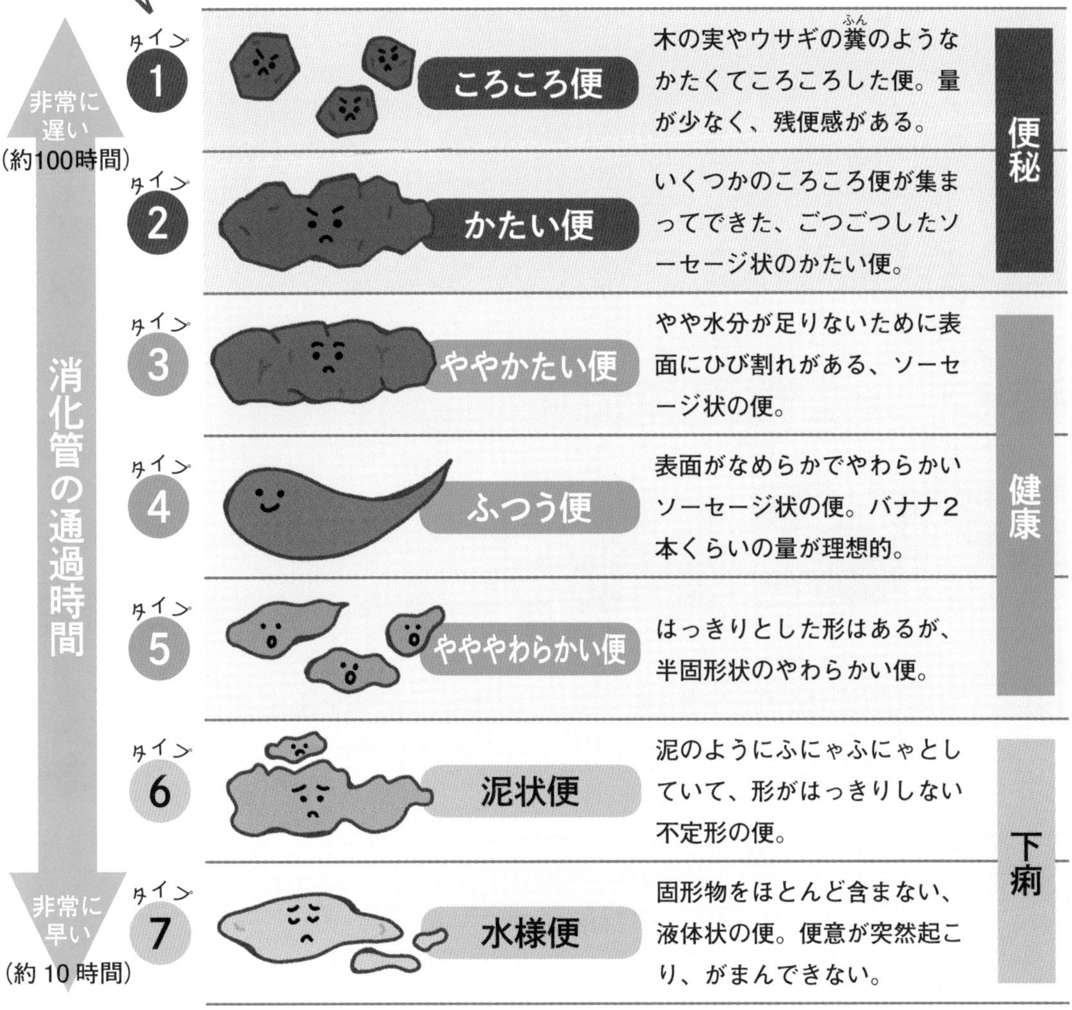
非常に遅い
（約100時間）
消化管の通過時間
非常に早い
（約10時間）
タイプ1
ころころ便
木の実やウサギの糞《ふん》のようなかたくてころころした便。量が少なく、残便感がある。
タイプ2
かたい便
いくつかのころころ便が集まってできた、ごつごつしたソーセージ状のかたい便。
便秘
タイプ3
ややかたい便
やや水分が足りないために表面にひび割れがある、ソーセージ状の便。
タイプ4
ふつう便
表面がなめらかでやわらかいソーセージ状の便。バナナ2本くらいの量が理想的。
タイプ5
やややわらかい便
はっきりとした形はあるが、半固形状のやわらかい便。
健康
タイプ6
泥状便
泥のようにふにゃふにゃとしていて、形がはっきりしない不定形の便。
タイプ7
水様便
固形物をほとんど含まない、液体状の便。便意が突然起こり、がまんできない。
下痢

セルフチェックで腸の状態を把握しましょう

健康な人の便の重量比は、80％が水分で、残る20％の1/3が食べカス、1/3が腸内細菌、1/3がはがれた腸粘膜。この状態のときが理想の便といわれる〝バナナうんち〟になります。

ところが、腸内環境が乱れるとこのバランスがくずれ、便の形状（かたさや見た目）がかわります。便秘の人ほど腸の中に長い時間とどまっているために水分が体内に吸収され、かたい便に。逆に水分が多くなると、ゆるかったり水様状の下痢便になったりします。

こうした便の形状を客観的に診断するために使われるのが「ブリストル便性状スケール」※。自分の便の状態を知っておくことは腸の状態を把握することができ、健康管理に役立てることができます。トイレでのセルフチェックを習慣にしましょう。

※ブリストル便性状スケールとは、英国・ブリストル大学のヒートン博士が発表した、大便の形状とかたさによって７段階に分類し、スコア化したもの。便秘や下痢の診断項目の１つとして医療の現場でも広く使用されている。

基礎知識

複数の病態をあわせ持つことも！ 便通異常の種類と特徴

毎日出ていても残便感があれば「便秘」

便秘とは「本来体外に排泄《はいせつ》すべき糞便を充分量かつ快適に排泄できない状態」です。3日に1回しかお通じがなくても、すっきり感があるなら便秘ではありません。逆に、毎日お通じがあっても残便感がある、ころころ便しか出ないなら、便秘です。

一方、下痢は「水分量の多い糞便を頻回に排泄する状態」。特に高齢者は下痢によって脱水症状を起こしやすくなります。

また、「過敏性腸症候群」も便通異常の一つで、便秘型、下痢型、便秘と下痢をくり返す混合型があります。

便秘の種類

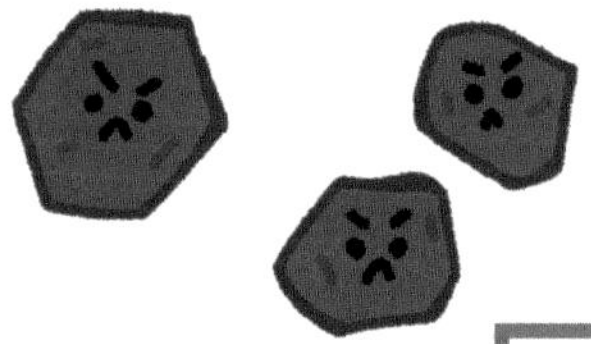

- **便秘**
  - **慢性便秘**
    - **器質性便秘**：大腸疾患など腸そのものの病変によって腸管が狭くなって起こる便秘。
    - **機能性便秘**：便が作られる過程や、排便のしくみに障害があって起こる便秘。
      - **弛緩性便秘**：大腸の蠕動《ぜんどう》運動が弱くなって便を押し出すことができないために起こる便秘。おなかが張っているのに出ないタイプ。高齢者や運動不足の人に多い。
      - **けいれん性便秘**：ストレスで腸管が緊張しすぎることによって起こる。便意は強く腹痛を伴うのに、量は少なめでころころとした便に。便秘と下痢をくり返すことも。
      - **直腸性便秘**：便が直腸に達しても便意が脳に伝わらないために、直腸に便が停滞してしまう。トイレをがまんしたり、浣腸《かんちょう》を乱用したりすることがおもな原因。
  - **一過性便秘**：就職など生活環境の変化、旅行など一時的な環境の変化で精神的ストレスが生じたときに起こる便秘。

下痢の種類

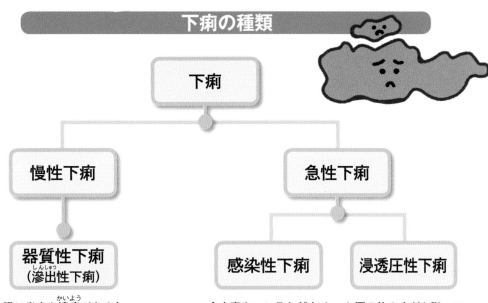

下痢

- 慢性下痢
  - 器質性下痢（滲出《しんしゅつ》性下痢）
- 急性下痢
  - 感染性下痢
  - 浸透圧性下痢

器質性下痢（滲出《しんしゅつ》性下痢）
腸に炎症や潰瘍《かいよう》があると腸の粘膜から血液成分や体液、粘液がにじみ出てしまい、便の水分量を増やしてしまう。潰瘍性大腸炎やクローン病などによる下痢。

感染性下痢
食中毒やコレラなどウイルスや細菌の感染で起こる。下痢に加え、発熱、吐きけ、嘔吐などの症状を伴う。

浸透圧性下痢
お酒の飲みすぎや脂っこい食べ物が原因。腸内の栄養が多すぎると腸での吸収が追いつかずに便中の水分が増えてしまうために下痢が起こる。

便通異常から、排便コントロールができなくなる「便失禁」になることも

気づかないうちに便が漏れてしまう「漏出性便失禁」、便がしたくなってトイレに駆け込むけれど間に合わなくて漏れてしまう「切迫性便失禁」などの便失禁。なかなかまわりの人に相談できないことが多いのですが、約300万人が悩んでいると推測されています。大腸専門医を受診するか、電話やネットで相談することもできます。

過敏性腸症候群

腸の動きが亢進《こうしん》（たかぶること）、あるいは抑制されることで起こります。大腸に腫瘍や炎症など症状の原因となる病気がないのに、腹痛などの腹部不快感を伴い、下痢や便秘などの便通異常が数か月以上にわたって続く消化管の機能障害。「便秘型」、「下痢型」、便秘と下痢が交互に起こる「混合型」の3つのタイプに分けられます。

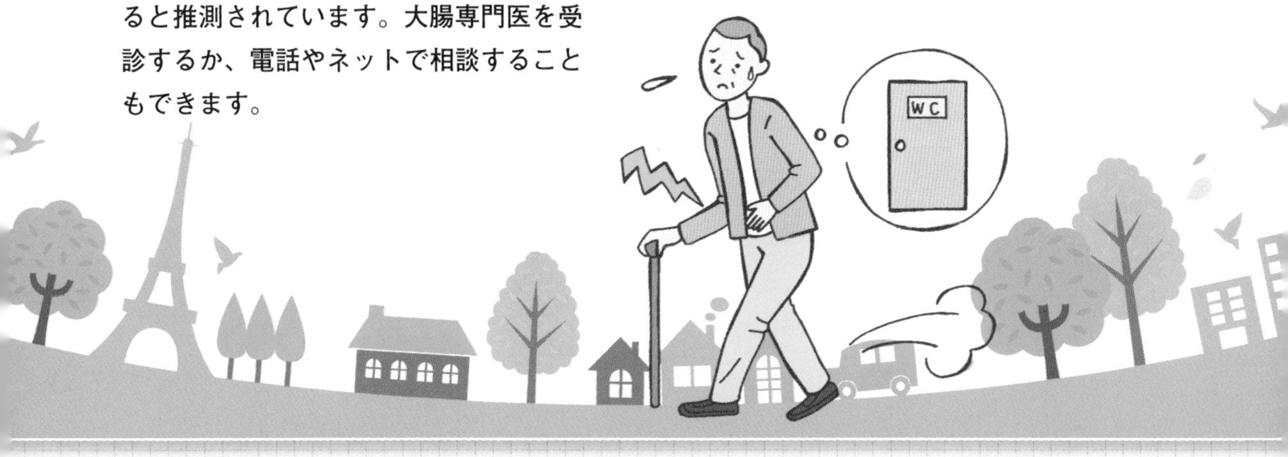

基礎知識

年齢とともに便通異常が増えるのはなぜ？

加齢による便通異常はさまざまな原因が混在

便秘、下痢、過敏性腸症候群などの便通異常が年齢とともに増える原因は複雑です。老化は腸にも起こり、腸の老化は排便に大きくかかわっています。大腸のいちばんの仕事は便の形を作り、蠕動《ぜんどう》運動によって便を排泄《はいせつ》することですが、加齢によってそれらの働きが衰えてしまいます。

そのほか、便のかさを左右する食事量の低下、排便にかかわる筋力や自律神経の衰え、腸内環境を悪化させるストレスの増大、便秘や下痢を引き起こす薬の副作用などの生活環境の変化がからみ合って便通異常が起こるのです。

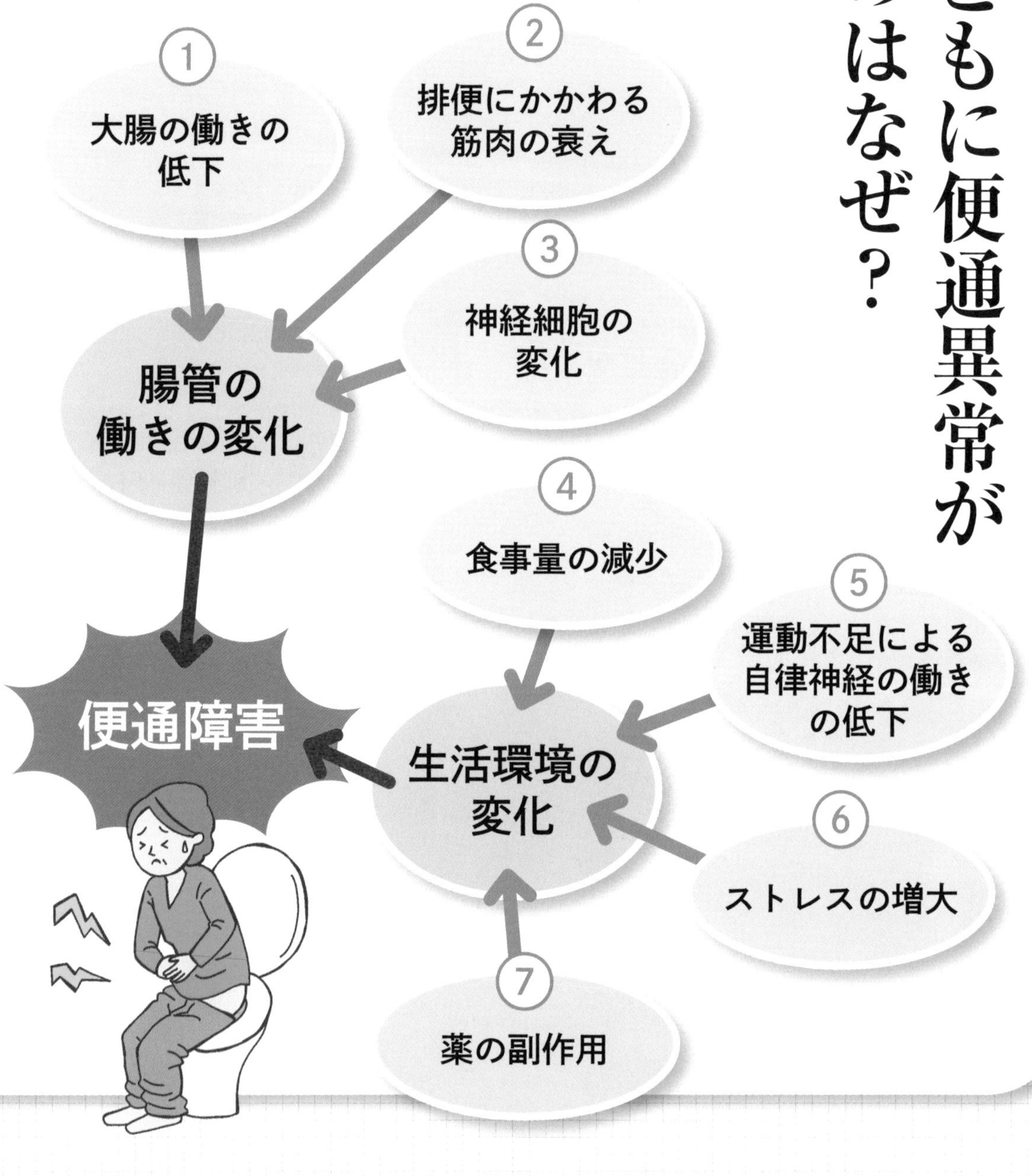

①
大腸の働きの低下
②
排便にかかわる筋肉の衰え
③
神経細胞の変化
腸管の働きの変化
④
食事量の減少
⑤
運動不足による自律神経の働きの低下
⑥
ストレスの増大
⑦
薬の副作用
生活環境の変化
便通障害

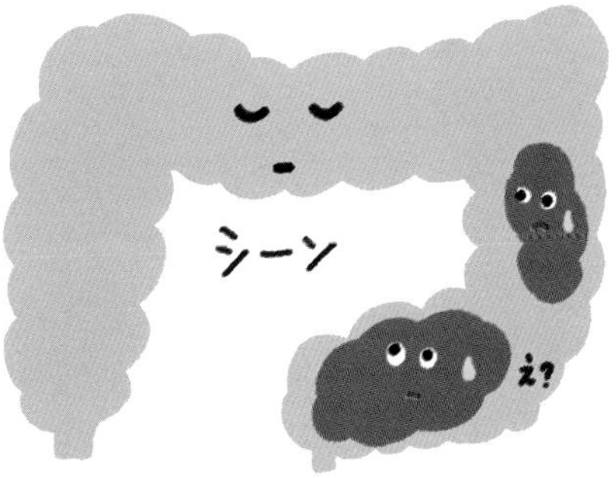

① 大腸の働きの低下

水分を吸収して便を作る、蠕動運動によって便を排泄する、といった大腸の機能が低下します。また、直腸の感覚が鈍くなることで、直腸に便が到達しても便意を感じなくなり、直腸に便がたまってしまう「便排出障害」が起こることも。

解決策→腸の働きを高める食品をとる（20 ページ）
体のリズムをととのえる（22 ページ）

② 排便にかかわる筋肉の衰え

腸管をとり巻く平滑《へいかつ》筋が収縮する蠕動運動によって、腸の中で便を移動させます。また、排便時に腹圧を高めて便を押し出すのは腹筋の力。下半身の筋肉とともに排便にかかわる筋肉が衰えると、便を運べずに押し出せない状態になります。

解決策→運動で腹筋力を高める（24 ページ）

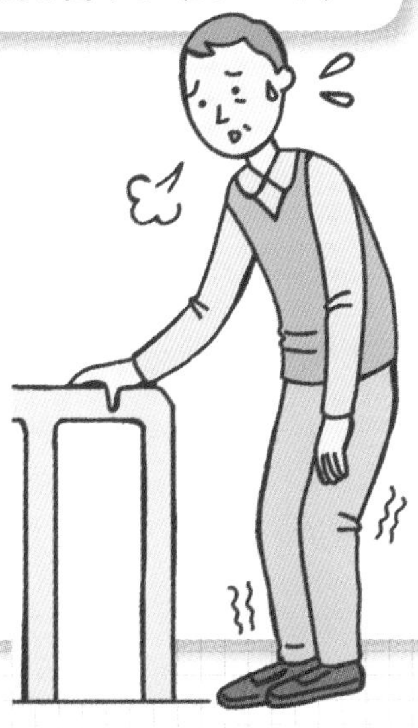

③ 神経細胞の変化

「脳・腸相関」と呼ばれるように、脳と胃腸は自律神経で結ばれています。そのため、胃腸の不調は脳に反映され、脳に受けたストレスは胃腸に反映されます。

また、年齢とともに神経細胞の数が減少したり、神経細胞の機能が低下したりすると、直腸の感覚が低下し、便意を感じにくくなります。

解決策→運動で自律神経の働きをととのえる（24 ページ）

シニア世代の便通異常は生活の質を低下させる

便通異常は、検査をしても消化器に炎症や潰瘍《かいよう》、がんなどの異常がないのに、機能低下や機能障害が起きて慢性便秘、慢性下痢、過敏性腸症候群などの症状が見られる状態。日本で便秘に悩む人だけでも400万人以上と推定され、超高齢社会を迎えて今後はますます増え、１０００万人を超えるといわれています。

便秘に限らず、慢性的に続く下痢、腹痛や腹部膨満感を伴う過敏性腸症候群は、ＱＯＬ（生活の質）を低下させて日常生活の活動に支障をきたしたり、外出するのがおっくうになって社会生活が閉ざされたりすることにもなります。

いつまでも若々しく活動的な毎日を送るためにも〝快腸〟を維持することが重要です。

④ 食事量の減少

運動量が減ってくると食欲も湧《わ》かず、食べる量も減少。そのため、便のかさが減って便秘がちに。便が長く腸にとどまっていると、不調や病気の原因となる悪玉菌が増えて腸内環境が悪化。消化器疾患や大腸がんなどのリスクも高まります。

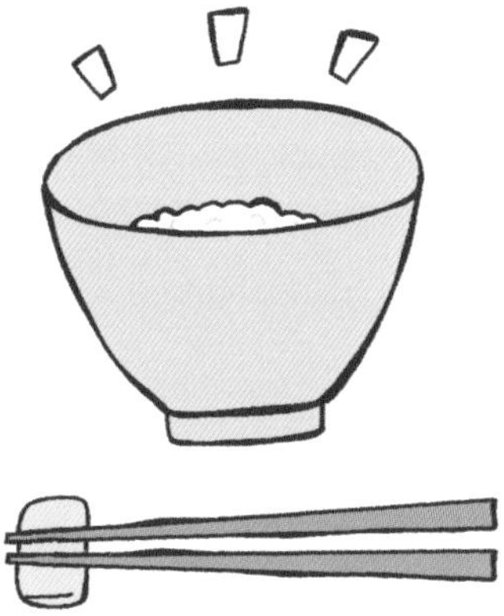

解決策→“快腸”のための食事をとる（32ページ）

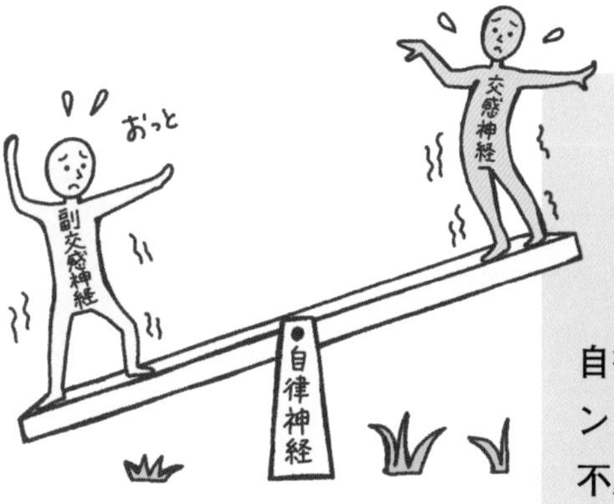

⑤ 運動不足による自律神経の働きの低下

自律神経は「交感神経」と「副交感神経」がバランスをとりながら働いています。ところが、運動不足によって自律神経の働きが低下し、このバランスが乱れると、腸の働きが亢進《こうしん》または低下。すると、下痢や便秘などの便通異常、腹痛などの腹部不快感が現われます。

解決策→体のリズムをととのえる（22ページ）
運動で自律神経の働きをととのえる（24ページ）

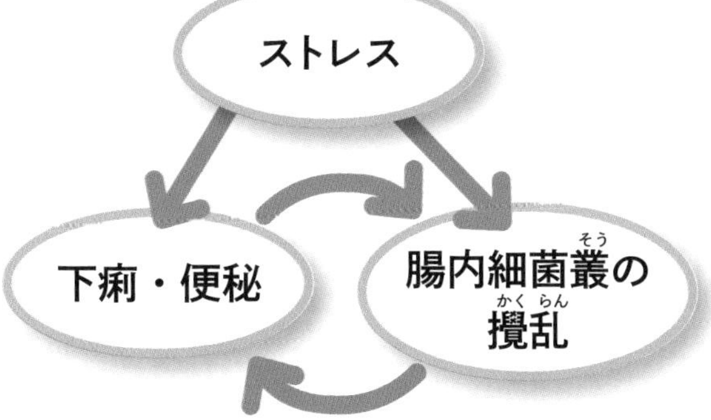

6 ストレスの増大

退職による喪失感、子どもの独立、肉体的な衰えなど、高齢者特有のストレスがあります。腸と脳は自律神経によってつながっているため、脳がストレスを感じると自律神経を通してその刺激が腸へと伝えられ、便通異常が起こります。ストレスが腸内環境を悪化させることもあります。

解決策→運動で自律神経の働きをととのえる（24ページ）

7 薬の副作用

年齢とともに服用する持病の治療薬が増えます。抗菌薬（抗生物質）、痛み止めの非ステロイド抗炎症薬、血圧の薬（降圧薬）などの副作用によって、便秘や下痢が発現することもあります。

解決策→気になる症状は主治医に相談を

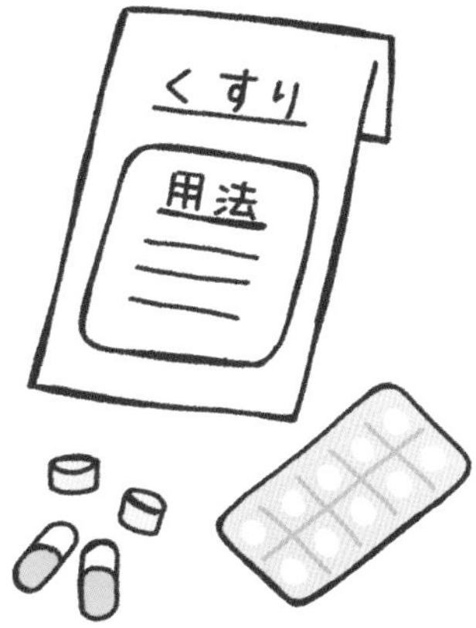

高齢者特有のストレスが引き金になって増える過敏性腸症候群

ストレス社会が生んだ現代病といわれる「過敏性腸症候群」。20歳代の女性、30~40歳の働き盛り世代に多いイメージですが、じつは70歳代以降にも発症が多く見られます。

胃腸には脳と同じ種類、ほぼ同じ数の神経細胞がびっしりと敷きつめられて存在し、感情にも深くかかわっています。そのため、「腸は考える臓器」といわれています。高齢になると、肉体的な衰えに加え、定年を迎えて職場を離れ、家庭の中での立場が複雑になるなど、新たなストレスが発生。こうした高齢者特有のストレスが過敏性腸症候群の引き金となりうるのです。

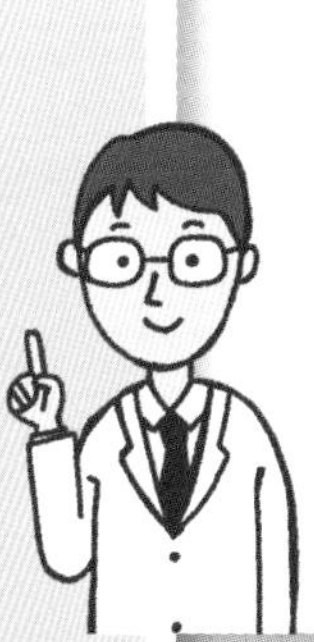

食事

腸の働きを高める食品を1日3食バランスよくとる

腸内フローラを改善する「シンバイオティクス」

私たちの腸の中には500～1000種類、100兆個もの細菌が草むらのような集団を作り、それは「腸内フローラ」と呼ばれています。腸本来の働きを助ける「善玉菌」と、病気や不調の原因になる「悪玉菌」が縄張り争いをしながら存在し、このパワーバランスが腸の健康を左右しています。

善玉菌が優勢で悪玉菌の〝悪さ〟をおさえられている状態が、健康な腸です。しかし偏食、ストレス、老化などによって善玉菌が減って悪玉菌が増加すると、便秘や下痢などの便通異常、大腸炎などの腸疾患を引

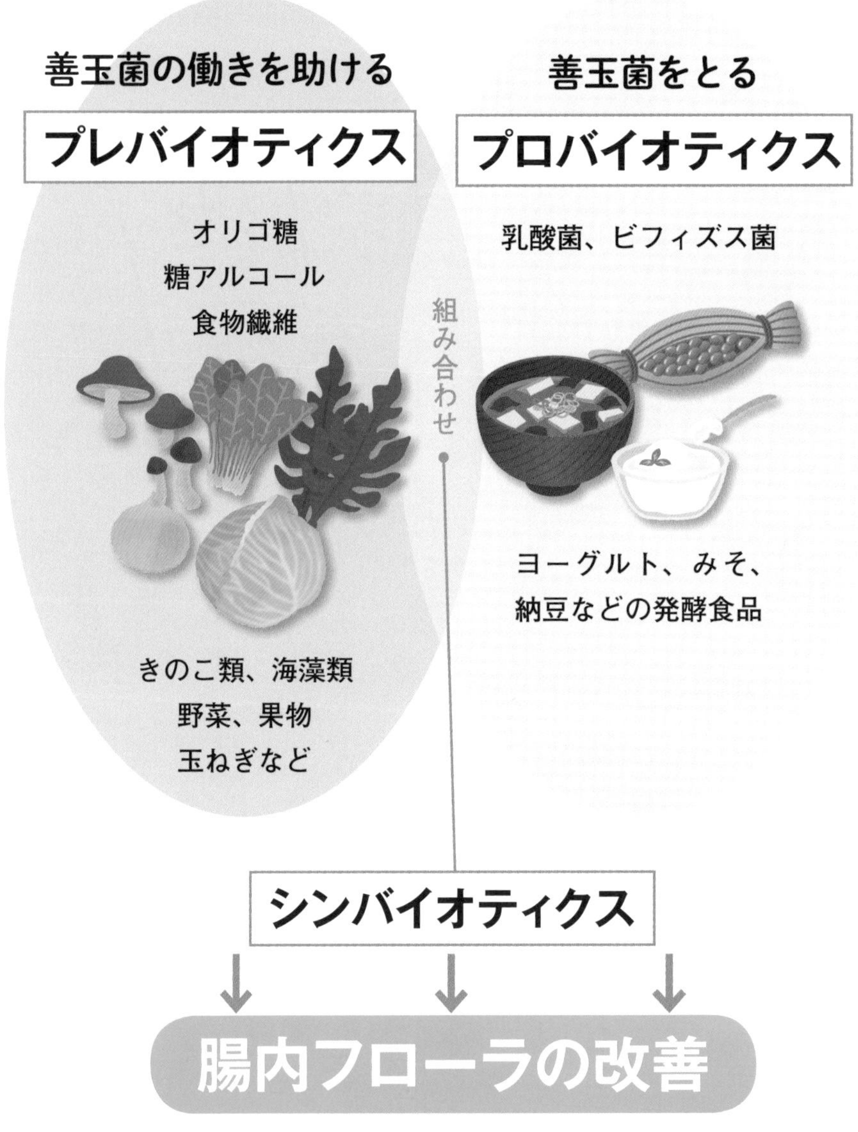

き起こすことになります。善玉菌優勢の腸内環境をつねに保つことを心がけたいものです。栄養バランスのよい食事を1日3食規則正しく食べ、よく噛《か》んでゆっくりと食べるなどの食生活がたいせつです。

そして今、注目されているのが「シンバイオティクス」という考え方です。発酵食品などで乳酸菌やビフィズス菌など善玉菌そのものをとる「プロバイオティクス」と、食物繊維やオリゴ糖など善玉菌の餌となって菌の働きを助ける「プレバイオティクス」を組み合わせることで、さらに腸によい環境に改善することができるというものです。

「プロバイオティクス」「プレバイオティクス」を意識したバランスのよい食事を心がけ、腸内フローラを善玉菌優勢のベストバランスに保ちましょう。〝快腸〟を続ければ、腸年齢も若々しく保つことができます。

“快腸”のための食習慣6つのポイント

- 朝食は抜かない
- 3食を決まった時間に食べる
- よく噛んでゆっくり食べる
- 栄養バランスよく食べる
- 食べすぎない、飲みすぎない
- 家族と楽しく食べる

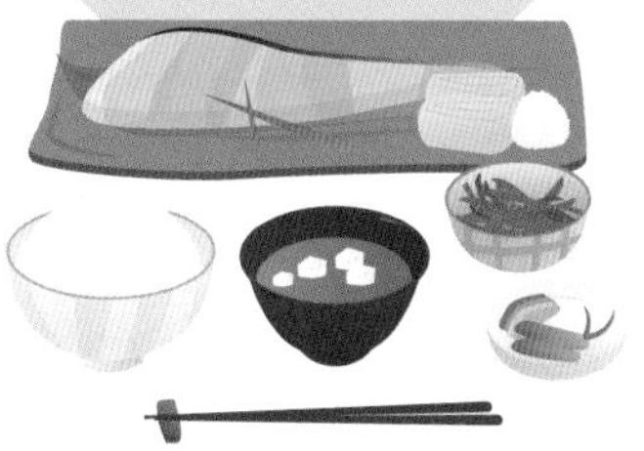

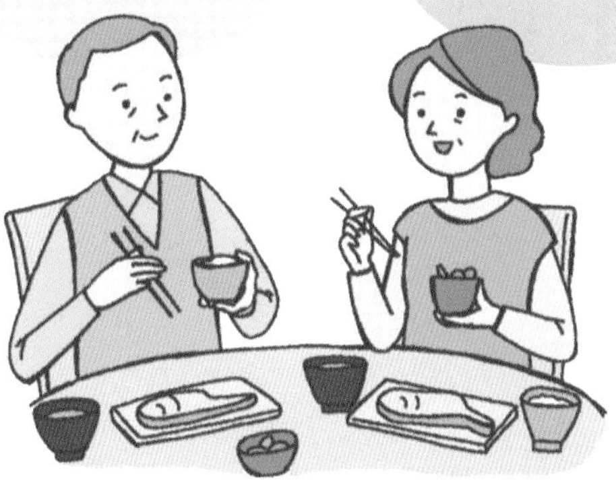

下痢のときの食品選び4つのポイント

- 刺激が少ない食品にする
- 消化がよいものがおすすめ
- 少量でエネルギーがとれるくふうを
- 食物繊維が多い食品は控える

生活習慣

体のリズム作りが快適お通じの第一歩

「快便」の鍵を握るのは質のよい睡眠と朝食

「食べる・寝る・出す」という基本的な生理現象が正常であることは「快食・快眠・快便」とされ、健康を維持する基本です。心の健康にも大きくかかわり、人生の質を高める三大要素でもあります。

便秘や下痢などの便通異常は、食欲がなくなったり眠れなくなったりして「快食」「快眠」に悪影響を与えるだけでなく、出かけたくない、人と会いたくない、仕事や家事がおっくうになる……と生活の質を低下させてしまいます。

また、便通異常はほうっておくほど治りにくくなり、心と体に害を及ぼすおそれもあります。

排便をコントロールして「快便」を得るには、規則正しい生活がたいせつです。特に睡眠と朝食は排便習慣の鍵を握っています。

質のよい眠りによって腸が活発に働いて便を作ります。朝食を食べることで胃腸が刺激され、蠕動《ぜんどう》運動が活発になって便を直腸へ運び、便意が起こります。〝朝ごはん↓トイレに行く〟を習慣化することで便意が起こりやすくなります。

また適度な運動は血流を促して内臓の機能を高め、腸の働きも活発化します。うっすら汗ばむくらいの運動を心がけて快便を目指しましょう。

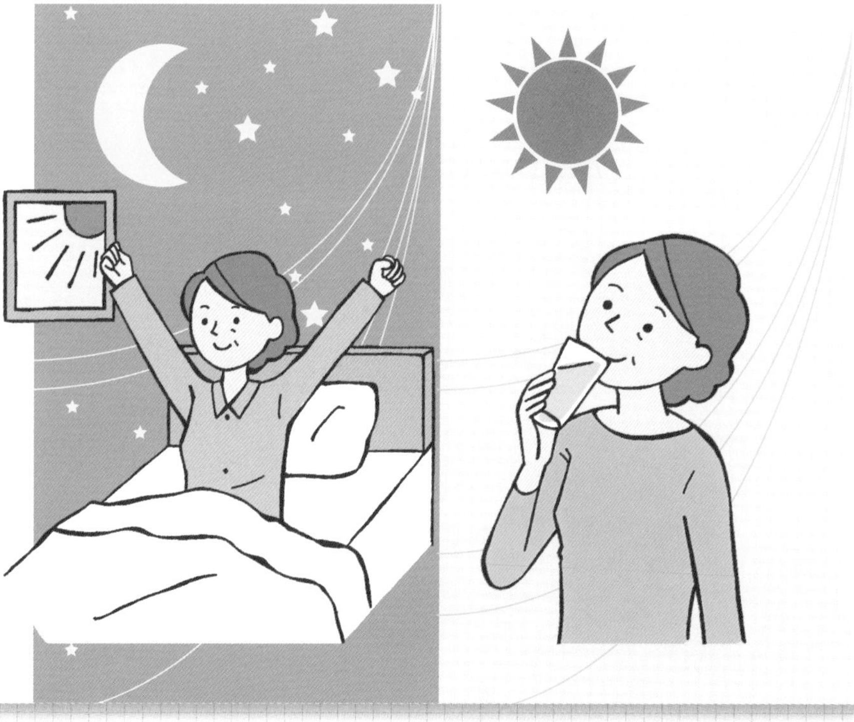

“快腸”のための生活リズム

規則正しい生活を送ることは、臓器の動き、自律神経の調整、ホルモンの分泌《ぶんぴつ》など生命維持にかかわる体のリズムをととのえる効果があります。腸のリズムもととのって快便を得られ、“快腸”にリセットできます。

湯船につかってリラックスすると、副交感神経が優位になって腸の働きが活発になります。

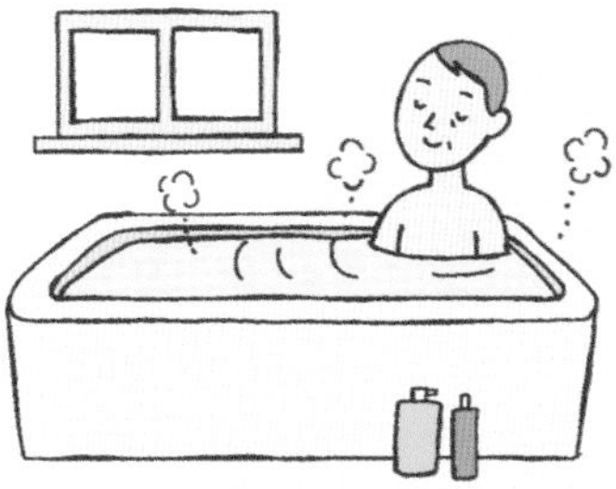

睡眠中は副交感神経が優位になって腸が活発に働き、便が出やすくなります。

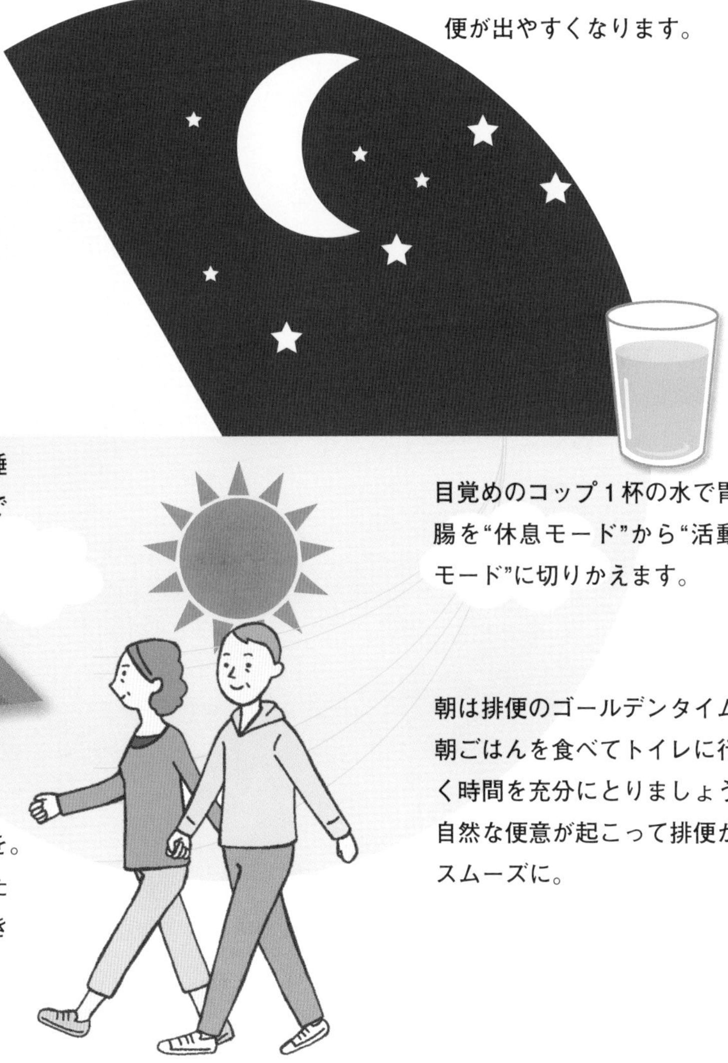

胃に食べ物が残っていると熟睡できません。就寝3時間前までには夕食をすませましょう。

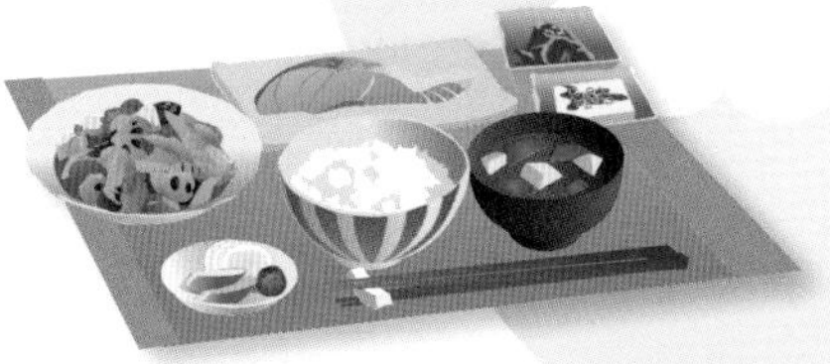

目覚めのコップ１杯の水で胃腸を“休息モード”から“活動モード”に切りかえます。

朝は排便のゴールデンタイム。朝ごはんを食べてトイレに行く時間を充分にとりましょう。自然な便意が起こって排便がスムーズに。

ウォーキングなど適度な運動を。背筋を伸ばし、おへその下あたりに力を入れると、いきむときに必要な腹筋力がアップ。

下痢がひどいときの過ごし方

腹巻き、カイロなどで腹部を温め、横になって安静にします。下痢がはげしいときや長引くときは、症状が治るまで運動や入浴は控えましょう。また体内の水分、ナトリウムなどの電解質が失われます。経口補水液などでしっかり補ってください。

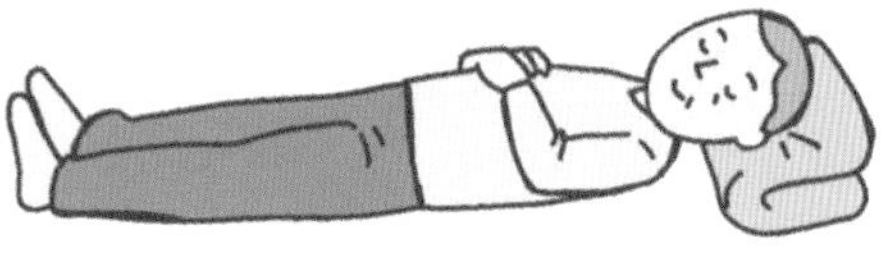

運動

“快腸”に必要な腹筋力を高め自律神経の働きもととのえる

腹筋を意識し、腹式呼吸で行なって

便通異常の改善には食生活、生活習慣、そして体を動かすことも大きく関係します。特別な道具がなくても、シニア世代でも、いつでも行なえる簡単な体操をご紹介します。
体を動かすことで血流が促進され、腸の動きもよくなります。また体を動かして汗をかくと、体は体温を下げようとして自律神経が働きます。運動中は交感神経が働き、運動後はスイッチが切りかわって副交感神経が働いて心身をリラックス状態に。つまり運動は、自律神経の働きをととのえる効果があるのです。いすに

いすにすわっていつでもできる

擬似歩行

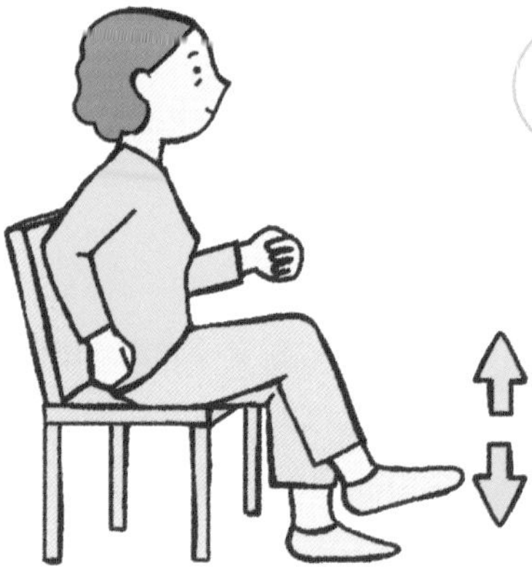

いすに浅めにすわり、背筋を伸ばしましょう。足は腰幅に開き、足裏を床につけます。いすにすわったまま、歩くように腕を前後にふり、足踏みをします。１分続けて30秒休む、を３セットくり返します。

へこませる、ふくらませるをくり返し、腸の働きを促す

腹式呼吸

まず、細くゆっくりと口から息を吐きます。おなかに手をあてるとへこんでいくのがわかります。息を吐ききったら、鼻から息を吸い込みます。おなかがふくらんでいるのを確認しましょう。「息を吐く、吸う」を10回ほどくり返してください。

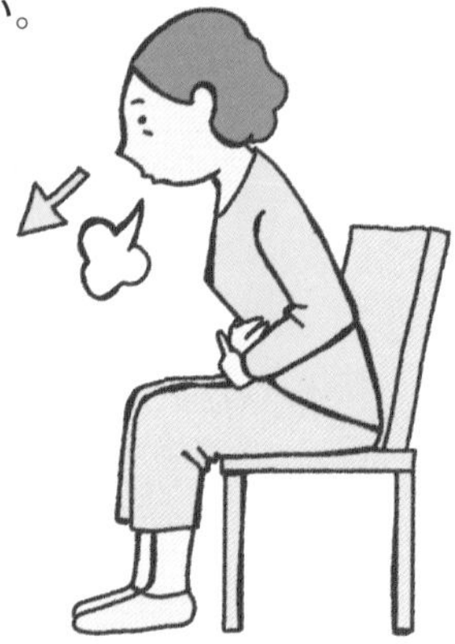

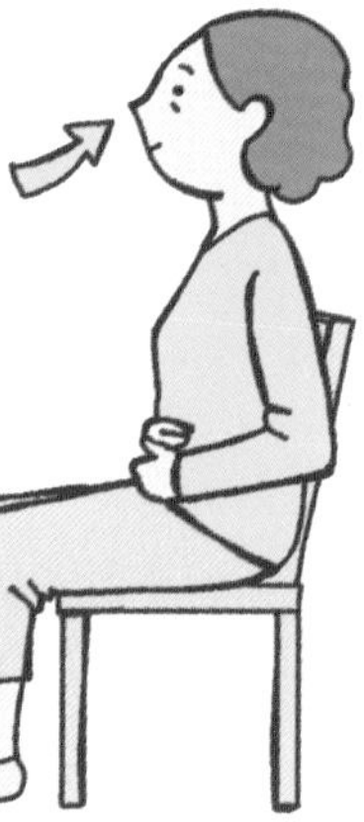

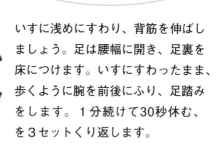

腸にリズミカルな刺激をプラス
ペットボトルねじり

姿勢が悪いと効果がないので、背筋を伸ばして行ないましょう。足を肩幅くらいに開き、両手に500mLのペットボトルを持ち、顔は正面を向いたままおなかを意識して左右に大きくひねります。10往復くり返します。

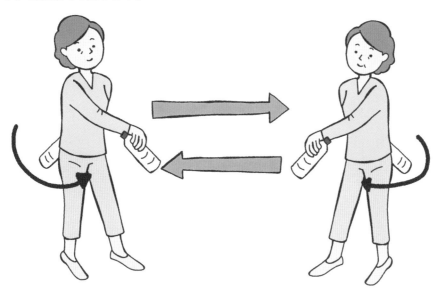

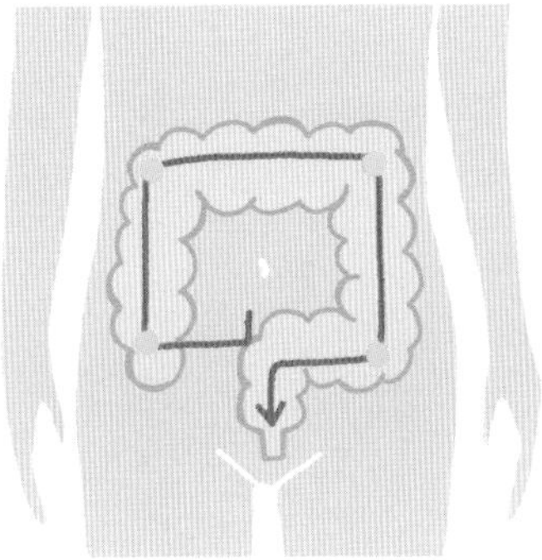

「の」の字マッサージ

大腸の蠕動《ぜんどう》運動の方向に沿って「の」の字を描くようにマッサージします。右下腹（上行結腸《じょうこうけっちょう》の下部）、右わき腹（上行結腸と横行《おうこう》結腸のつなぎ目）、左わき腹（横行結腸と下行《かこう》結腸のつなぎ目）、左下腹（下行結腸とS状《えすじょう》結腸のつなぎ目）がポイントです。

すわり、歩くように腕と足を動かすだけでも効果を得られます。

体操をするときに意識したいのは、排便時に重要となる「腹筋」。腹筋の収縮力が低下すると、充分な圧をかけることができずに便を押し出すことができなくなります。歩くとき、立っているとき、すわっているときにも腹筋に力を入れてへこませるだけでも筋力アップにつながります。

また、呼吸もたいせつです。「腹式呼吸」を意識するだけでもおなかに圧がかかって腸を刺激する効果があります。すわって行なうほか、あおむけの状態でも有効なので、夜寝るときに布団の中で行なうと手軽にとり入れられます。

「の」の字マッサージは四隅のポイントを重点的にもみほぐしてください。体を温めてからマッサージをするとより効果的なので、湯船の中や入浴後がおすすめです。

ドクターがお答えします！

おなかの健康Q&A

Q1 おなかの調子が悪いとき、どのタイミングで病院に行けばよいでしょうか？

A1

1週間以上便が出なかったり、下痢が続いたりするなら、病院に行くことをおすすめします。

また排便時に痛みや違和感がある、あるいはいつまでもおなかの張りが続くような場合も専門医に相談してください。

病院やクリニックの中には「便秘外来」「便通異常外来」「排便機能外来」といった外来を設けているところも増えてきています。便秘や下痢などの便通異常を内視鏡などで専門的に検査し、治療する医療機関なのでおすすめです。

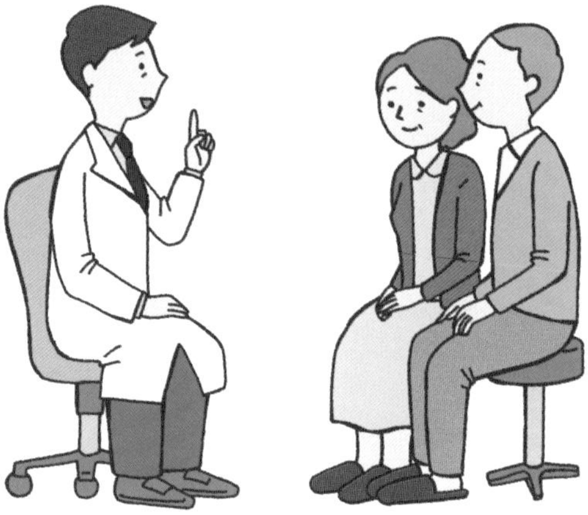

Q2 便秘と下痢をくり返すとき食事で気をつけることは？

A2

便秘の症状が強いときは、食物繊維は水溶性と不溶性をバランスよくとり（32ページ）、水分を多めにとりましょう。オリゴ糖を含む食品（38ページ）、マグネシウムを含む食品（39ページ）、適量の油をとることを心がけてください。

下痢の症状が強いときは、消化がよいものをとるようにします。たとえば、消化に時間がかかる脂肪は控え、冷たいものや辛いもの、炭酸飲料、アルコール飲料など刺激が強いものは避けてください。にんにくや、とうがらしなどの香辛料も控えめにしましょう。

Q3 便秘が続くと憂鬱《ゆううつ》になります…

A3 〝毎日出さなければ〟と神経質になることが、腸内環境を悪化させて慢性的な便秘を招いてしまうこともあります。

脳内には、情報を伝える神経伝達物質があります。その代表的なものが「セロトニン」。充実感をもたらすといわれ、「幸せホルモン」とも呼ばれています。体内にあるセロトニンの9割は腸に存在しています。便秘などによって腸内環境が悪くなるとセロトニンが減ってイライラや不安感が増幅します。逆に、腸内環境がととのえばセロトニンが増え、リラックスや幸福感が高まります。

食事、生活習慣、運動で便秘を改善していくことが理想的ですが、症状がひどいときは便をやわらかくする下剤や、腸におだやかに作用しながら蠕動《ぜんどう》運動を促す薬を利用する方法もあります。がまんせずに受診し、医師に相談してください。

Q4 血便が出ました。怖い病気ですか？

A4 赤い鮮血であれば、かたい便を排泄《はいせつ》するときに肛門が傷ついて出血していることが考えられます。便自体がタールのように黒い場合や暗赤色の血液が便に混入している場合は腸管から出血しています。この場合、考えられるのは、胃潰瘍《かいよう》、大腸炎、腸ポリープ、大腸がんなどです。早期発見、早期対策のためにも便を毎日観察し、心配になったら診察を受けてください。

Q5 便秘がちだと大腸がんになりやすいって本当でしょうか？

A5 悪玉菌が増えて腸内環境が悪化すると腸内で刺激物質が作られ、炎症を起こします。炎症をくり返すとＤＮＡが損傷を受けて細胞の生まれかわりにエラーが起こり、がん細胞が生まれやすくなるといわれます。しかし、便秘が大腸がんを引き起こすという科学的な証拠はありません。

ただ、日頃から腸の健康を考えた生活を心がけて腸内環境を良好にととのえ、便秘を予防することは、大腸がんの予防につながります。

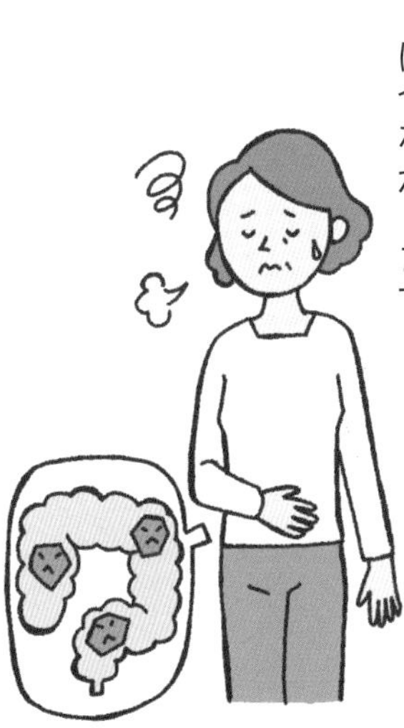

Q6 定年退職してから便秘がちになりました…

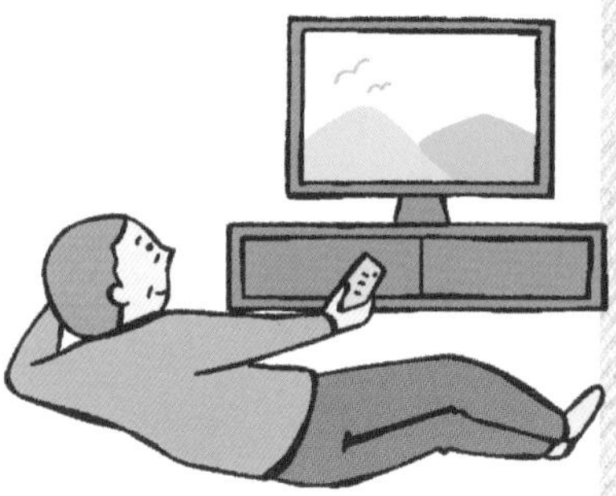

A6

定年を迎えて時間的にも精神的にも余裕が生まれてくると、以前から悩んでいた便秘が気になって受診する人が増えます。

何十年も続けていた生活リズムの大きな変化が便秘を招いたり、定年後に増えるさまざまなストレスによって過敏性腸症候群を発症したりすることもあります。

60歳代以降の男性の便秘には病気が隠れていることもあるので、注意が必要です。この機会に、一度検査することをおすすめします。

Q7 便秘薬の種類を教えてください

A7

下剤には「機能性下剤」「刺激性下剤」「クロライドチャンネルアクティベーター」などがあります。

刺激性下剤は腸を刺激して蠕動《ぜんどう》運動を高める薬です。水様便を発生させ、快便を得ることはできません。アントラキノン系の下剤は乱用によって弛緩性便秘の増悪、大腸の粘膜が黒くなる「大腸黒皮症」になる危険性が高いので、使い方には注意が必要です。機能性下剤の「塩類下剤」は効き目がおだやかで副作用も少ないので、便秘の第一選択薬となっています。ただし、腎臓障害のある人、高齢で腎機能が弱っている人は医師に相談してから服薬しましょう。

クロライドチャンネルアクティベーターは長期服用でも副作用が少ない薬です。

機能性下剤 便をやわらかくし、便量を増加させて便が出やすい環境をつくる薬	**塩類下剤**	酸化マグネシウム（ミルマグ） クエン酸マグネシウム（マグコロール）
	糖類下剤	ラクツロース（モニラック）
	浸潤性下剤	ジオクチルソジウムスルホサクシネート（ビーマス、ベンコール）
	膨張性下剤	カルメロースナトリウム（バルコーゼ）
クロライドチャンネルアクティベーター クロールイオンの分泌を増加させて蠕動運動を促す薬	**上皮機能変容薬**	ルビプロストン（アミティーザ）、リナクロチド（リンゼス）
刺激性下剤 腸を強力に刺激して蠕動運動を促す薬	**小腸刺激性下剤**	ヒマシ油
	大腸刺激性下剤	**アントラキノン系** センノシド（プルゼニド）、センナ（アローゼン）など
		ジフェニール系 ビサコジル（テレミン）、ピコスルファートナトリウム（ラキソベロン）

2章 快適お通じのための食事のとり方

年齢とともに食事量が減ったと感じることはありませんか。
便秘や下痢などの便通異常になりがちで、
食欲がますます落ちて生活の質の低下や栄養不足など
さまざまな心配が増えてきます。なにをどれくらい、どのように食べたら
いいのか、“快腸”のための食事について解説します。

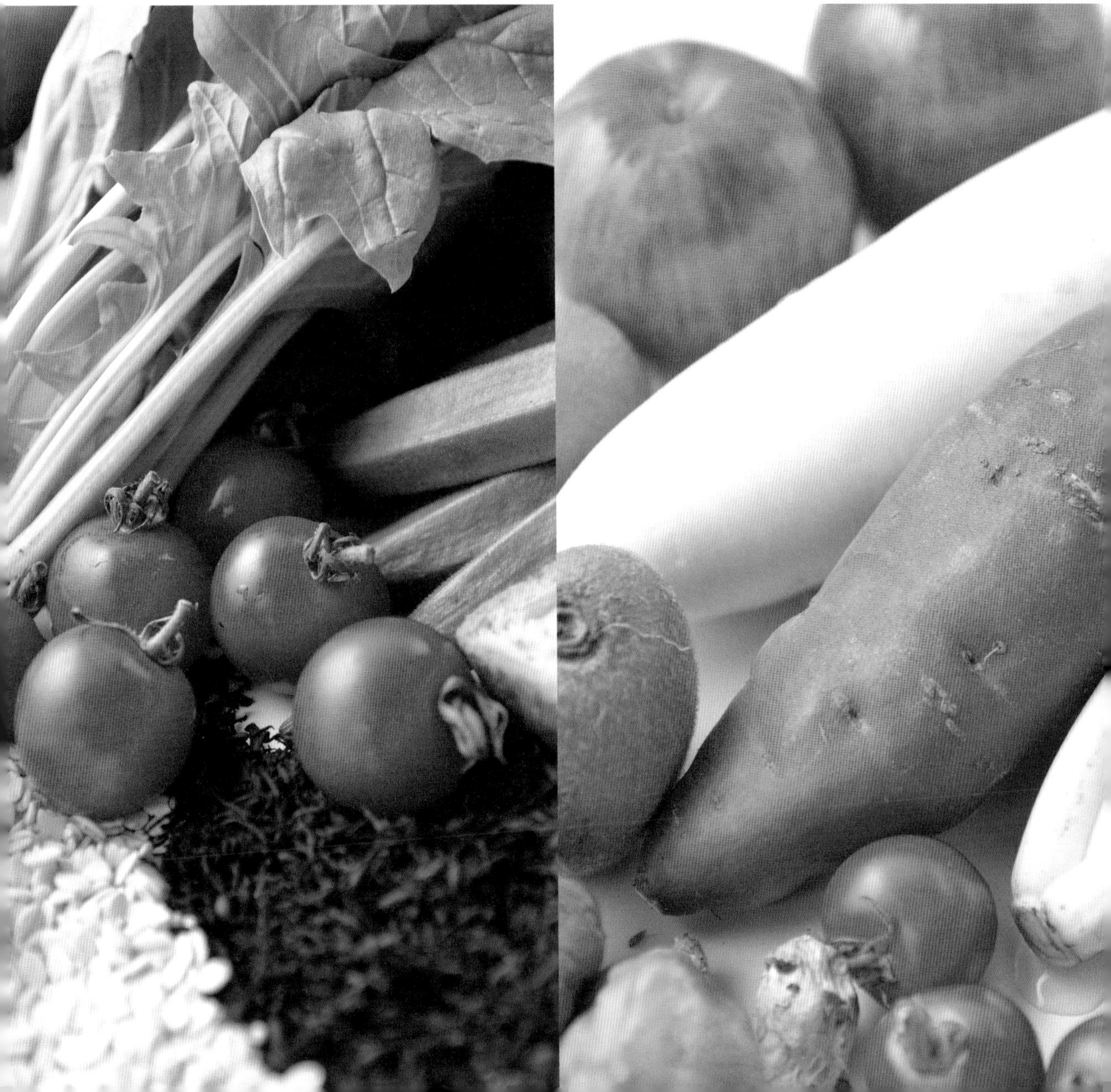

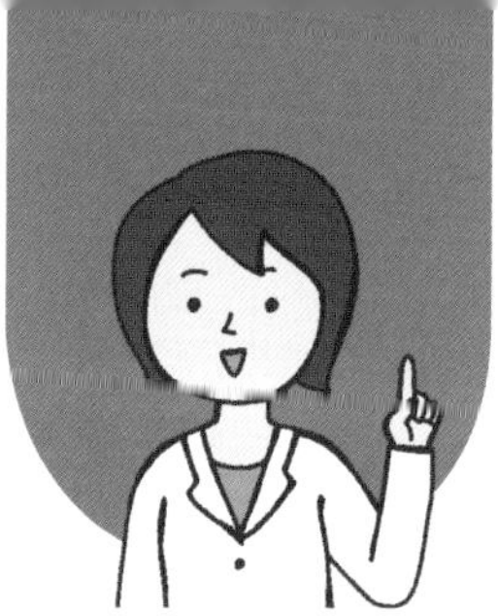

加齢とともに食事にかかわる機能が低下

食事量の減少、体の機能の低下で…

年齢とともに運動量が減る、動かないからおなかが減らない、おなかが減らないから食べない……こうした負のスパイラルによって摂取量が減るシニア世代の食事。さらに、食事にかかわるさまざまな機能が衰え、摂取量の低下に拍車をかけます。

たとえば、歯を失うことで噛《か》む力が衰え、かたい野菜などを避け、食物繊維が不足しがちになります。また、のどの渇きを感じにくくなるのにトイレが近くなるのを嫌がったりで水分の摂取量が不足するようになります。さらに唾液や消化液の分泌《ぶんぴつ》

食事量が減ると……

食物繊維の不足	便のかさが減って蠕動《ぜんどう》運動が弱まり、腸内環境が悪化して消化・吸収など腸の働きが鈍くなる。便秘や下痢など便通異常の原因に。
水分の不足	のどの渇きを感じる機能の衰えも加わって体内の水分量が減り、便がかたくなり便秘を招く。下痢の人は脱水症状に陥りがちに。
油分の不足	調理に用いる油や食品中の脂肪酸には大腸の粘膜を刺激して蠕動運動を促す働きがある。適量の油分は便秘の予防や解消に重要。
たんぱく質の不足	肉や魚、卵、牛乳などの脂肪を避けていると、体に必要なエネルギーやたんぱく質が不足した低栄養に陥ることがある。

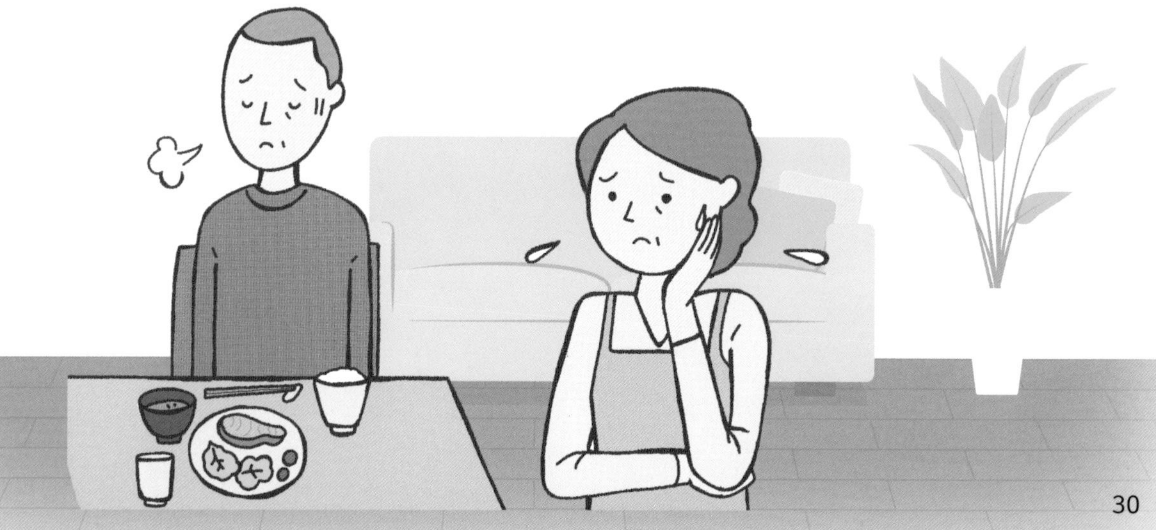

量が減って消化吸収能力が低下。すると、油の多い料理を避けるように。油も腸の働きを促すにはたいせつです。こうした食生活が、便秘や下痢などの原因になっています。

偏った食事は「低栄養」に。健康もおびやかす

食べやすいものを好んで食べ、食べにくいものを避ける食事は、栄養バランスの偏り、エネルギー不足、栄養不足に。こうした食事を続けていると、体を動かすために必要なたんぱく質や脂質、炭水化物、健康維持に必要なビタミン、ミネラルが不足した「低栄養」になる危険性があります。体力や免疫力が落ちてかぜをひきやすくなる、筋力が低下してころびやすくなる、骨量が減って骨折しやすくなる、低血糖になって集中力や記憶力が低下するなど、高齢者の健康をもおびやかします。

便通異常を招く負のスパイラル

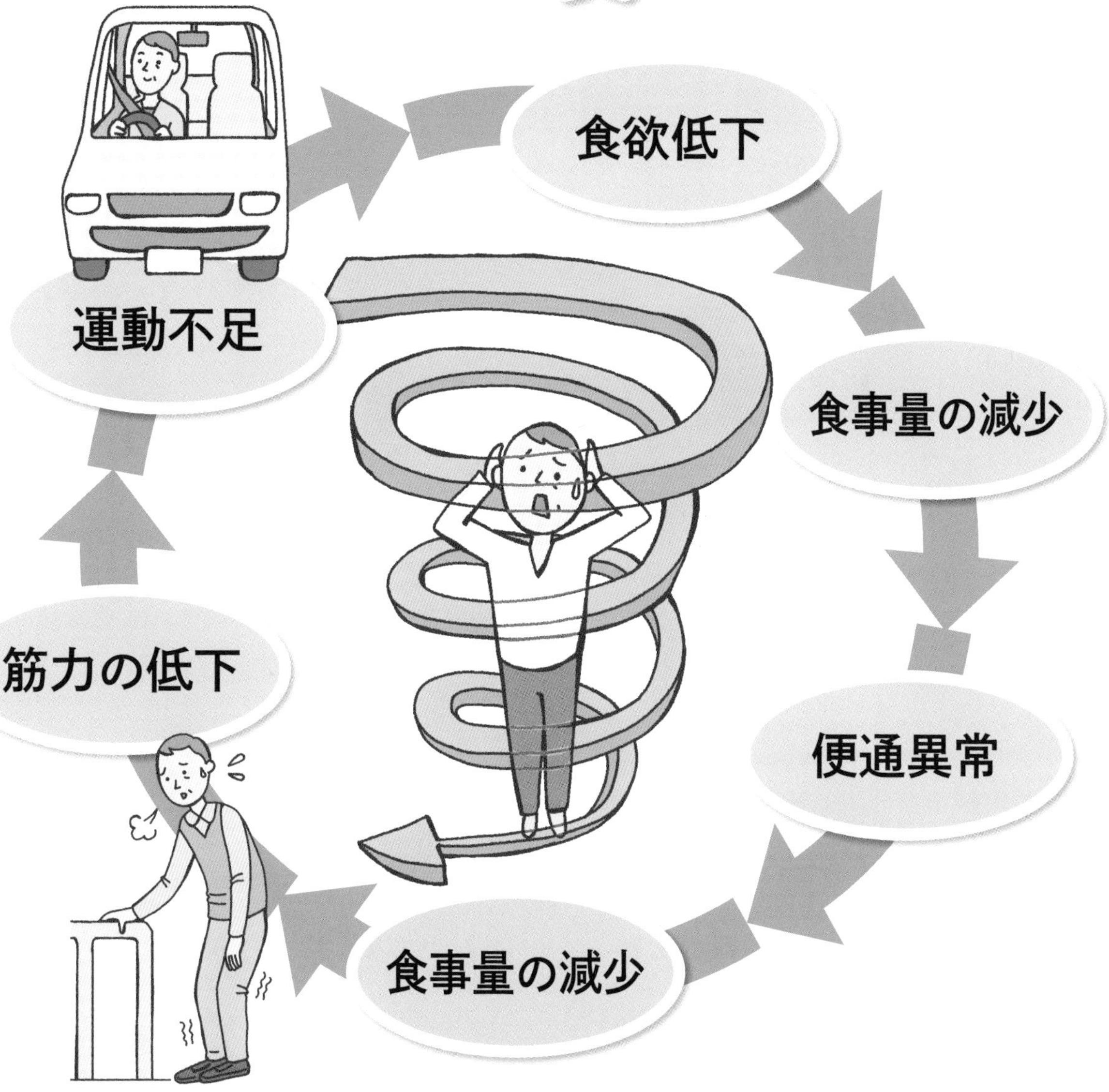

食物繊維セルフチェック表

										ポイント
2日に1皿	1	毎日1皿	2	1週間に10皿	3	毎日2皿	4	毎日毎食	6	
2日に1回	1	毎日1回	2	1週間に10回	3	毎日2回	4	毎日毎食	6	
2日に1皿	1	毎日1皿	2	1週間に10皿	3	毎日2皿	4	毎日毎食	6	
2日に1回	1	毎日1回	2	1週間に10回	3	毎日2回	4	毎日毎食	6	
2日に1回	0.2	毎日1回	0.4	1週間に10回	0.6	毎日2回	0.8	毎日毎食	1.2	
2日に1回	0.5	毎日1回	1	1週間に10回	1.5	毎日2回	2	毎日毎食	2	
2日に1回	0.5	毎日1回	1	1週間に10回	1.5	毎日2回	2	毎日毎食	2	
毎日1杯	0.5	毎日2杯	1	毎日3杯	1.5	毎日4杯	2	毎日5杯以上	3	
毎日1杯	2	毎日2杯	4	毎日3杯	6	毎日4杯	8	毎日5杯以上	10	
週に1枚	0.2	週に2～3枚	0.5	毎日1枚	1.5	毎日2枚	3	毎日3枚以上	4	
週に1枚	0.5	週に2～3枚	1.5	毎日1枚	3.5	毎日2枚	7	毎日3枚以上	10	
月に1～2回	0.1	週に1回	0.5	週に2回	1	毎日1回	3.5	毎日2回以上	7	
月に1～2回	0	週に1回	0.2	週に2回	0.5	毎日1回	1.5	毎日2回以上	3	
									ポイント合計	

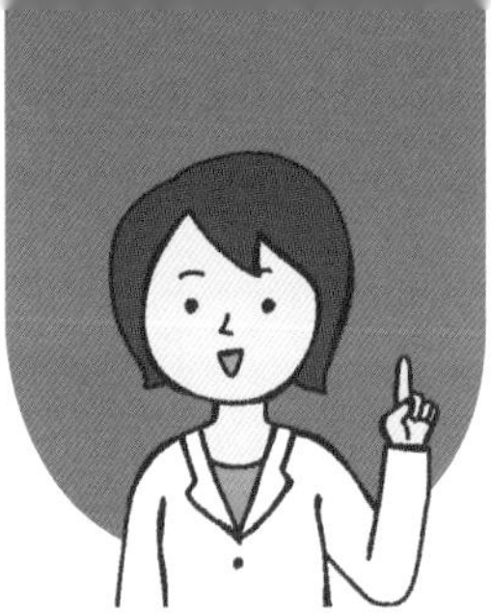

食物繊維をどのくらいとっている？

診断

8～10ポイント

かなり足りない

1日の必要量の5割程度しかとれていません。今の2倍量を目指し、食物繊維を多く含む食品を積極的にとりましょう。

11～14ポイント

足りない

1日の必要量の6割程度しかとれていません。17ポイント以上になるように、食物繊維を多く含む食品をとりましょう。

15～16ポイント

少し足りない

1日に必要な量に少し足りません。17ポイント以上になるように、もう少し食物繊維を多く含む食品をとりましょう。

17ポイント以上

よい

65歳以上の女性では1日に必要な食物繊維がとれています。バランスのとれた食事を続けましょう。男性は2ポイントをプラス！

水溶性食物繊維

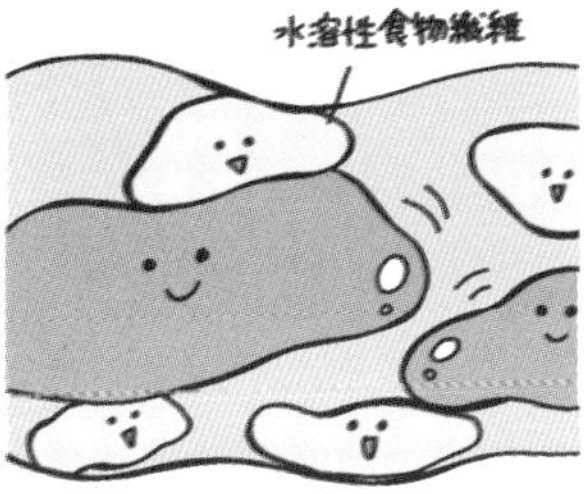

水分にとけてゲル状になり、便のやわらかさをキープ。便の余分な水分を吸いとって下痢の症状を緩和する働きもある。野菜や海藻、果物などに多く含まれる。

不溶性食物繊維

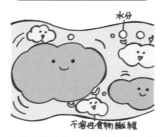

水分を吸収してふくらみ、便のかさを増やす。膨張した不溶性食物繊維が大腸を刺激して蠕動《ぜんどう》運動を活発にし、便の排泄《はいせつ》を促す。豆類、ごぼうなどに多く含まれる。

	頻度とポイント		
おかずについて	野菜をどのくらい食べますか	ほとんど食べない	0
	果物をどのくらい食べますか	ほとんど食べない	0
	芋類、こんにゃくをどのくらい食べますか	ほとんど食べない	0
	納豆・豆類をどのくらい食べますか	ほとんど食べない	0
	豆腐製品をどれくらい食べますか	ほとんど食べない	0
	きのこをどのくらい食べますか	ほとんど食べない	0
	海藻をどのくらい食べますか	ほとんど食べない	0
主食について	ごはんを普通の茶わんで1日合計（朝、昼、夕）何杯食べますか	ほとんど食べない	0
	麦・雑穀のごはんを、1日合計（朝、昼、夕）何杯食べますか	ほとんど食べない	0
	パン（食パン6枚切り1枚）を1日合計何枚食べますか	ほとんど食べない	0
	ライ麦パンや全粒粉パン（食パン6枚切り1枚）を1日合計何枚食べますか	ほとんど食べない	0
	そばはおよそ何回食べますか	ほとんど食べない	0
	うどん、ラーメン、パスタ、そうめんを、およそ何回食べますか	ほとんど食べない	0

“快腸”のカギを握る2つの食物繊維

食物繊維は腸の健康維持に欠かせない成分。「水溶性食物繊維」と「不溶性食物繊維」があり、それぞれに排便を助ける働きがあります。2種類の食物繊維をバランスよくとることで、便通異常の予防や改善につながります。

本書では1日の目標摂取量を「17g以上」として献立を考えています。まず上の表で、食物繊維の摂取量をチェックしてください。ここ1か月間の食生活をふり返り、どのくらいの頻度で食べたかを選んで右端の欄にポイント数を記入して合計します。その数が「診断」（右の表）になります。

7ポイント以下

まったく足りない

1日の必要量の3割程度です。食事量が少ない、1日3食をとっていないなどはありませんか？　食生活を見直してみましょう。

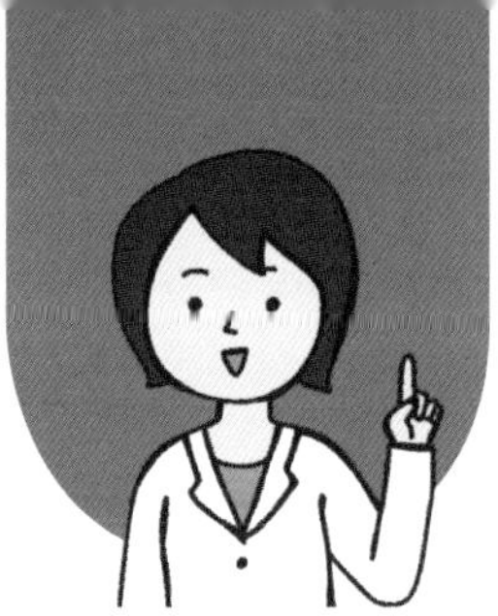

食物繊維を1日17g以上とるための献立作り

おかずのグループ、主食を組み合わせてポイント加算

32ページの食物繊維チェック表は何ポイントでしたか？　合計ポイント数が、現在摂取している食物繊維量（g）になります。〝快腸〟のためには1日17～20gはとりたいものです。

とはいうものの、なにをどれだけ食べたらよいのかわかりにくいと思います。食物繊維を効率よく、確実にとるためには、32ページのチェック表の「おかず」から13～14ポイント以上、「主食」から3ポイント以上、合計17ポイント以上をとることがコツです。

まず献立を作るときに、下の一覧

おかずのグループ、主食の目標ポイント

1ポイントは食物繊維およそ1gに相当します

おかず（2ポイントグループ）

食物繊維を1回におよそ2g程度とることができる食材グループです。

- 野菜
- 果物
- 芋類、こんにゃく
- 納豆、豆類
- 豆腐製品

おかず（1ポイントグループ）

食物繊維を1回におよそ1g程度とることができる食材グループです。

- きのこ
- 海藻

目標はおかずで13～14ポイント以上

主食

3回食べれば3ポイント。麦入りごはんや雑穀入りパンならさらに2ポイントずつ加算。

- ごはん　1杯
- パン6枚切り1枚
- めん1玉

目標は主食で3ポイント以上

おかず（2ポイントグループ）＋おかず（1ポイントグループ）＋主食＝目標は17ポイント以上

のように、食品を1回に食物繊維がおよそ2gとれる「2ポイントグループ」と、1回に食物繊維がおよそ1gとれる「1ポイントグループ」に分けて考えます。

肉や魚、卵などには食物繊維が含まれていないので、意識して「2ポイントグループ」「1ポイントグループ」を食べ合わせ、3食で13〜14ポイント以上とることを目指します。

次に主食は、3食の中でごはん、パン、めんのどれかをかならず食べて3ポイントを獲得します。麦入りごはんや雑穀パンにすれば、さらに2ポイントずつ加算できます。

おかずと主食を組み合わせることで、水溶性食物繊維と不溶性食物繊維をバランスよく摂取でき、目標の17g以上をクリアできます。

保存のきく芋類、海藻などの乾物は、食物繊維が足りないときの「ちょい足し」にもとても便利です。

食物繊維1日17ポイント（17g）以上とるための献立例

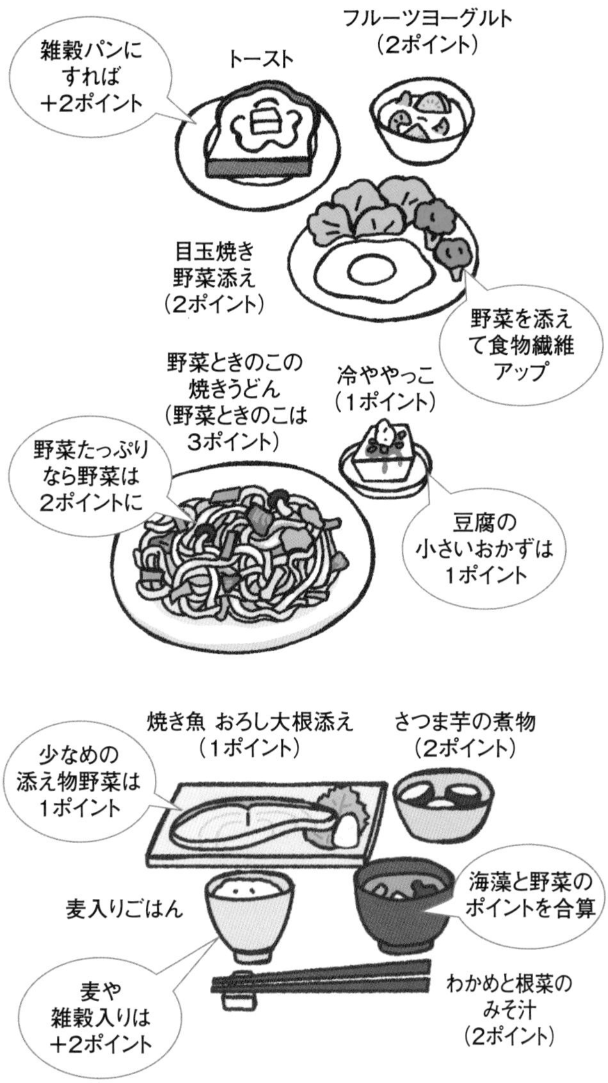
雑穀パンにすれば+2ポイント
トースト
フルーツヨーグルト（2ポイント）
目玉焼き野菜添え（2ポイント）
野菜を添えて食物繊維アップ
野菜ときのこの焼きうどん（野菜ときのこは3ポイント）
冷ややっこ（1ポイント）
野菜たっぷりなら野菜は2ポイントに
豆腐の小さいおかずは1ポイント
焼き魚 おろし大根添え（1ポイント）
さつま芋の煮物（2ポイント）
少なめの添え物野菜は1ポイント
麦入りごはん
海藻と野菜のポイントを合算
麦や雑穀入りは+2ポイント
わかめと根菜のみそ汁（2ポイント）

朝食の献立例

おかず		主食
卵		食パン
野菜	2	
果物	2	

昼食の献立例

おかず		主食
肉		うどん
野菜	2	
きのこ	1	
豆腐製品	1	

夕食の献立例

おかず		主食
魚		麦入りごはん※
野菜	2	
芋類	2	※麦入りなので+2ポイント
海藻	1	

小計	おかず	13	主食	5
合計				18

目指せ、食物繊維1日17g以上！
1日に食べたい食材とその量

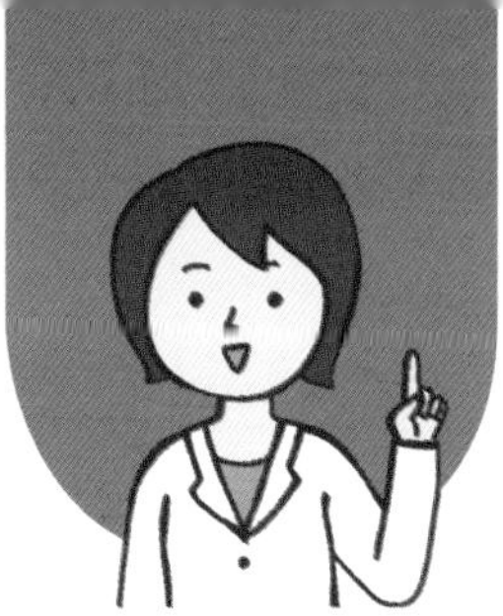

これで食物繊維の目標量クリア！

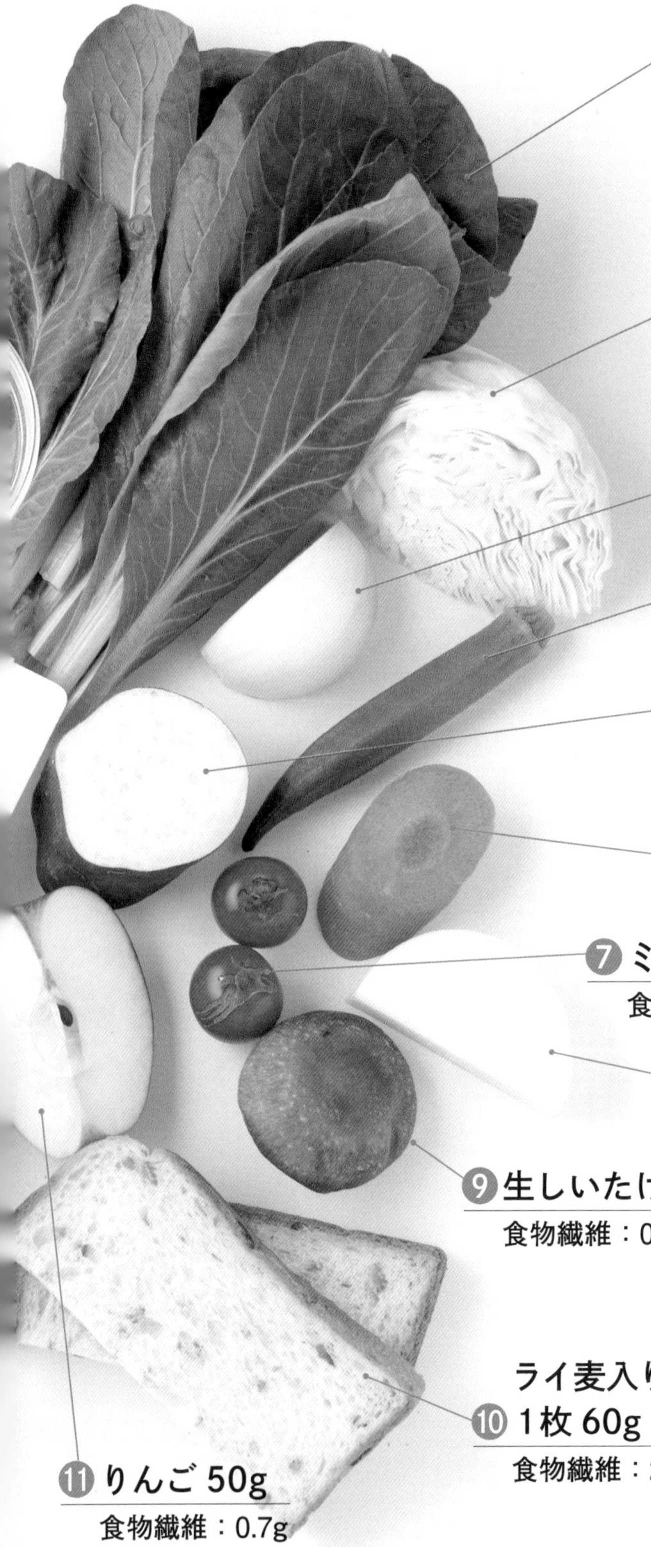

❶小松菜 80g
食物繊維：1.5g
❷キャベツ 80g
食物繊維：1.4g
❸玉ねぎ 40g
食物繊維：0.6g
❹オクラ 10g
食物繊維：0.5g
❺さつま芋 60g
食物繊維：1.3g
❻にんじん 20g
食物繊維：0.5g
❼ミニトマト2個（20g）
食物繊維：0.3g
❽大根 50g
食物繊維：0.7g
❾生しいたけ 20g
食物繊維：0.8g
ライ麦入りパン（6枚切り）
❿1枚 60g
食物繊維：2.2g
⓫りんご 50g
食物繊維：0.7g

・さつま芋、にんじん、りんごの食物繊維量は皮むきの場合。

3食の中で主食をしっかりとるのがコツ

穀類、野菜、芋類、きのこ類、果物、海藻、豆類、種実類などのほとんどの食材には、水溶性食物繊維と不溶性食物繊維の両方が含まれています。どちらかの食物繊維が多い場合もあるので、食材を組み合わせて2種類の食物繊維をバランスよくとることがたいせつです。

食物繊維をじょうずにとるには、野菜を毎食とることと、朝・昼・夜の3食で、主食となる穀類をしっかりとることです。ごはんやパンは食べる量が多く、食物繊維の重要な供給源です。特に、押し麦、玄米、全粒粉パン、ライ麦入りパンなどは食物繊維が豊富です。こうした食材をとり入れると、食物繊維を効率よく摂取できます。

右の写真は、1日に食べたい食材とその量です。これを目安に、食物繊維をしっかりとりましょう。

食物繊維

1日19.5g

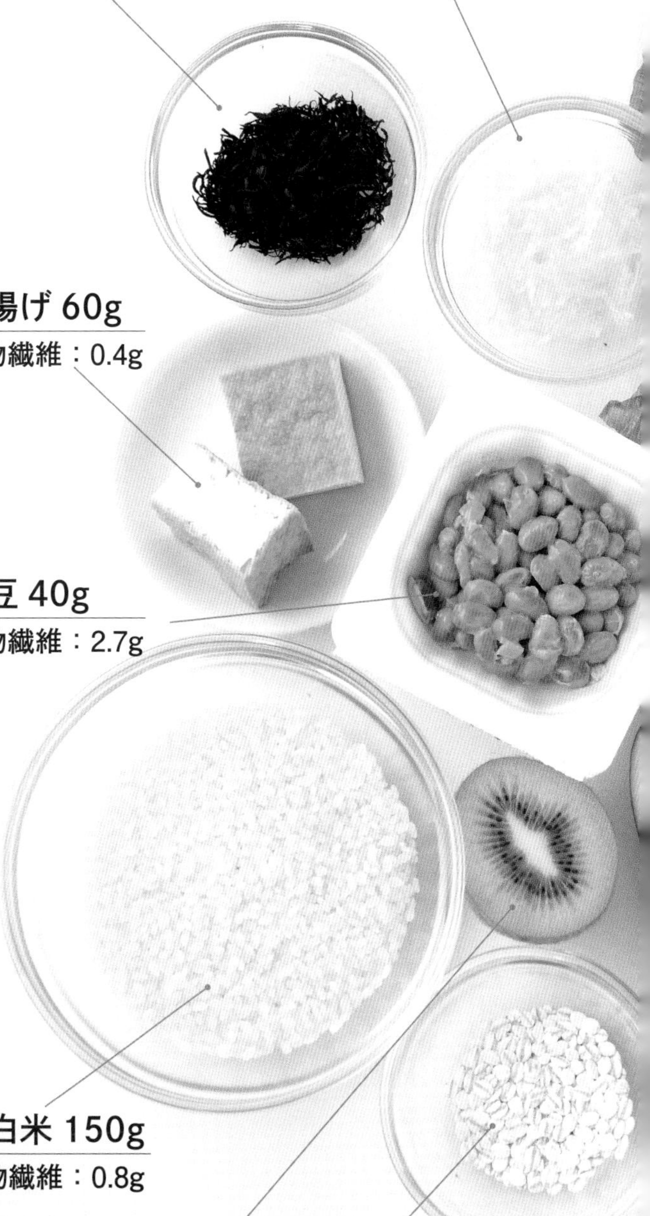

⑰ひじき乾4g
食物繊維：2.1g

⑱糸かんてん乾1g
食物繊維：0.7g

⑯厚揚げ60g
食物繊維：0.4g

⑮納豆40g
食物繊維：2.7g

⑭精白米150g
食物繊維：0.8g

⑬キウイフルーツ50g
食物繊維：1.3g

⑫押し麦10g
食物繊維：1.0g

\ こんな食品もおすすめ！ /

腸内環境をととのえる 発酵食品&オリゴ糖

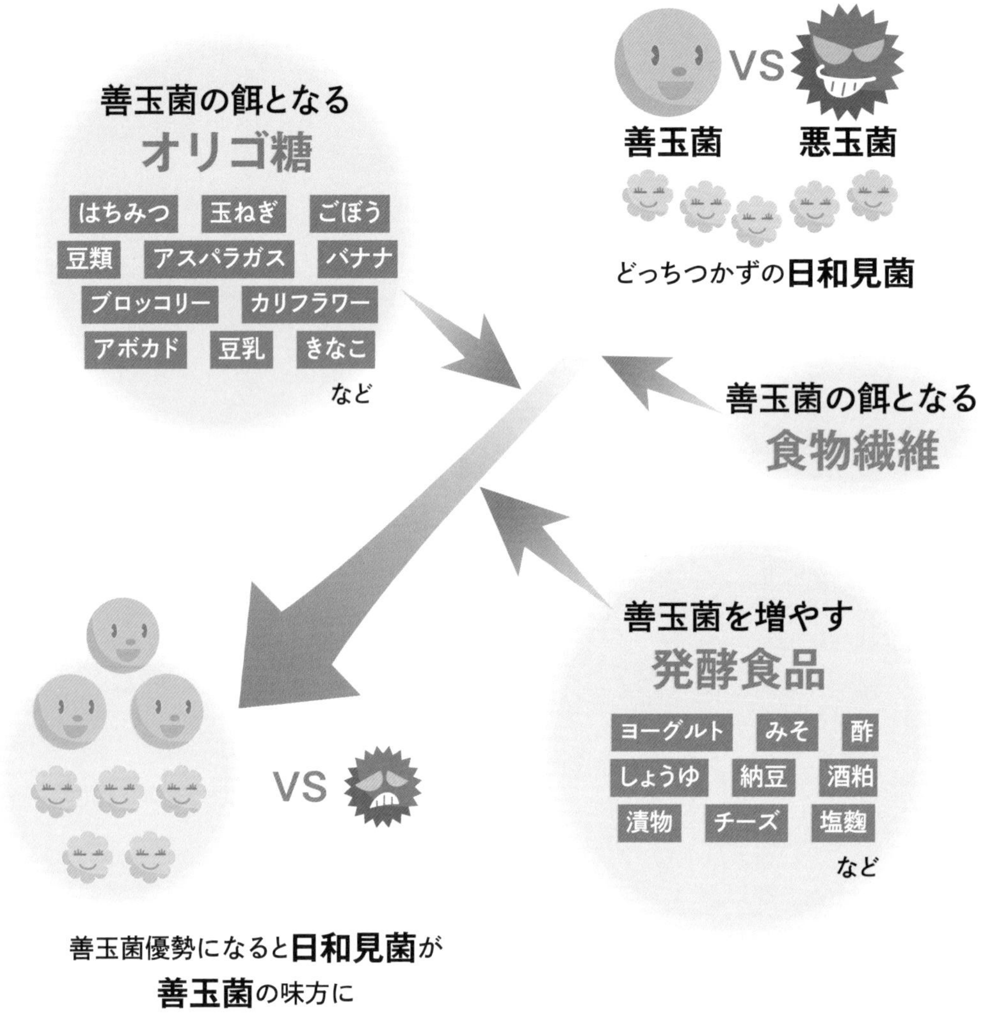

最強コンビをとり入れて腸内を善玉菌優勢に

腸内細菌には、善玉菌、悪玉菌、日和見《ひよりみ》菌の3種類があります。腸内環境をととのえるためには善玉菌優勢の状態に保つことが必要です。腸内で約7割を占めるのが日和見菌です。どっちつかずの性質で、優勢なほうになびきます。善玉菌を増やして善玉菌優勢になれば、日和見菌を味方につけることができます。

　善玉菌を増やすには、食物繊維のほかにヨーグルトなどの「発酵食品」が有効です。糖類を分解して乳酸を作り出し、腸内を酸性に保って善玉菌を増やし、善玉菌優勢の腸内環境にととのえます。

　さらに、発酵食品といっしょにとると効果的なのが「オリゴ糖」です。大腸まで届いて善玉菌の餌になり、善玉菌を増やす働きがあります。

＼こんな食品も
おすすめ！／

便の水分量を増やす マグネシウム

おもな食品の
1回使用量あたりのマグネシウム含有量

もめん豆腐（1/3丁・100g）	130mg
あおさ（乾2g）	64mg
ひじき（乾10g）	64mg
ナマコ（40g）	64mg
絹ごし豆腐（1/3丁・100g）	55mg
ほうれん草（1/4束・80g）	55mg
こんぶ（10cm角・乾10g）	51mg
ゆで大豆（50g）	50mg
納豆（1パック・50g）	50mg
豆乳（1カップ・200g）	50mg
イワシ丸干し（2尾・50g）	50mg
ゆでそば（1玉・180g）	49mg
カキ（4個・60g）	44mg
枝豆（60g）	37mg
アーモンド（10粒・12g）	35mg
油揚げ（1枚・20g）	30mg
アサリ（10個・30g）	30mg

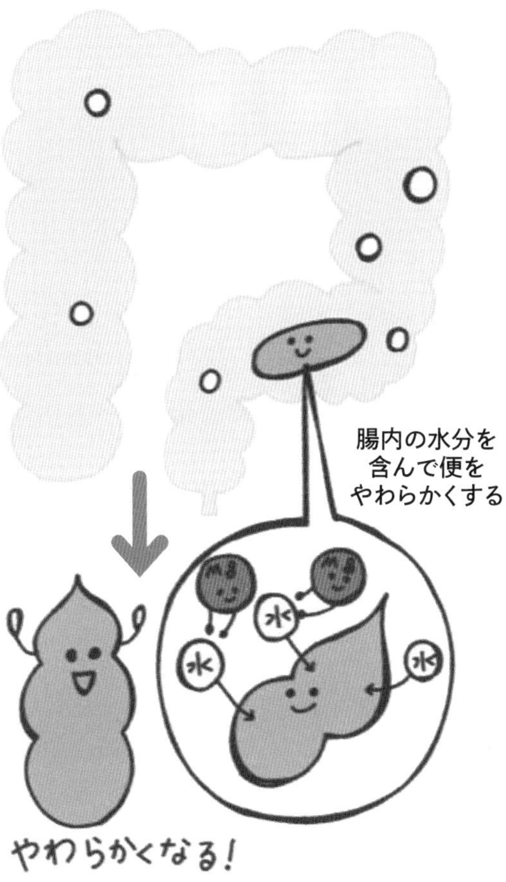

豆腐など身近な食品で便秘を予防

マグネシウムは下剤にも使われるほど、便秘を改善する効果がある栄養素です。というのは、マグネシウムは吸収されにくく、ほとんどが大腸まで届き、腸内の水分を含んで便の水分量を増やしてやわらかくする作用があるからです。

マグネシウムは豆腐、大豆製品、海藻類、ほうれん草などに多く含まれることから、食事の量が減ったり不規則になったりすると不足しがちです。マグネシウムの1日の推奨量は、65～74歳の男性は350mg、女性は280mg。上の表を参考に、マグネシウムを多く含む食品を意識してとり入れ、便秘の予防や解消に役立ててください。

なお、サプリメントなどによる過剰摂取には注意しましょう。

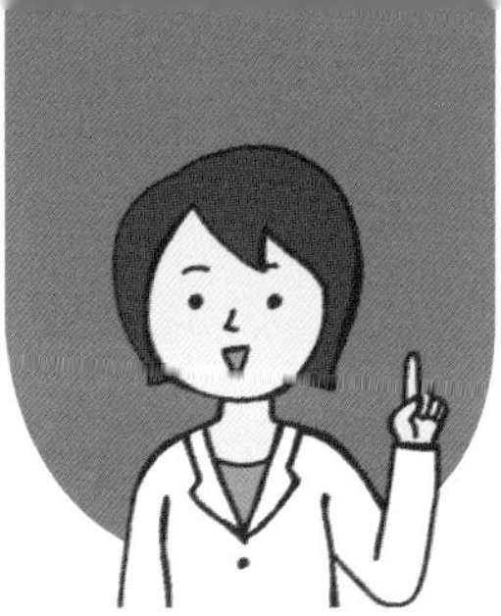

食べる力をサポートして食生活をレベルアップ！

切り方、調理法のくふうで食べる量、エネルギーを確保

　若いころと比べて噛《か》む力や消化吸収能力が衰えている場合は、食べやすく調理することがたいせつです。

　食べやすい大きさに切る、隠し包丁を入れる、繊維を断つように切る、すりおろす、やわらかく煮るなどのくふうをしましょう。〝食べる力〟を調理でサポートすることによって適量を食べることができれば、必要なエネルギーや栄養素を摂取することができます。

　季節の食材を使って〝おいしそう〟と食欲を高めたり、家族と会話を楽しみながら食べるなど〝食事の楽しみ〟を感じられる環境づくりも必要です。

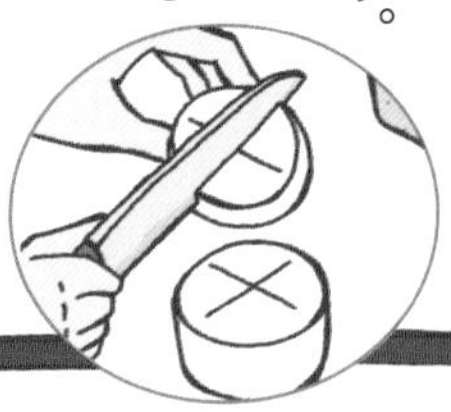

下処理でひとくふう

一口大の食べやすい大きさに切るのが基本です。
青菜は小さく切り、かたい野菜は薄く切ります。
噛み切りにくい肉は筋を切るなどのくふうを。

かたい野菜は隠し包丁を入れる

大根などかたい野菜は薄く切るか、隠し包丁を入れます。こんにゃくやなすの皮には格子状に切り目を入れると食べやすくなります。

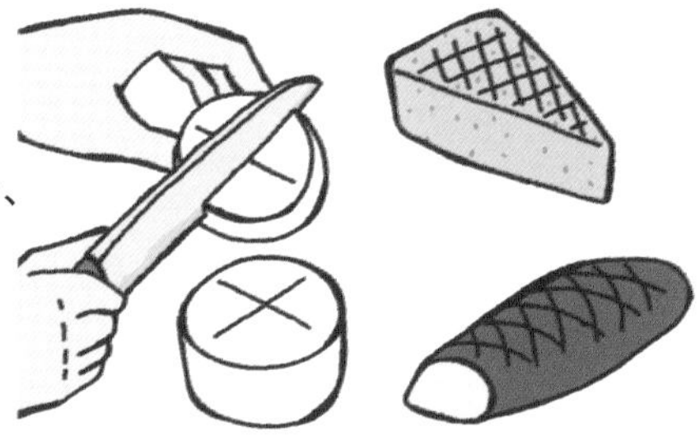

繊維が残る野菜は繊維を断つように切る

▶95ページ「きんぴらしらたき」

キャベツは繊維を断つように、にんじんなどの根菜は斜め切りにしてから繊維を断つように切ると、やわらかく食べやすくなります。

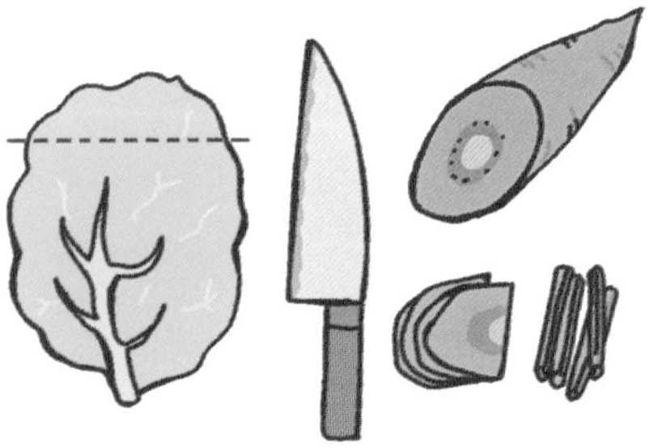

肉は筋を切る、たたく、そぎ切りにする

▶61ページ「甘酢アボカド鶏」

噛み切りにくい肉はたたいて薄くする、皮や脂身を除く、そぎ切りなど食べやすく切るといったくふうを。

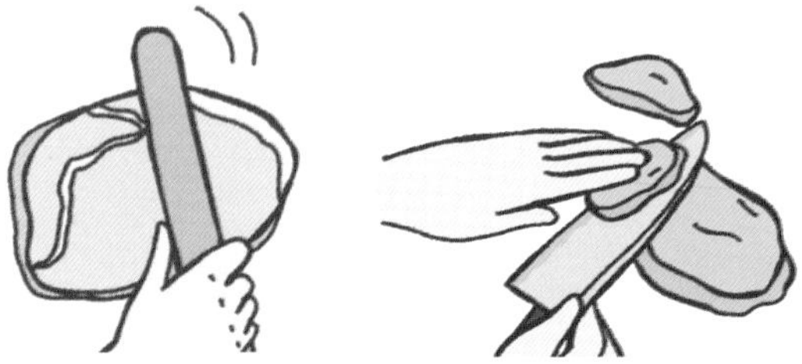

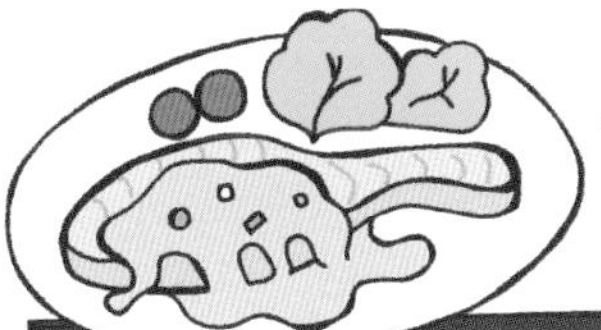

調理法でひとくふう

食べやすさを第一に考え、歯ごたえがやわらかく、しっとりとした口当たりで、なめらかなのど越しに仕上げるのがポイントです。

芋類、豆類はつぶす

▶80ページ「かぼちゃとミックスビーンズのサラダ」
▶121ページ「さつま芋団子」

ゆでるか電子レンジで加熱し、めん棒やびんの底などで熱いうちにつぶします。さらに裏ごしするとよりなめらかな食感に。

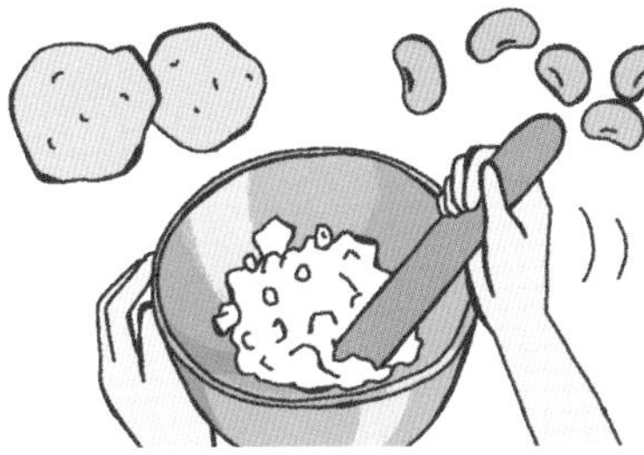

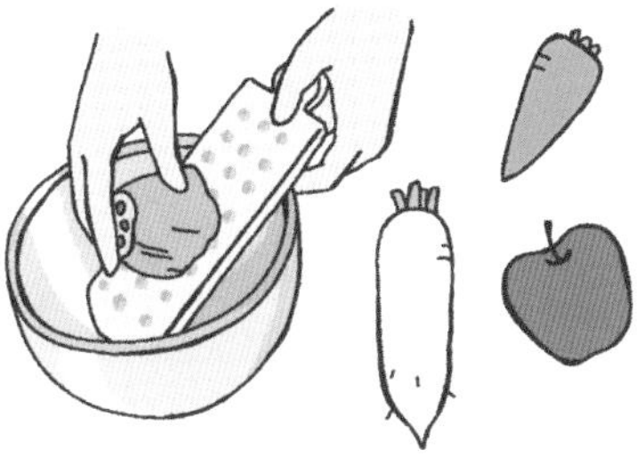

噛みにくい食材はすりおろす

▶78ページ「山芋納豆チーズ焼き」

大根、れんこん、山芋、じゃが芋、さつま芋、りんごなど噛みにくい野菜や芋類、果物はすりおろすと食べやすくなります。

葉物野菜はゆでる

▶86ページ「小松菜の白あえ風」

葉物野菜はゆでるとアクやえぐ味がとれ、やわらかく食べやすくなります。かさが減るので、たっぷりと食べられます。

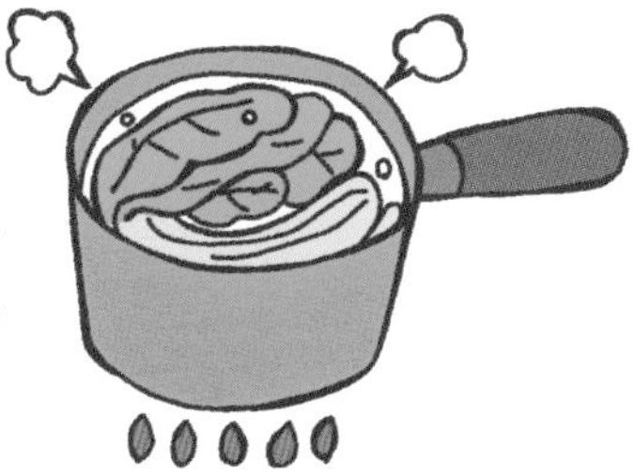

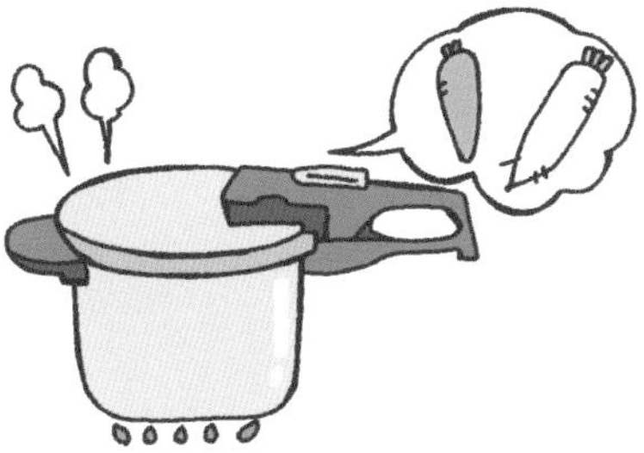

たっぷりの湯で煮る

▶79ページ「食物繊維たっぷりきんちゃく」

蒸す、煮るなどの調理法で水分を含めると根菜や芋などがふっくらとやわらかくなります。圧力なべを利用すると短時間でやわらかです。

肉は加熱時間を短くする

薄切り肉は加熱によってかたくなるので、加熱時間は短めに。玉ねぎ、しょうがなどをすりおろしてもみ込むと、酵素の働きでやわらかく仕上がります。

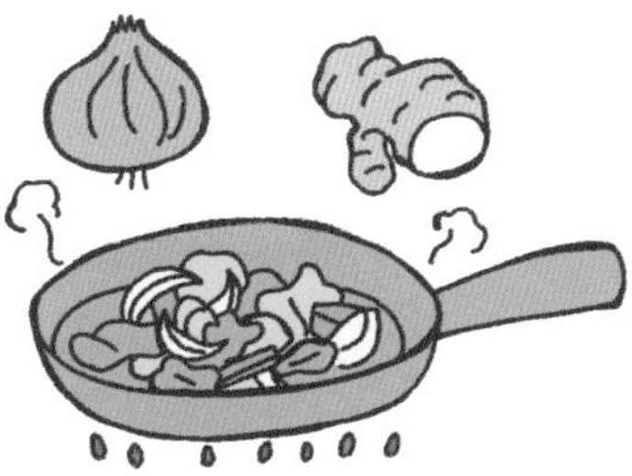

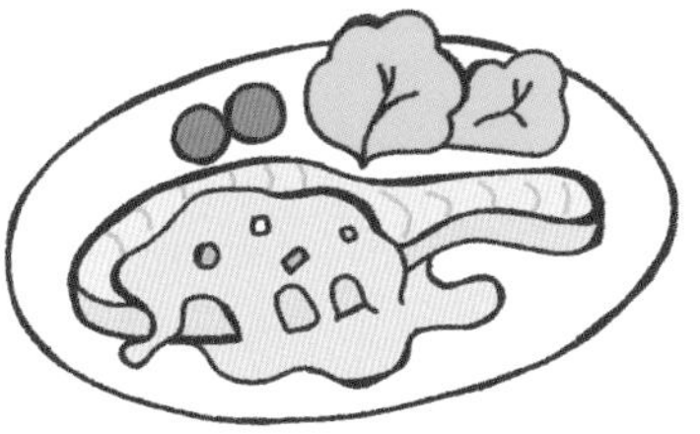

煮汁にとろみをつける

▶113ページ「あんかけ焼きそば」

かたくり粉やかんてんでとろみをつけると食べやすくなります。

食物繊維のかたまり「かんてん」って便利！

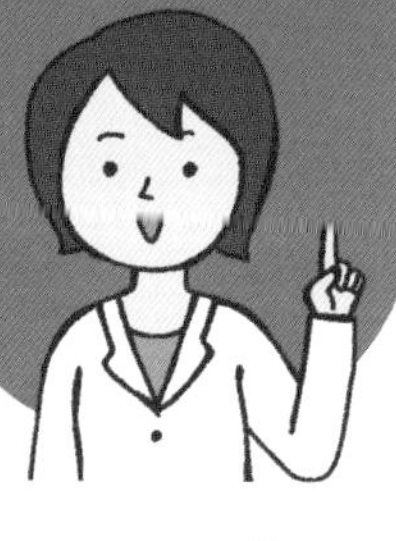

かんてんのいろいろな利点

てんぐさ、おごのりなどの海藻から作られるかんてん。最大の特徴は豊富な食物繊維。かんてんに含まれる食物繊維は水をかかえ込む作用が強いため、腸管を通過するときにかんてんゼリーの水分が徐々に便に吸収され、便をやわらかく保って自然なお通じを促します。かんてん由来の加工品のうち、「おなかの調子をととのえる」と表示できる特定保健用食品もあります。

保存がきき、無味無臭で料理やスイーツに幅広く使えます。とける温度が85～95℃なので、しっかり煮とかすのがポイントです。

1回使用量（2g）あたり
食物繊維量（角かんてん）は

1.6g

（100g あたり 81.7g で算出）

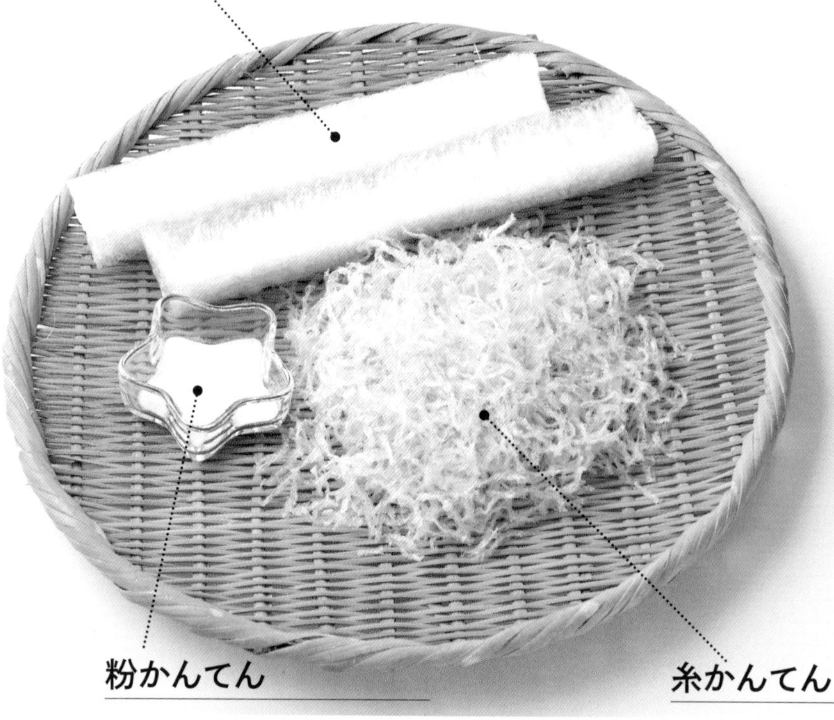

角かんてん（棒かんてん）

原料を煮とかし、濾《ろ》過《か》して大きな容器にかためたものを棒状に切って乾燥させたもの。30分ほど水に浸してやわらかくもどして水けを絞り、熱い汁などで煮とかす。

粉かんてん

かんてんから水分を抜いて粉砕したもの。水でもどす必要がなく、そのまま使える。常温の水やだしに加えてから火にかけ、混ぜながら煮とかす。

糸かんてん

容器にかためたかんてんをところてんの要領で糸状にして乾燥させたもの。汁物などに入れて煮とかすか、水でやわらかくもどしてサラダなどにそのまま加えることもできる。

糸かんてん活用例

水でもどして混ぜるだけ

85 ページ

ひじきと糸かんてんのサラダ

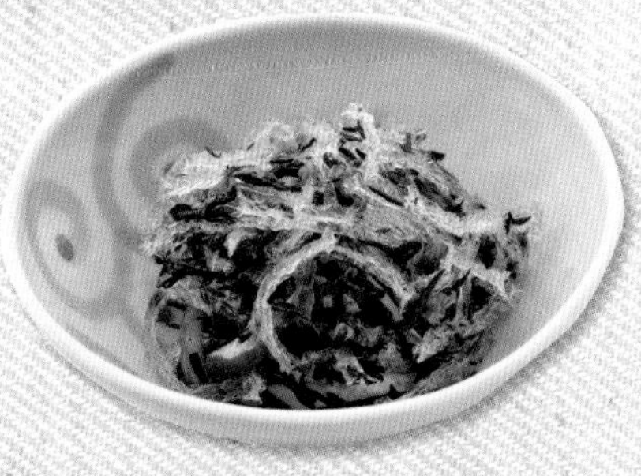

ほかの材料と混ぜて軽く煮る

97 ページ

ミニトマトのかんてんスープ

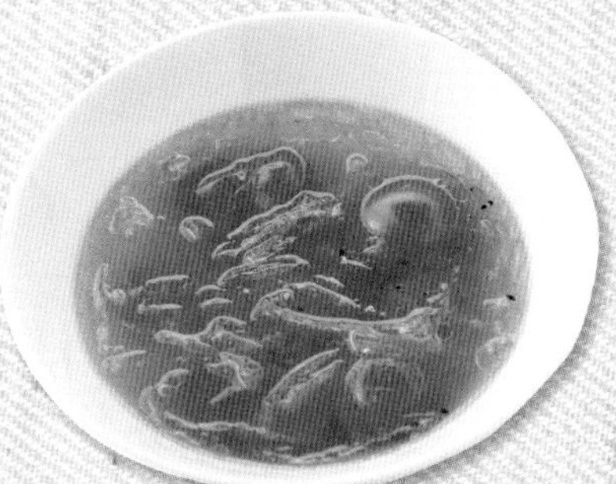

最後に加えてひと混ぜする

100 ページ

**里芋のかんてん
みそ汁**

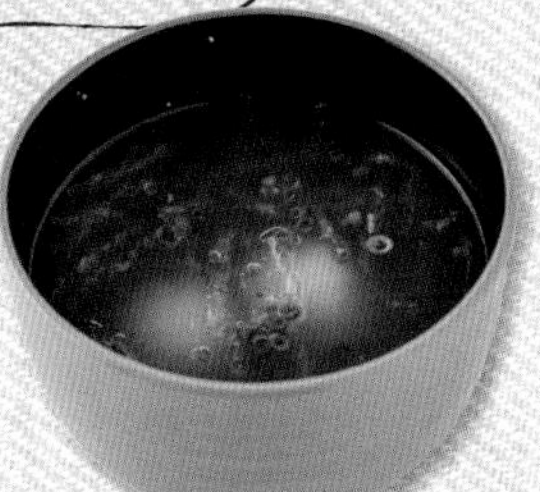

粉かんてん活用例

煮とかしてとろみをつける

119 ページ

とろとろラッシー

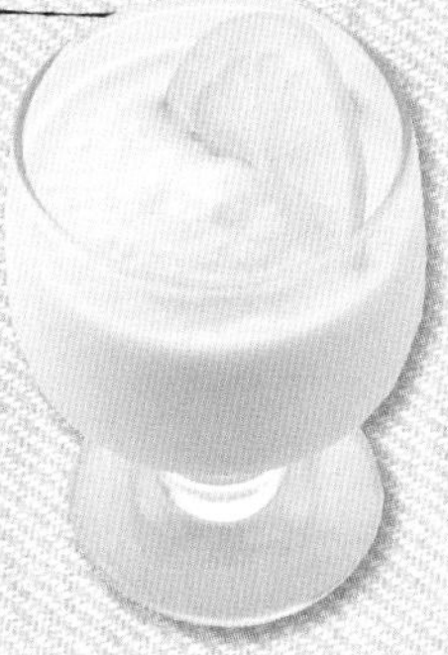

煮とかして冷やしかためて
でき上がり

122 ページ

パインヨーグルトかんてん

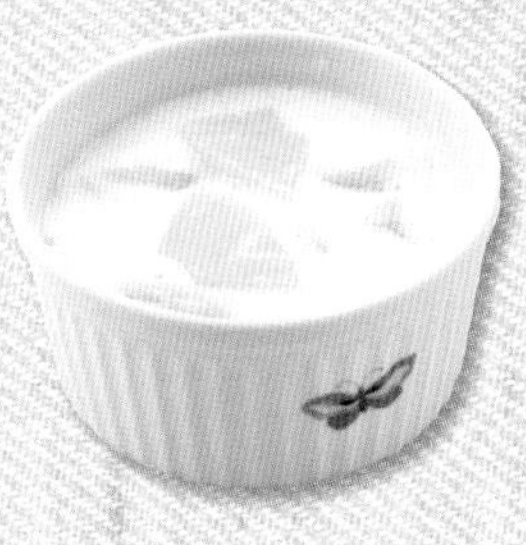

こんな使い方もできます！

- 米といっしょに炊くとつやが出る
- 卵焼きに加えるとふわふわに
- パンやマフィンなどの生地に入れるともちもちに
- ドレッシングに加えるとふるふる食感に
- 煮汁に加えればジュレ仕立てに

外食はメニュー選びがポイントです

和食、洋食、中国風など料理の種類にかかわらず、野菜、きのこ、海藻など食物繊維が豊富な食材を使ったメニューを選びましょう。

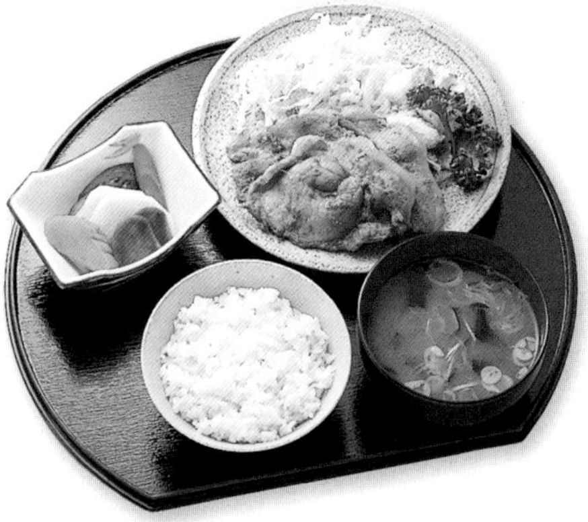

せん切りキャベツも残さずに

しょうが焼き定食

食物繊維 **4.4g**

主食、主菜、副菜、汁物がそろった定食を選ぶと、食物繊維も栄養素もバランスよく摂取できます。

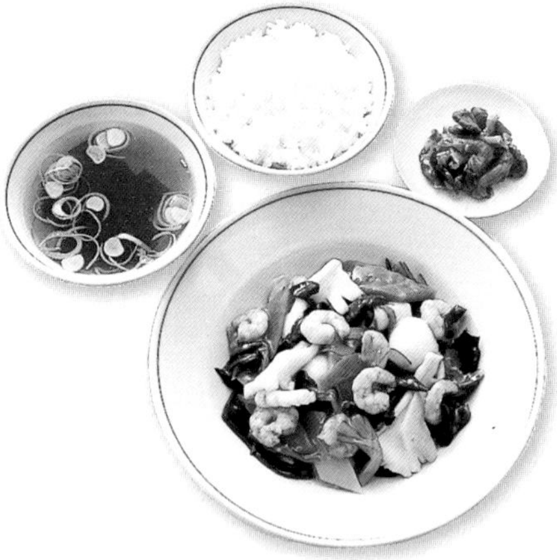

野菜の中国風いためは優秀メニュー

八宝菜定食

食物繊維 **4.7g**

中国風定食のメインのいため物は白菜やたけのこなどの野菜、しいたけやきくらげなどのきのこ類がたっぷり。食物繊維がしっかりとれます。

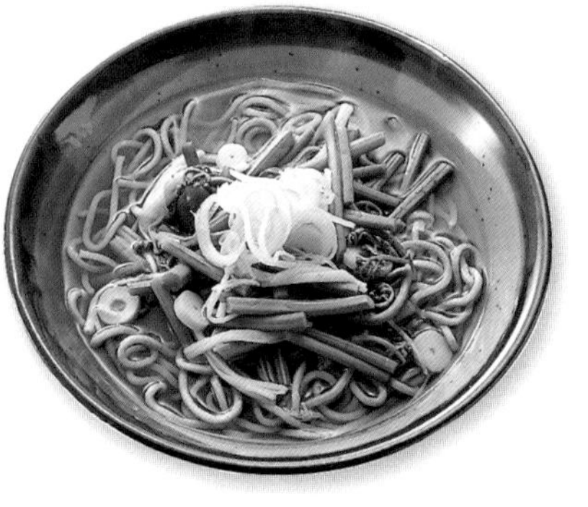

そば屋の単品ならうどんかそばを

山菜そば

食物繊維 **5.8g**

野菜の具だくさんのうどんやそばがおすすめ。めんは、そばのほうがうどんより食物繊維が多く含まれます。

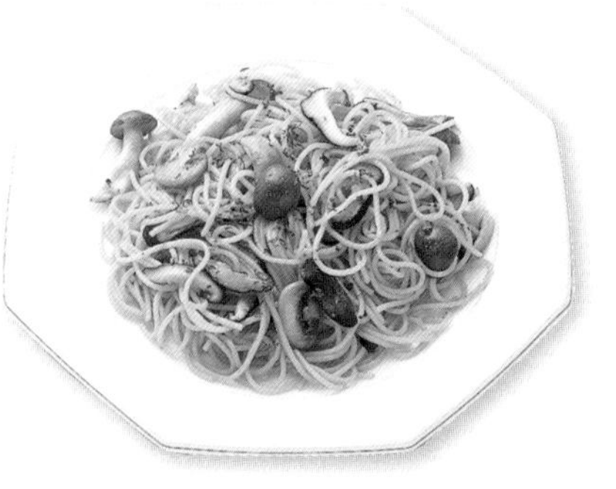

食物繊維不足に役立つスパゲティ

きのこスパゲティ

食物繊維 **7.8g**

トマトなどの野菜やきのこを具にしたスパゲティを選んだり、サラダやスープのサイドメニューをプラスしたりすれば、さらに“快腸”メニューに。

食物繊維が豊富な中食を利用

コンビニやスーパーに並ぶ種類も豊富な総菜をとり入れれば、食物繊維が手軽に補えます。もう１品ほしいときにも便利。

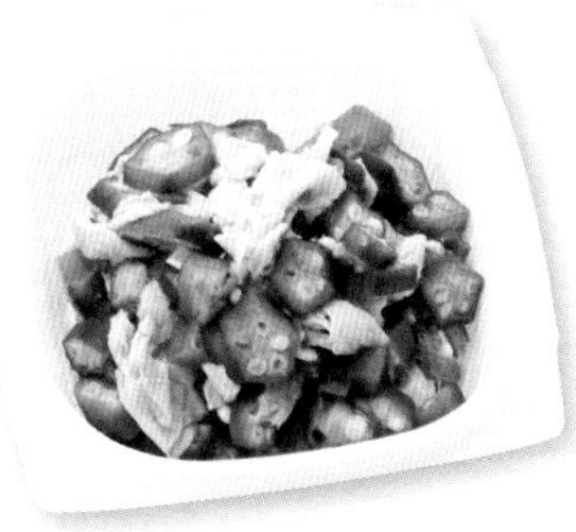

粘りけがあって食べやすい

オクラのねばねばサラダ 食物繊維 3.2g

オクラ特有のねばねば成分には腸内環境をととのえたり、消化・吸収を助けたりする働きがあります。

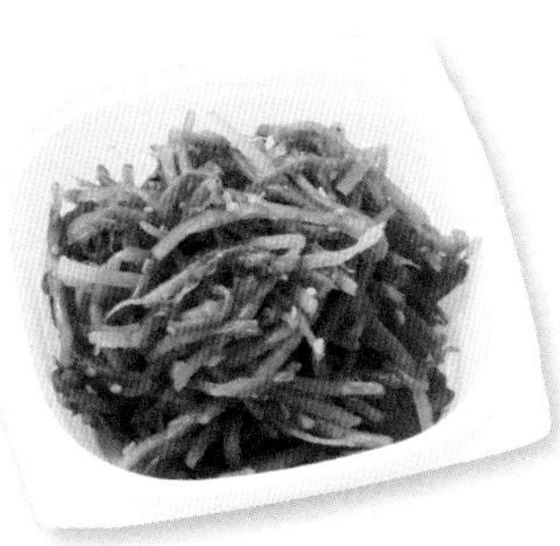

細く切ってあるものを選んで

きんぴらごぼう 食物繊維 3.0g

ごぼうもにんじんも食物繊維が豊富な根菜です。せん切りなど細く切ってあるほうが食べやすくなります。

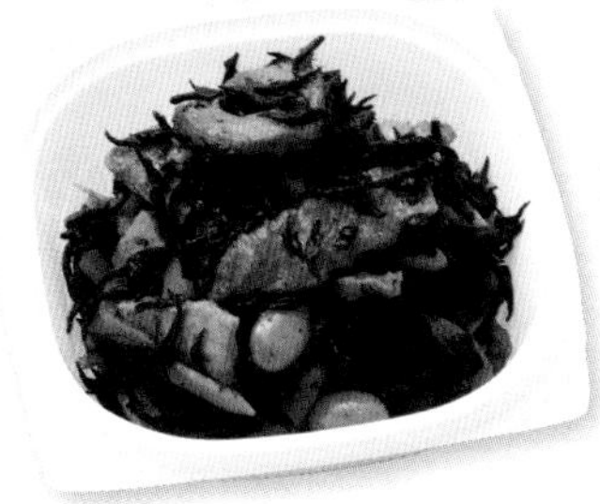

少量でも食物繊維をしっかり補う

ひじき煮 食物繊維 6.8g

しっとりとした口当たりが食べやすい総菜。絞った豆腐を合わせるひと手間で白あえ風になります。

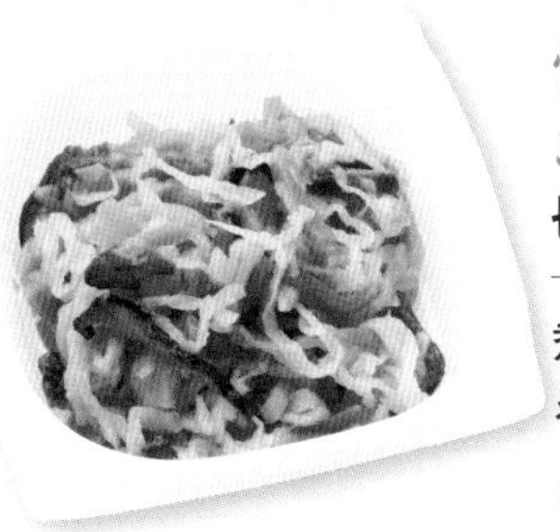

懐かしいおふくろの味も

切り干し大根煮 食物繊維 3.6g

煮汁を吸った切り干し大根がしっとりやわらかな食感です。酢飯に混ぜてちらしずし風に食べるのもおすすめ。

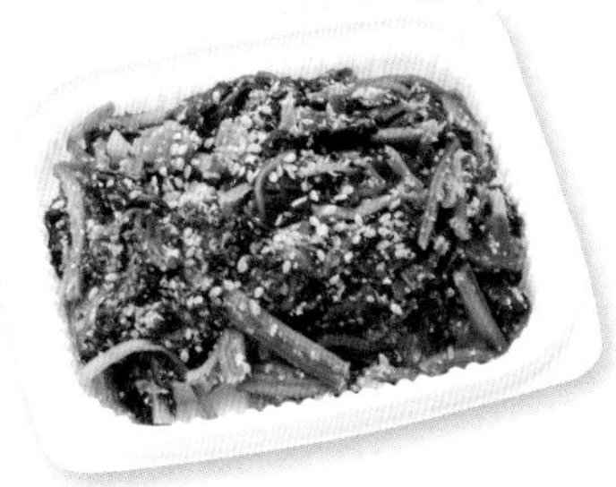

マグネシウムもとれる

ほうれん草のごまあえ 食物繊維 3.5g

ほうれん草は食物繊維だけでなく、便をやわらかくする働きがあるマグネシウムも豊富に含みます。

さまざまな食材から食物繊維をとる

筑前煮 食物繊維 6.3g

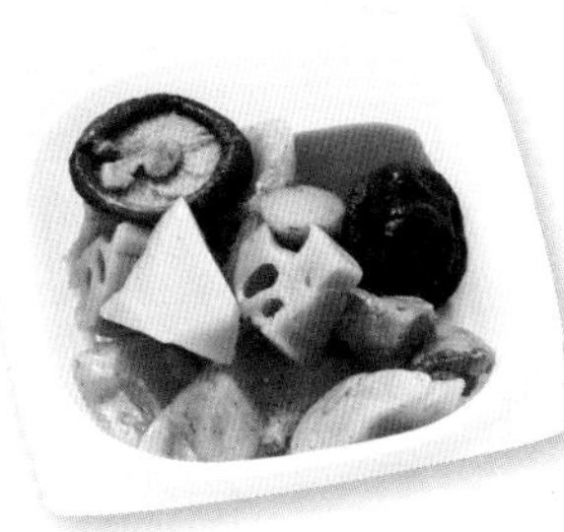

たけのこやにんじん、しいたけなどが食べにくいときは、一口大の食べやすい大きさに切ってから食卓に。

出典：『外食・コンビニ・惣菜のカロリーガイド』（女子栄養大学出版部）より

おなかすっきり！
毎日するり！

“快腸”体験談

医師や管理栄養士が見聞きした
お通じトラブル解消法を
ご紹介します。

朝食と間食のくふうで無理なくお通じ解消

A・Hさん（70歳代・女性）

骨粗鬆《そしょう》症の治療薬をのみ始めてからおなかが張り、便がかたくて出にくく排便が週に一度、という便秘の症状が現われたAさん。骨粗鬆症改善のためにも食事量を増やしたいけれど食欲がない、という悩みがありました。

Aさんは、夕食は肉か魚の主菜に、サラダや野菜の煮物を組み合わせるなど、一品一品は少量でしたがバランスよく食べていました。しかし朝食はとらず、昼食は残りもので簡単にすませていました。水分も不足ぎみでした。

そこで、排便を習慣化するために朝食を食べること、栄養と水分が摂取できるように果物や乳製品を間食でとるなど、できることから改善。その結果、食事量が少しずつ増え、排便回数も徐々に増えました。

ゆでこぼしでつらい便秘を克服

O・Yさん（70歳代・女性）

糖尿病の合併症による腎障害のため、カリウムが多い野菜を生で食べることを制限されてしまったOさん。それによって食物繊維が不足し、がんこな便秘に陥ってしまいました。

そこでおすすめしたのが「ゆでこぼし」です。野菜をたっぷりの湯でゆでこぼすことでカリウムが減量でき、安心して食べることができます。まとめてゆでこぼして冷蔵庫で保存し、1日3回の食事で毎食小鉢1皿をよく噛《か》んで食べるようにアドバイスしました。ゆでこぼし野菜を、味つけや調理をくふうして食べることを2か月間続け、2日に一度便が出るようになりました。

調理のくふうで快適お通じに改善

K・Yさん（70歳代・男性）

飲み込みにくさを訴えていたKさん。病院の管理栄養士が提案し、ミキサーでポタージュ状にしたり、かんてんで食物繊維を補いながらのど越しよく仕上げるくふうをしてもらいました。また便秘が続いてしまったときは、グアーガム分解物（水溶性食物繊維）を食事に混ぜることで下剤を使う頻度が減り、自然なお通じに改善することができました。

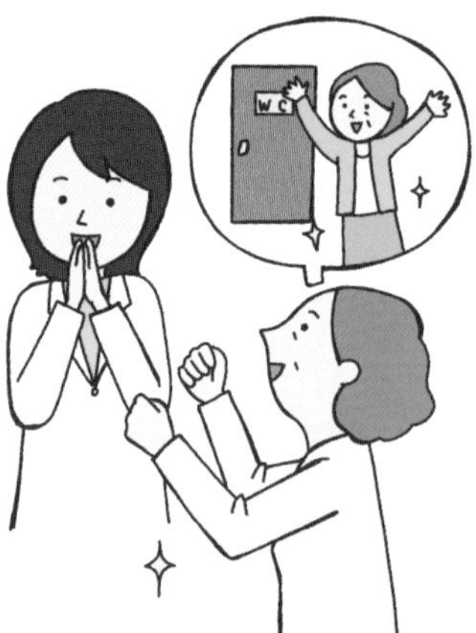

3章 シニア世代の“快腸”サポートごはん

「しっかり手作り派」にはメインの大きなおかず、
副菜となる小さなおかず、汁物の 52 品を、
「ちゃちゃっと手作り派」には一皿で主食とおかずがとれる
14 品をたっぷりご紹介します。
これに、間食 12 品を組み合わせて毎日の食事作りに活用してください。

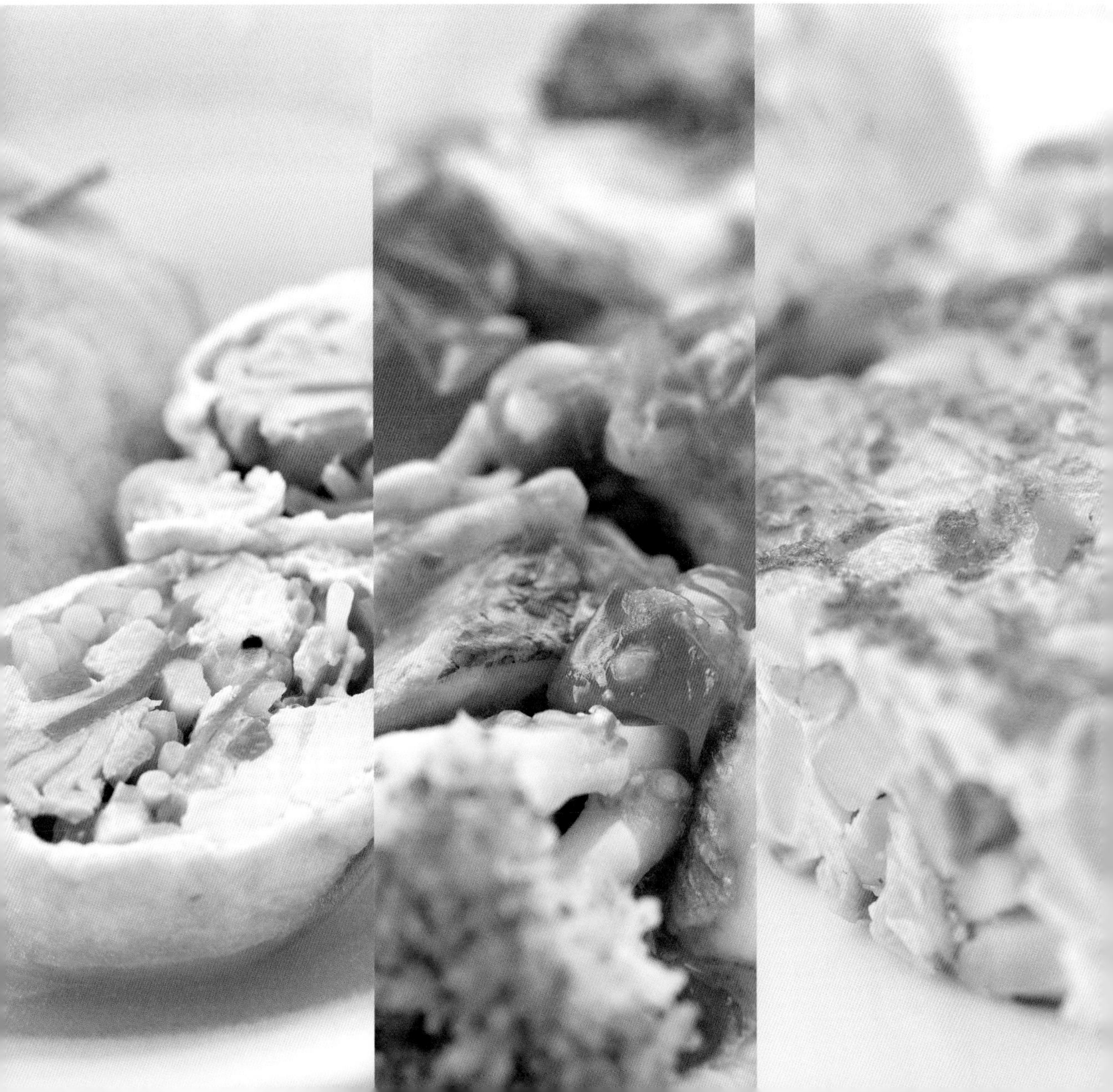

朝食

手軽なのに食物繊維が しっかりとれるクイックレシピ

1食分	
エネルギー：	412kcal
たんぱく質：	15.0g
食物繊維　：	6.7g
食塩相当量：	1.6g

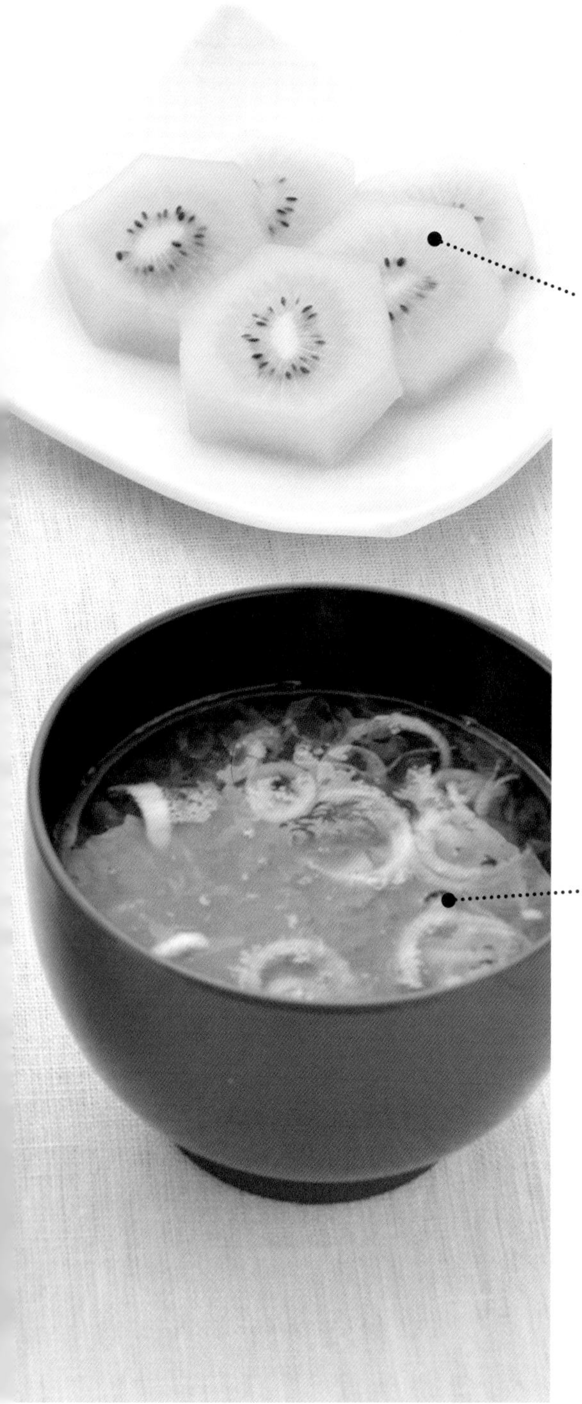

ゴールデンキウイ

…………………… 80g

黄肉種キウイ１個（80g）で1.1gの食物繊維をとることができます（緑肉種は2.0g）。元気な１日のスタートをサポートします。

●１人分／エネルギー：47kcal
たんぱく質：0.9g　食物繊維：1.1g
食塩相当量：0g

とろろこんぶみそ汁

作り方 96 ページ

いつものみそ汁にとろろこんぶを加えれば“快腸”に役立つ食物繊維、マグネシウムを手軽に補うことができます。煮込む必要がないので、忙しい朝に便利です。

●１人分／エネルギー：20kcal
たんぱく質：2.1g　食物繊維：0.9g
食塩相当量：0.9g

キムチ納豆

作り方 86 ページ

時間がない朝は材料を混ぜるだけの時短レシピがおすすめです。納豆が苦手な人は大豆水煮でもＯＫ。たんぱく質や食物繊維はほぼかわりません。

●１人分／エネルギー：102kcal
たんぱく質：7.9g　食物繊維：4.0g
食塩相当量：0.8g

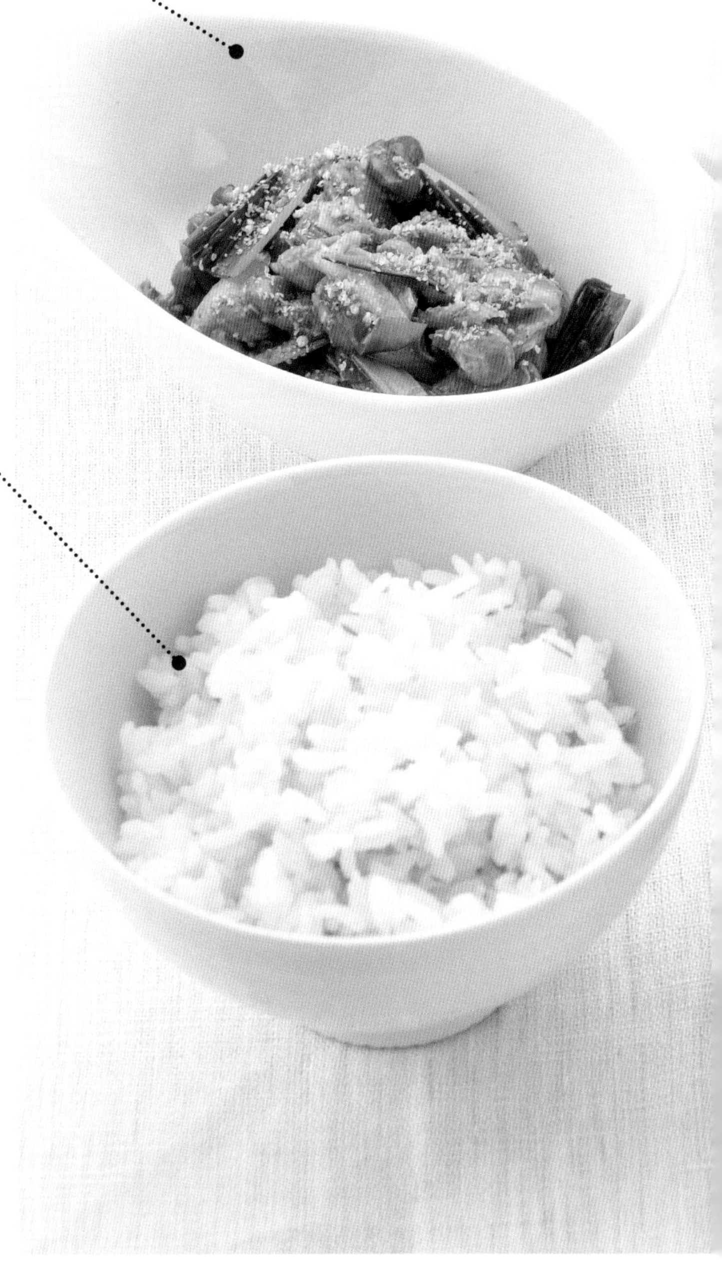

押し麦入りごはん※

…………………… 150g

ごはんに押し麦を入れると、手軽に食物繊維がアップ。

●１人分／エネルギー：243kcal
たんぱく質：4.2g　食物繊維：0.8g
食塩相当量：0g

※精白米１合（150g）に、押し麦10gを入れ、普通に炊いたもの。

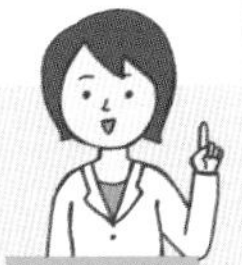

ワンポイントアドバイス

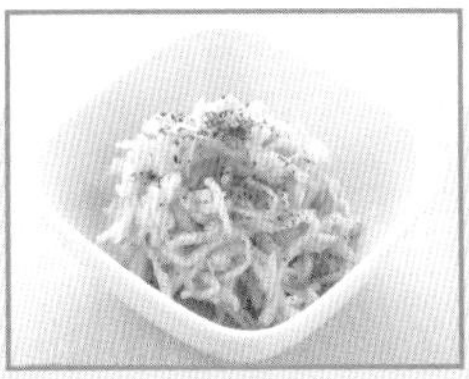

「とろろこんぶみそ汁」を「切り干し大根のシンプルピクルス」(91 ページ）に代えてもＯＫ！

「切り干し大根のシンプルピクルス」に代えると食物繊維が 2.1g とれます。 作りおきできるのもうれしい。

1日目の献立例

昼食

嚙《か》みやすく食べやすい主食兼おかずの一皿料理が主役

1食分	
エネルギー：	641㎉
たんぱく質：	26.6g
食物繊維：	6.0g
食塩相当量：	2.4g

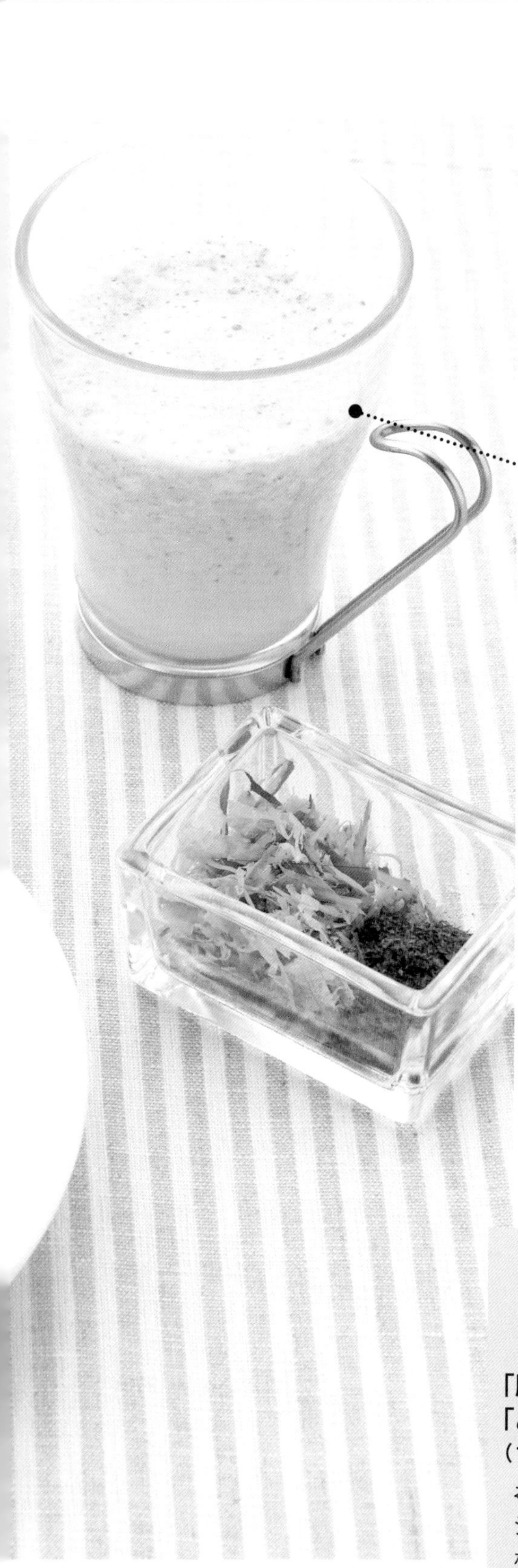

小松菜とバナナのヨーグルトミルク

作り方 119 ページ

野菜と果物入りで食物繊維がとれる飲み物。こってりとした味わいのお好み焼きには、ヨーグルトの酸味のすっきりしたドリンクが好相性です。

●1人分／エネルギー：152㎉
たんぱく質：6.6g　食物繊維：1.5g
食塩相当量：0.2g

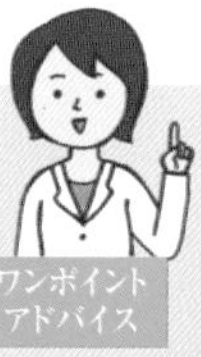

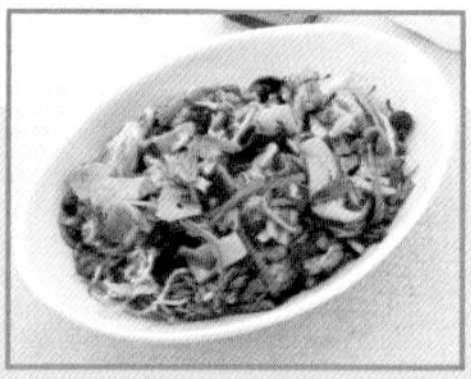

「豚チーズお好み焼き」を「あんかけ焼きそば」（113ページ）に代えてもＯＫ！

お好み焼きから焼きそばにチェンジするのも可能。豚肉やキャベツなどの食材を使うのはいっしょです。きのこ類を加えると、さらに食物繊維量がアップします。

ひじきとしょうがのさっと煮

作り方 95 ページ

もう1品ほしいときに役立つ作りおきおかずの一つ。すがすがしいしょうが風味がアクセントになり、献立の箸《はし》休めにぴったり。

●1人分／エネルギー：44kcal
たんぱく質：0.3g　食物繊維：1.2g
食塩相当量：0.8g

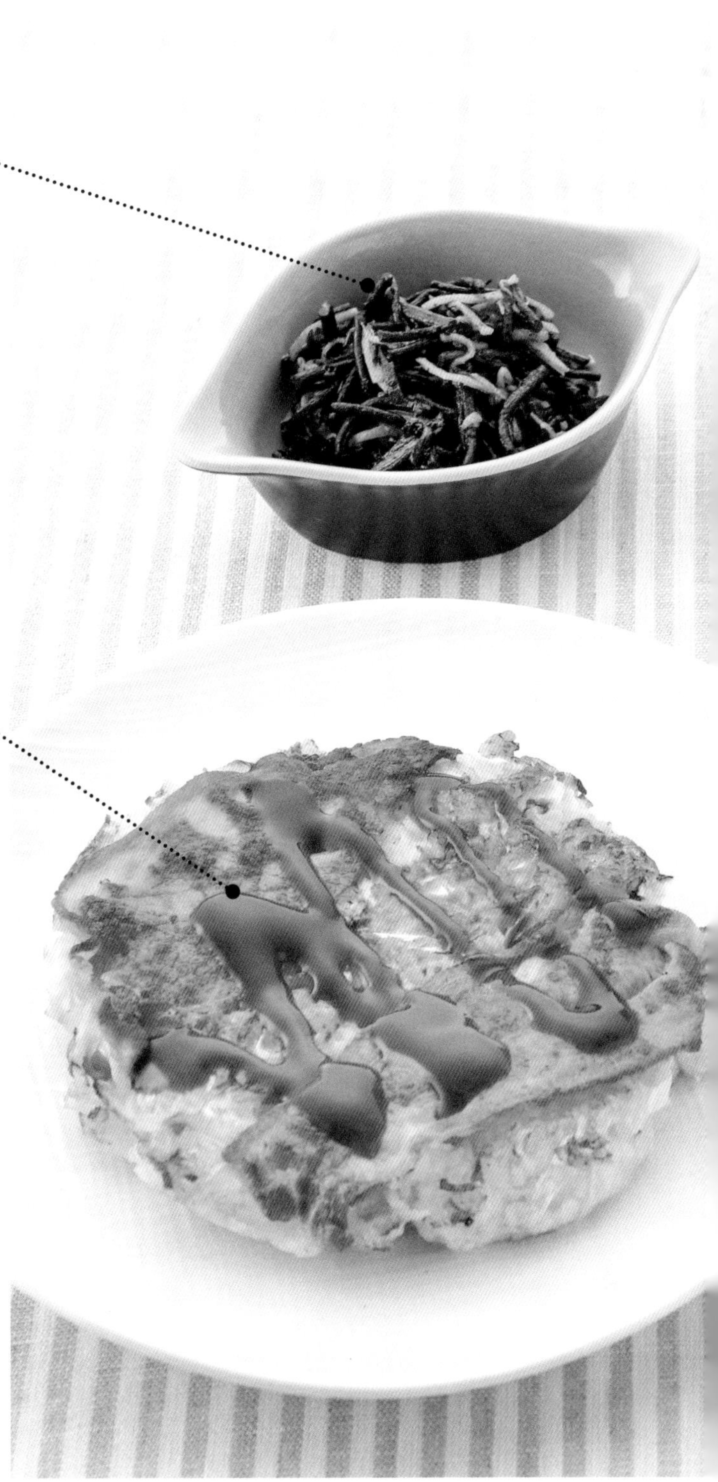

豚チーズお好み焼き

作り方 117 ページ

ホットケーキミックスを使ったお好み焼き。冷蔵庫にある肉や野菜を加えて簡単に作れます。糸かんてん入りのふわふわしっとりの食感で、食べやすい一皿です。

●1人分／エネルギー：445kcal
たんぱく質：19.7g　食物繊維：3.4g
食塩相当量：1.5g

1日目の献立例

夕食

魚料理をメインにし、さまざまな食材を使った和風献立

1食分	
エネルギー：	776kcal
たんぱく質：	30.3g
食物繊維 ：	7.2g
食塩相当量：	2.4g

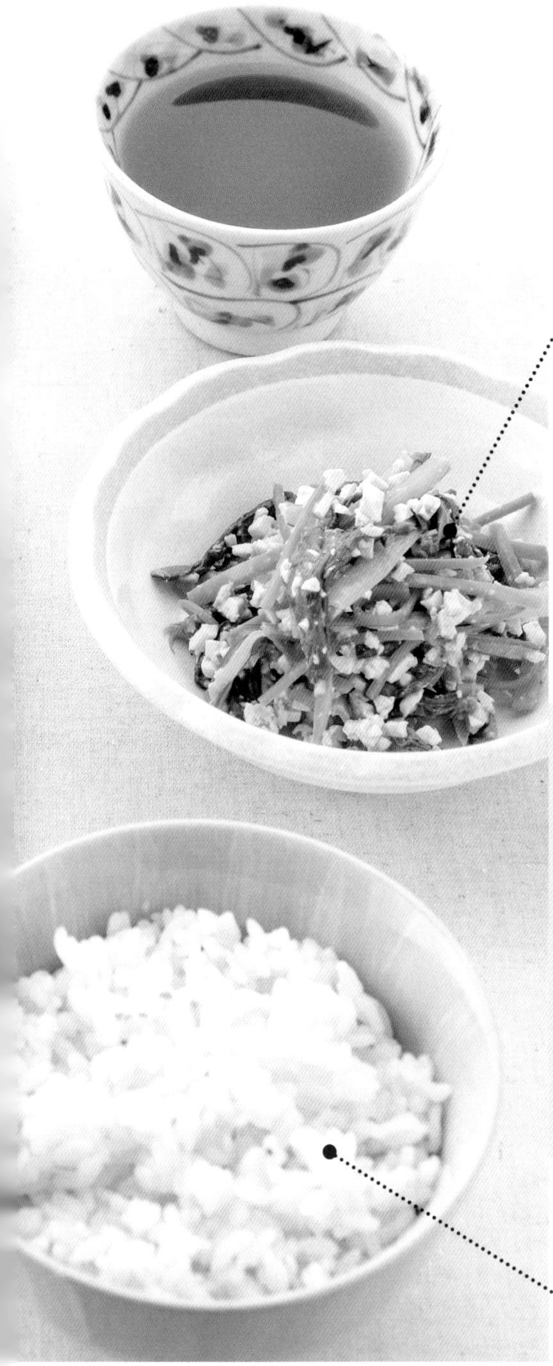

小松菜の白あえ風

作り方 86 ページ

厚揚げを使った白あえ風の小さなおかずを組み合わせます。野菜も食物繊維もしっかりとれる副菜です。

● 1人分／エネルギー：142kcal
たんぱく質：6.9g　食物繊維：3.0g
食塩相当量：0.9g

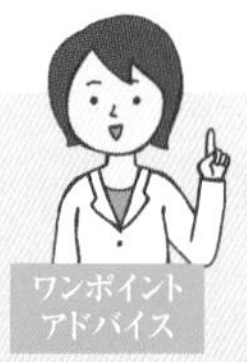

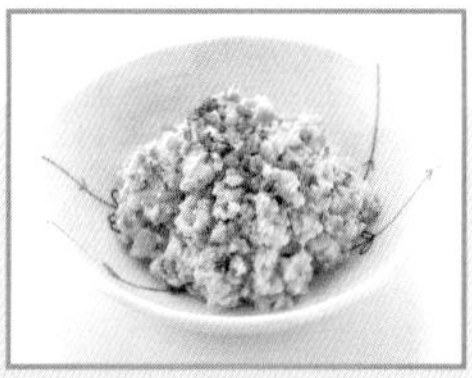

「小松菜の白あえ風」を「おからミルクいため煮」（84 ページ）に代えてもＯＫ！

どちらも食物繊維、たんぱく質がしっかり補える一品。「おからミルクいため煮」はおからに煮汁がしみ込み、しっとりと食べやすいおかずです。

押し麦入りごはん

（49ページ）・・・・・・・・・ 150g

● 1人分／エネルギー：243kcal
たんぱく質：4.2g　食物繊維：0.8g
食塩相当量：0g

りんご

…………………… 60g

水溶性食物繊維、不溶性食物繊維をバランスよく含む果物。栄養素は皮の近くに多く含むので、かたさが気にならないなら皮つきで食べましょう。

●1人分／エネルギー：34kcal
たんぱく質：0.1g　食物繊維：0.8g
食塩相当量：0g

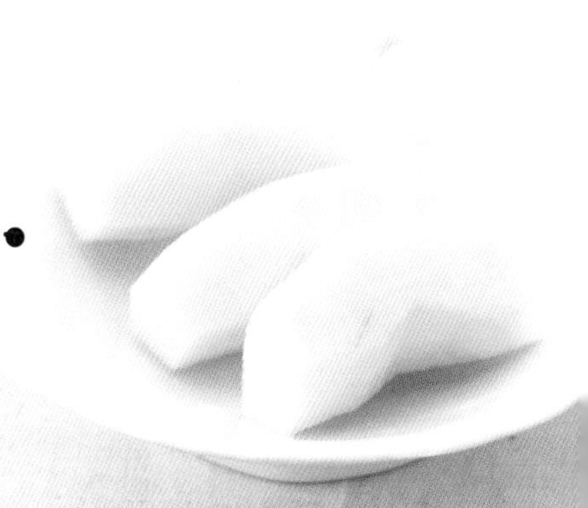

ブリの照り焼き しいたけ、さつま芋、オクラ添え

作り方75ページ

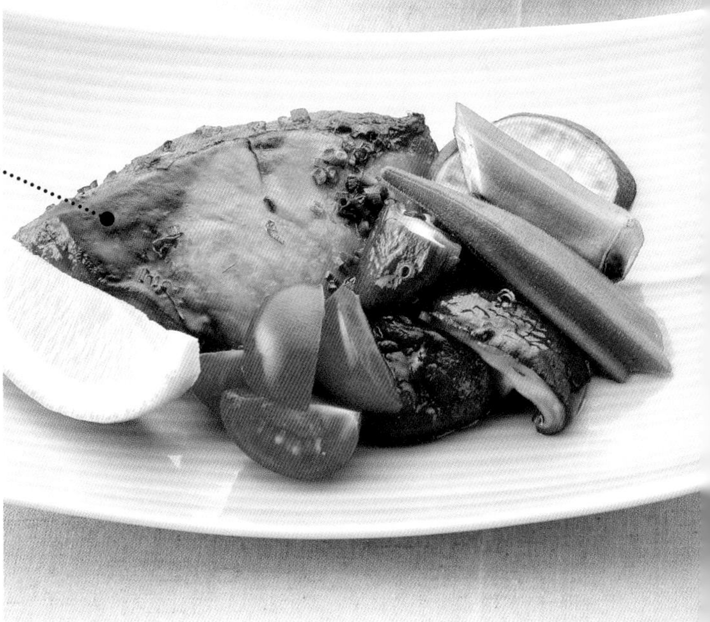

メインは和食の定番「ブリの照り焼き」。つけ合わせのしいたけ、さつま芋、オクラにも甘辛いたれがしっかりしみ込み、ごはんが進みます。

●1人分／エネルギー：357kcal
たんぱく質：19.2g　食物繊維：2.7g
食塩相当量：1.5g

1日目の献立例の食物繊維は

19.9g

（朝食・昼食・夕食の合計）

2日目の献立例

朝食

和風トーストに作りおきおかずをプラス。スープで水分を補って

1食分	
エネルギー：	536kcal
たんぱく質：	15.0g
食物繊維　：	7.6g
食塩相当量：	2.2g

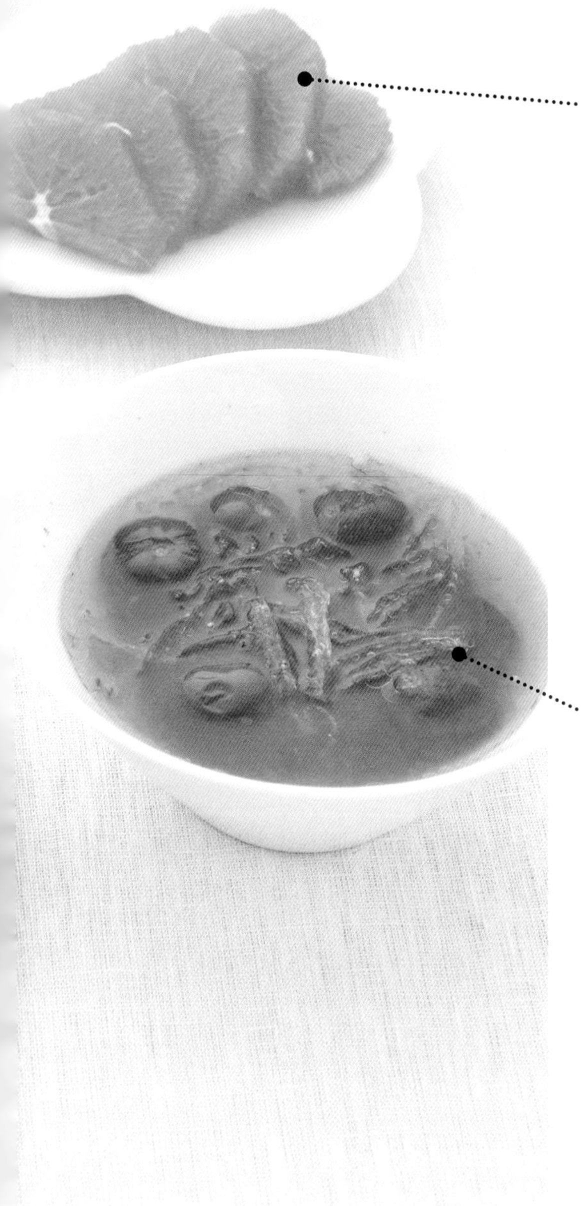

オレンジ

…………………… 80g

食物繊維源の果物は毎日食べたい食材。ビタミンCを多く含むのもうれしい。薄皮を除くと、食べやすくなります。

●1人分／エネルギー：31kcal
たんぱく質：0.8g　食物繊維：0.6g
食塩相当量：0g

ミニトマトのかんてんスープ

作り方 97 ページ

かんてん入りでしっかり噛《か》んで食べたいスープ。トマトの甘ずっぱさが献立のアクセント。トマトは加熱すると皮がはじけ、食べやすくなります。

●1人分／エネルギー：55kcal
たんぱく質：1.1g　食物繊維：2.2g
食塩相当量：0.4g

パプリカの簡単ピクルス

作り方 85 ページ

ビフィズス菌や乳酸菌などの善玉菌の栄養となるオリゴ糖シロップを利用した、作りおきおかず。あわただしい朝にぴったり。

●1 人分／エネルギー：87kcal
たんぱく質：0.7g　食物繊維：1.1g
食塩相当量：0.2g

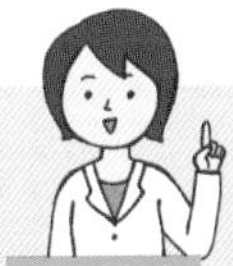

ワンポイントアドバイス

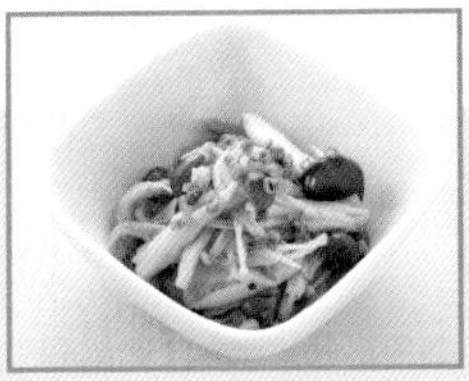

「パプリカの簡単ピクルス」を「きのこのマリネ」（94 ページ）に代えてもＯＫ！

きのこのマリネも、オリゴ糖シロップを使った作りおきおかずです。きのこの香りとうま味が楽しめます。

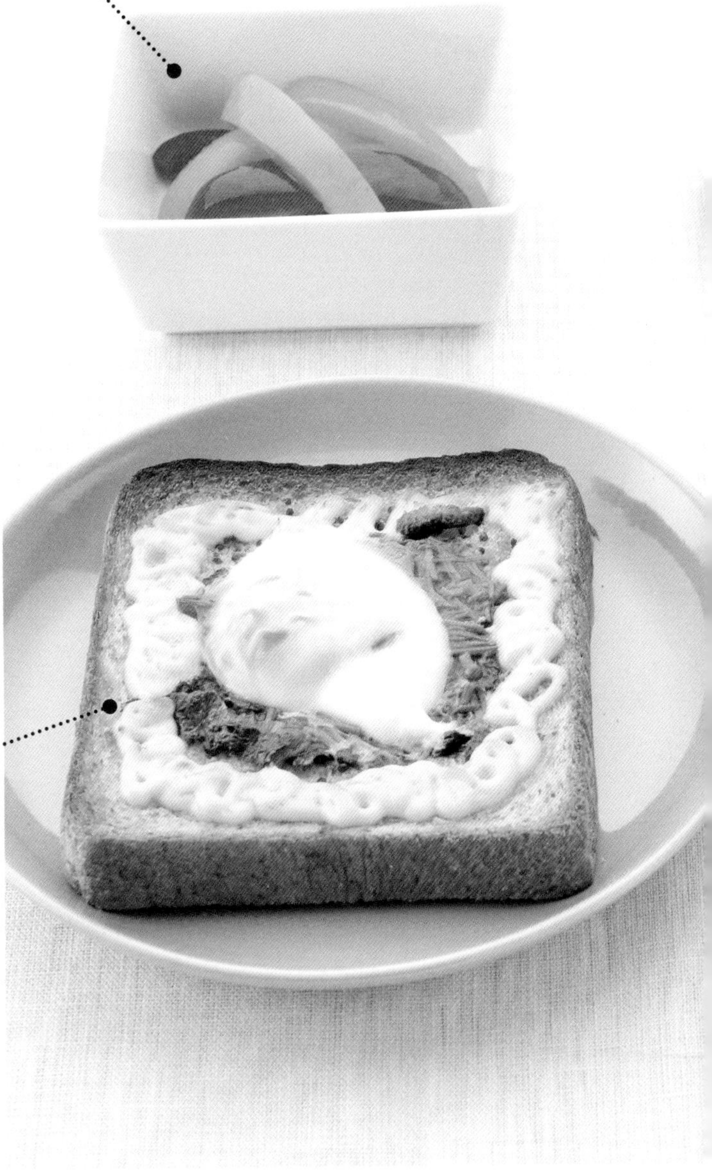

和風エッグトースト

作り方 116 ページ

食物繊維が多い全粒粉パンを使い、さらになめたけ煮や焼きのりをトッピングすることで、1 品で食物繊維がしっかり確保できます。

●1 人分／エネルギー：364kcal
たんぱく質：12.5g　食物繊維：3.8g
食塩相当量：1.6g

2日目の献立例

昼食

豆入りカレーと根菜のおかずで食物繊維が充実した献立に

1食分	
エネルギー：	720kcal
たんぱく質：	27.0g
食物繊維　：	9.4g
食塩相当量：	4.2g

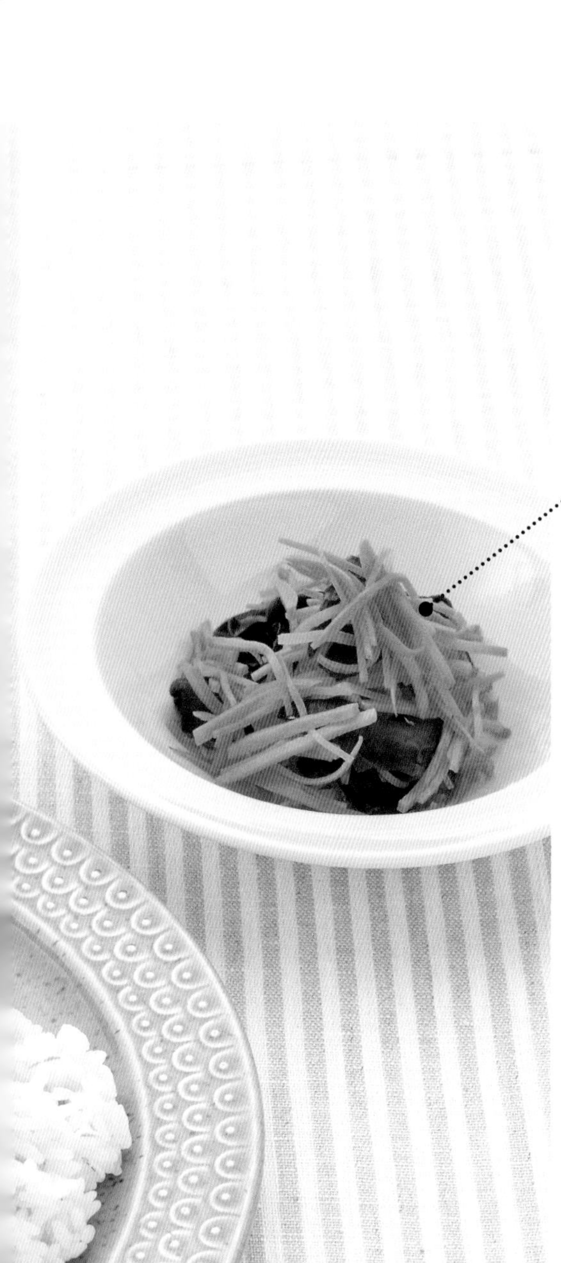

きくらげとにんじんのソテー

作り方 87 ページ

せん切りにしたにんじんは、食べやすいようにしんなりとなるまでソテーします。さっぱりとしたレモン風味が献立に変化をつけます。

●1人分／エネルギー：44kcal
たんぱく質：0.3g　食物繊維：1.2g
食塩相当量：0.8g

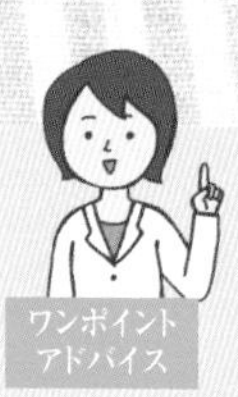

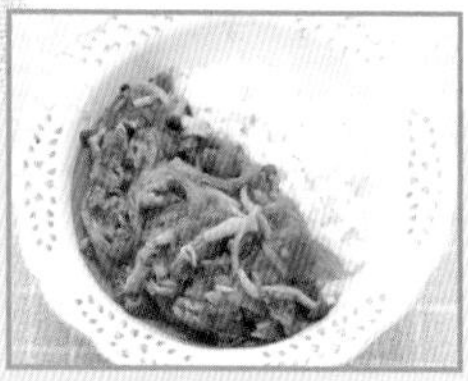

「豆とひき肉のドライカレー」を「ハヤシライス」（104 ページ）に代えてもＯＫ！

どちらもたんぱく質、食物繊維がしっかりとれる一皿。多めに作って冷蔵庫で２～３日保存することも可能です。

とろとろラッシー

作り方 119 ページ

乳酸菌を豊富に含むヨーグルトドリンクに、粉かんてんを加えてとろみをつけます。飲みやすく、腸内環境をととのえる飲み物です。

●1人分／エネルギー：121kcal
たんぱく質：5.8g　食物繊維：0.7g
食塩相当量：0.2g

豆とひき肉のドライカレー

作り方 65 ページ

食物繊維を多く含むゆで大豆を使ったカレー。1品で、1日にとりたい食物繊維の約1/3が補えます。

●1人分／エネルギー：312kcal
たんぱく質：16.8g　食物繊維：6.8g
食塩相当量：3.2g

押し麦入りごはん

(49ページ) ･････････ 150g

●1人分／エネルギー：243kcal
たんぱく質：4.2g　食物繊維：0.8g
食塩相当量：0g

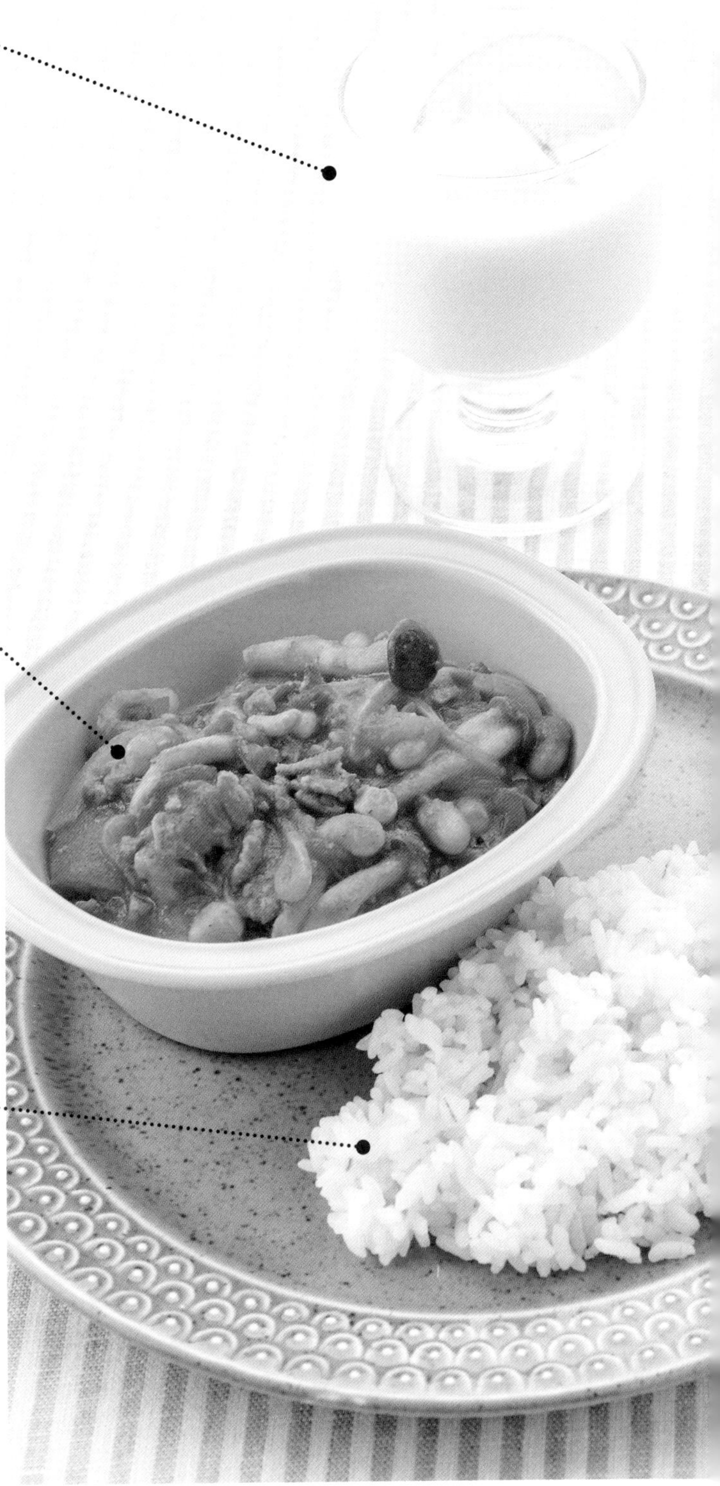

2日目の献立例

夕食

食物繊維&発酵食品で毎日の〝快腸〟をバックアップ

1食分	
エネルギー：	725kcal
たんぱく質：	33.7g
食物繊維　：	9.1g
食塩相当量：	3.2g

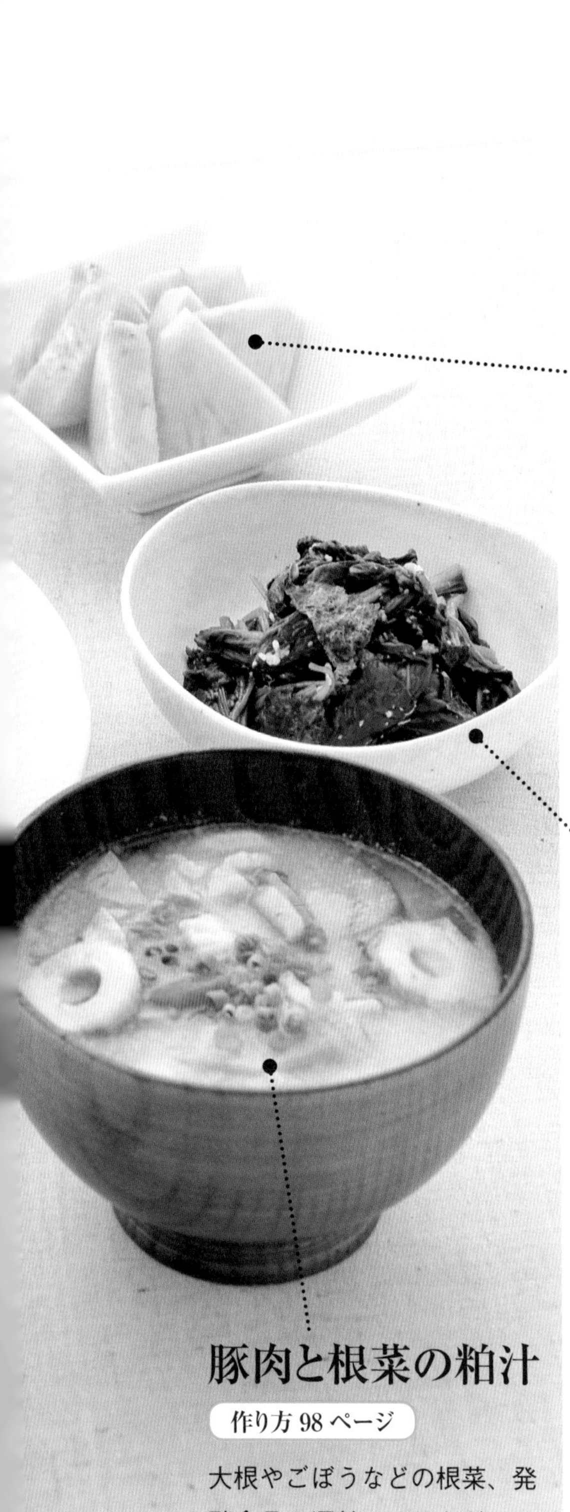

パイナップル

…………………… 80g

食事のしめくくりは甘味が強くみずみずしいパイナップル。食物繊維が豊富です。

●1人分／エネルギー：41kcal
たんぱく質：0.5g　食物繊維：1.2g
食塩相当量：0g

ほうれん草の塩麹あえ

作り方 80 ページ

ほどよい塩味とうま味をプラスする塩麹。腸の善玉菌を増やし、腸内環境をととのえる発酵調味料でもあります。

●1人分／エネルギー：19kcal
たんぱく質：1.6g　食物繊維：1.8g
食塩相当量：0.5g

豚肉と根菜の粕汁

作り方 98 ページ

大根やごぼうなどの根菜、発酵食品の酒粕やみそなど、お通じをよくする食材が詰まった汁物です。

●1人分／エネルギー：167kcal
たんぱく質：11.8g　食物繊維：2.4g
食塩相当量：0.7g

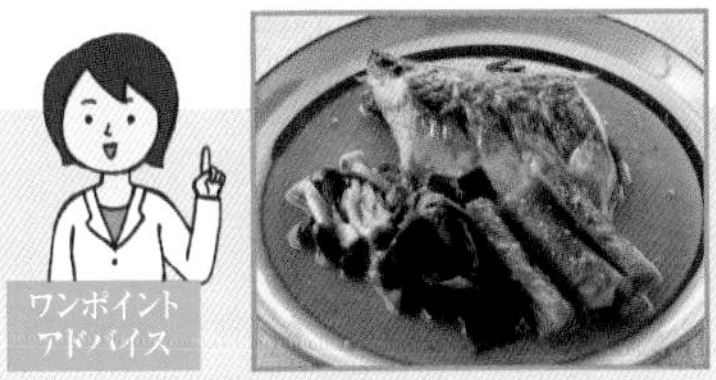

「サーモンのマリネ アボカドと海藻添え」を「サバとごぼうとしめじのみそ煮」（76ページ）に代えてもＯＫ！

食物繊維がとれる根菜やきのこ、海藻を加えた「サバのみそ煮」。みそ味が食欲を高めます。

サーモンのマリネ アボカドと海藻添え

作り方 72 ページ

サーモンの刺し身にたっぷりのわかめや野菜を合わせた、食べごたえのあるメイン。こくのあるドレッシングで満足度をさらにアップ。

●1人分／エネルギー：255kcal
たんぱく質：15.7g　食物繊維：3.1g
食塩相当量：2.0g

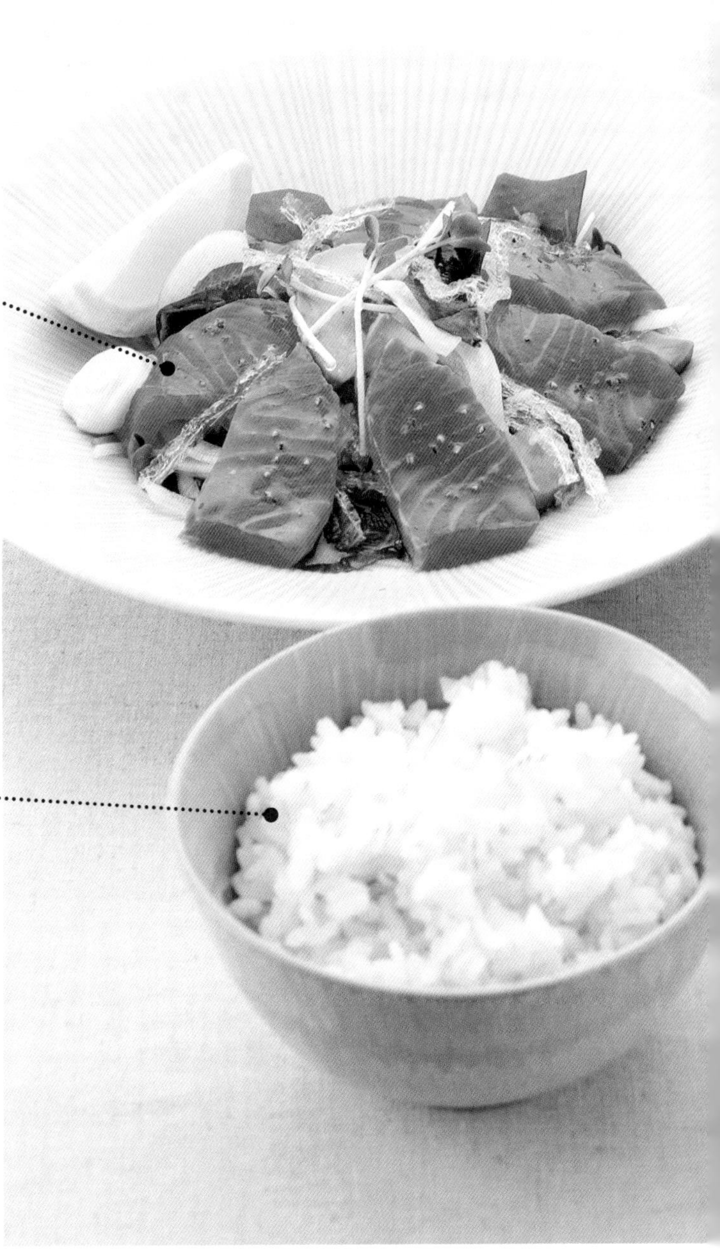

押し麦入りごはん

（49ページ） ･････････ 150g

●1人分／エネルギー：243kcal
たんぱく質：4.2g　食物繊維：0.8g
食塩相当量：0g

2日目の献立例の食物繊維は

26.1g

（朝食・昼食・夕食の合計）

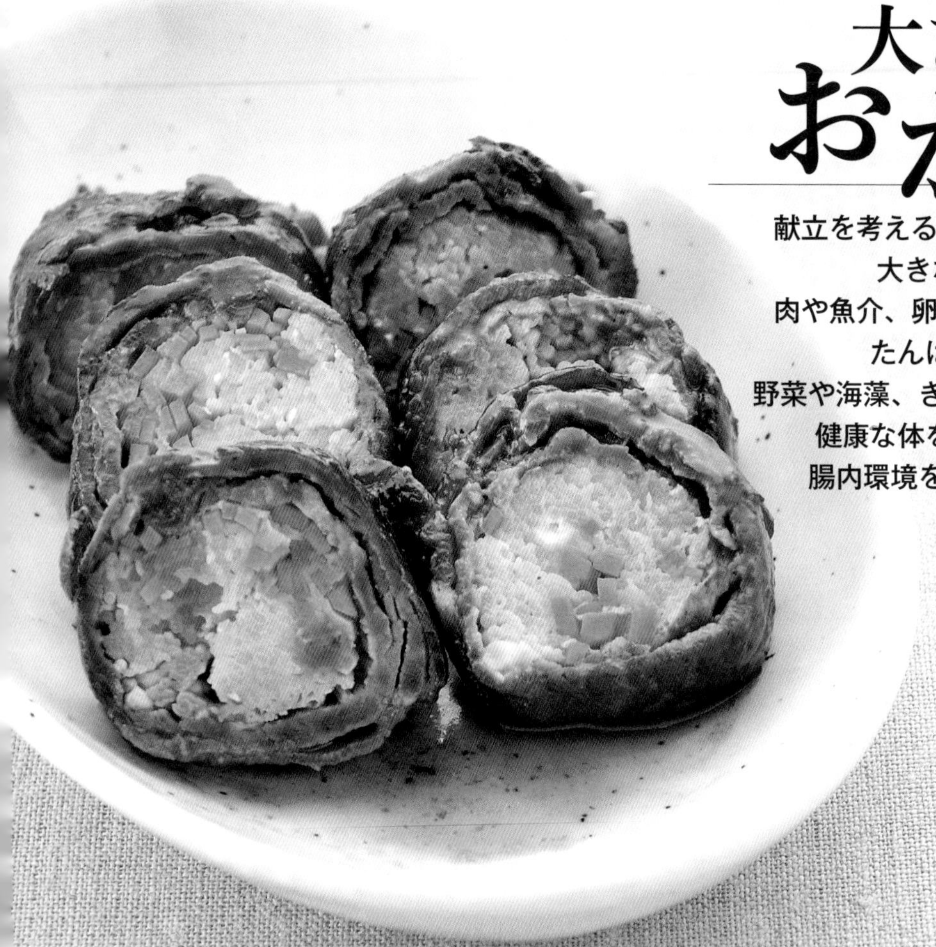

しっかり手作り派

大きなおかず

献立を考えるときに主軸となる
大きなおかず。
肉や魚介、卵、大豆製品などの
たんぱく質源に
野菜や海藻、きのこなどをプラス。
健康な体を維持しながら
腸内環境をととのえます。

POINT

茶濾《こ》しなどで小麦粉を牛肉全体にまんべんなくふることで、牛肉を密着させ、はがれるのを防ぐことができます。

えのきたけ1袋を使用

きのこたっぷり牛肉ロール巻き

1人分	エネルギー	たんぱく質	食物繊維	食塩相当量
	292kcal	13.0g	3.4g	1.8g

材料（2人分）

| 牛ロース薄切り肉 ……… 6枚（120g）
| 塩・こしょう ……… 各少量
| 小麦粉 ……… 小さじ⅔

にんじん ……… 20g
えのきたけ ……… 160g
サラダ油 ……… 大さじ1

a | しょうゆ・酒 ……… 各大さじ1
　| 砂糖 ……… 小さじ2

作り方

1 にんじんはせん切りにし、えのきたけは石づきを除いてほぐす。それぞれを3等分にする。

2 牛肉に塩、こしょうをふり、小麦粉を茶濾しを通してふる。2枚を重ね、**1**をのせて巻く。これを3個作る。

3 フライパンに油を熱して中火にし、**2**の巻き終わりを下にして入れ、焼き色がついたらころがしながら中まで火を通す。

4 混ぜ合わせた**a**を加え、軽く煮つめてからませる。食べやすい大きさに切って器に盛る。

揚げてないのにこくがある

甘酢アボカド鶏

1人分	エネルギー	たんぱく質	食物繊維	食塩相当量
	335kcal	16.1g	2.5g	2.3g

POINT

鶏肉に小麦粉をまぶして揚げ焼きにすると、しっとりやわらかに。熱いうちに甘酢液につけて味をなじませます。

材料（2人分）

鶏もも肉（皮なし）…………⅔枚（140g）
小麦粉…………大さじ1
サラダ油…………小さじ2½
a 玉ねぎ（薄切り）…………⅓個（65g）
a 酢…………大さじ2
a しょうゆ・みりん…………各大さじ1⅔
a ごま油…………大さじ1
アボカド…………½個（70g）

作り方

1 ボールにaを合わせ、甘酢液を作る。
2 アボカドは皮と種を除き、1.5㎝角に切る。
3 鶏肉は一口大に切り、小麦粉をまぶす。フライパンに油を熱し、揚げ焼きにする。熱いうちに1につける。
4 あら熱がとれたら2を加え、冷蔵庫に30分ほどおいて味をなじませる。

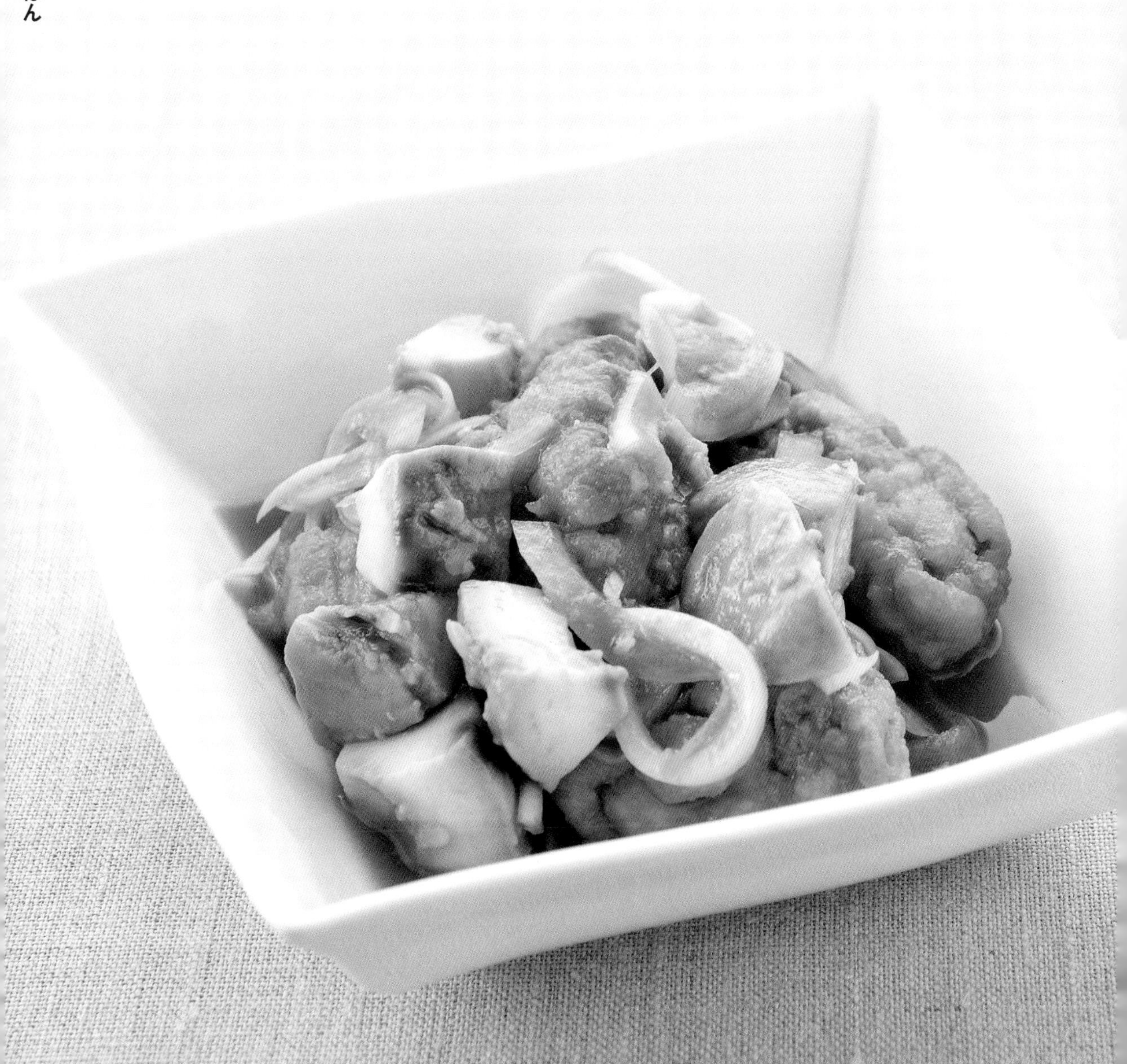

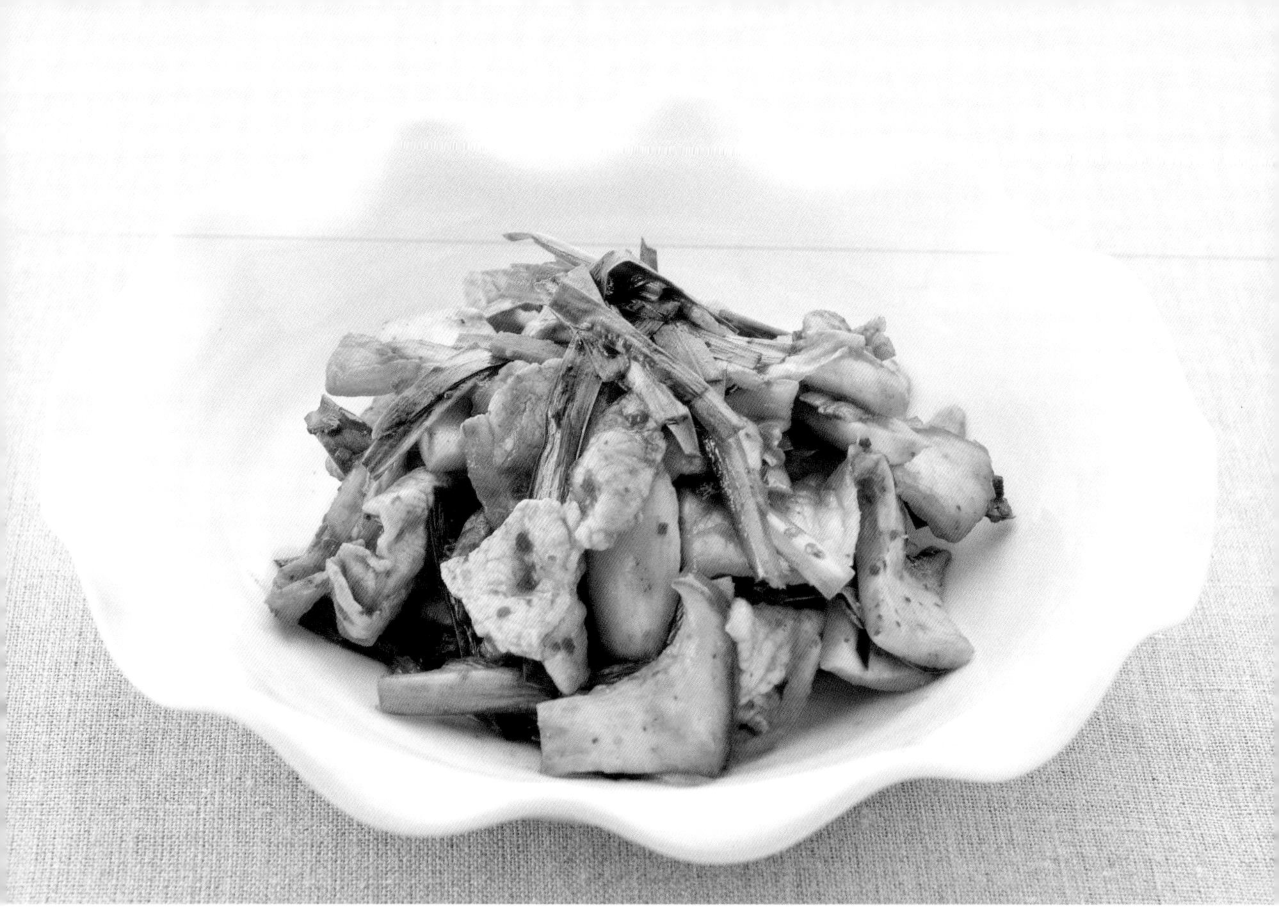

POINT

発酵食品（キムチ）で乳酸菌をとり、その餌となる食物繊維（きのこ）を合わせる「シンバイオティクス」（20ページ）で“快腸”に。

ごま油の香ばしさで食欲アップ

豚キムチ

1人分	エネルギー	たんぱく質	食物繊維	食塩相当量
	293kcal	17.6g	2.5g	1.3g

材料（２人分）

- 豚ロース薄切り肉……160g
- 塩……ミニスプーン½弱（0.5g）
- こしょう……少量

キムチ……80g
エリンギ……½パック（60g）
にら……25g
ごま油……大さじ１
しょうゆ……適量

作り方

1 豚肉は一口大に切り、塩とこしょうをまんべんなくふる。
2 キムチは食べやすい大きさに切る。
3 エリンギは太いものは縦に半分に切ってから、斜め薄切りにする。
4 にらは５㎝長さに切る。
5 フライパンにごま油を熱し、豚肉、エリンギをいため、豚肉に火が通ったらにらを加え、キムチを漬け汁ごと加えていため合わせる。味をみて、足りなければしょうゆで味をととのえる。

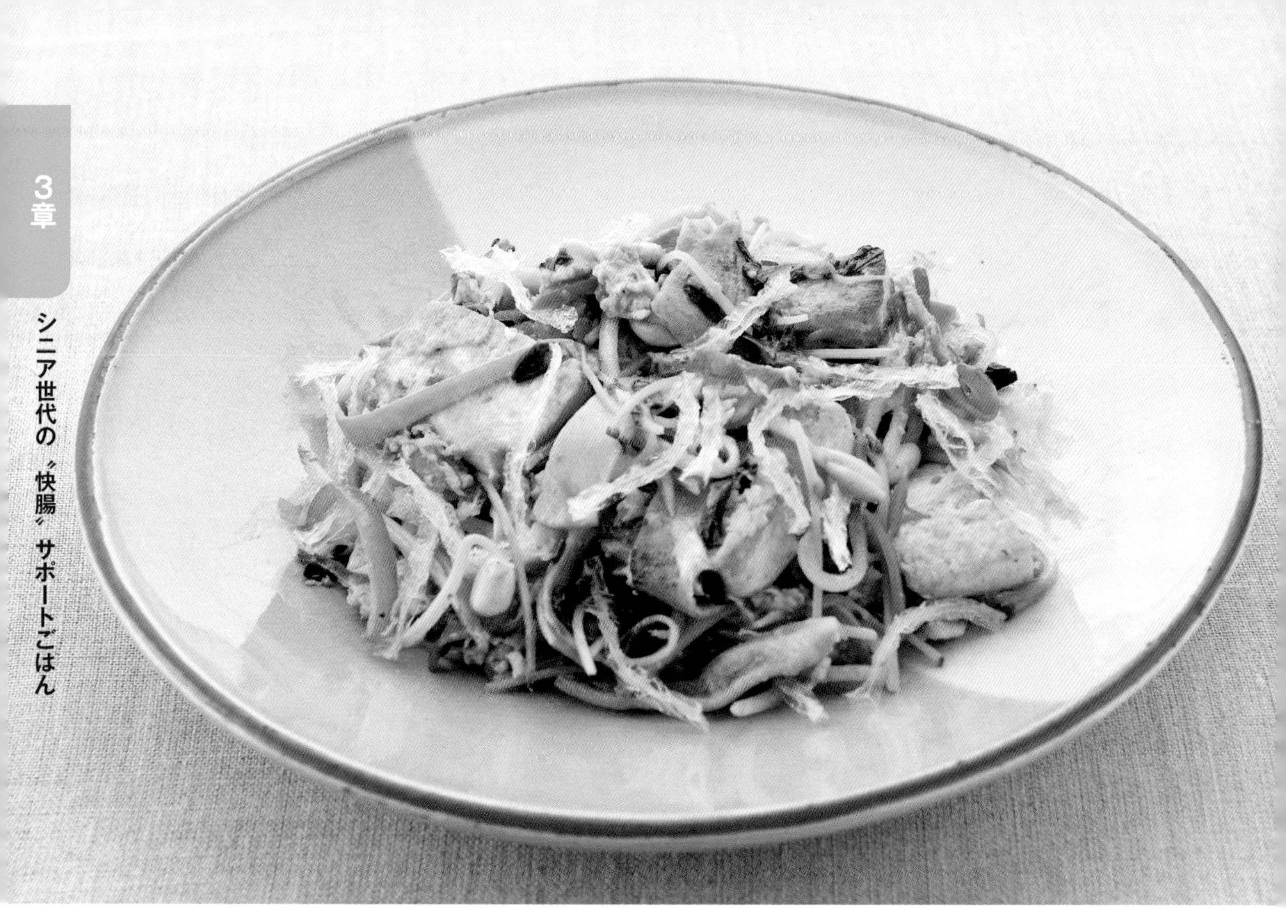

POINT

キャベツや青菜など冷蔵庫にある野菜で作ってもＯＫ。糸かんてんはもどさずに調味料といっしょに加えるので、調理が楽。

消化のよい豆腐を加えてたんぱく質を補う

いためナムルチャンプルー

1人分	エネルギー	たんぱく質	食物繊維	食塩相当量
	274kcal	13.9g	3.0g	1.6g

材料（２人分）

もめん豆腐……100g
豆苗・ピーマン・もやし……各60g
にんじん……20g
ハム……２枚（20g）
ごま油……大さじ２
a 糸かんてん……乾２g
a 顆粒和風だし……小さじ½
a 塩……ミニスプーン１¼
a こしょう……少量
卵（ときほぐす）……２個（110g）

作り方

1 豆腐はざるにのせ、湯をかけて湯をきり、１㎝幅の短冊切りにする。

2 豆苗は５㎝長さに切る。ピーマン、にんじんはそれぞれ５㎜幅の細切りに、ハムは１㎝幅の短冊切りにする。

3 フライパンにごま油を熱し、**1**の豆腐を入れる。焼き色がついたら豆苗、にんじん、ピーマン、もやし、ハムの順に加えてはいため合わせる。

4 野菜がしんなりとなったら**a**を加える。最後に卵をまわし入れ、半熟になるまで火を通す。

れんこん、きのこ、おから入りで
食物繊維たっぷり！

れんこんバーグ

1人分	エネルギー	たんぱく質	食物繊維	食塩相当量
	280kcal	16.4g	8.0g	2.0g

POINT

ハンバーグの「つなぎ」に、牛乳に浸したおからを使用。具だくさんのたねをまとめ、ふわっとやわらかくなります。

材料（2人分）

| 豚ひき肉……120g
| 塩……小さじ⅓
| こしょう……少量
えのきたけ・しめじ類……各40g
玉ねぎ……30g
れんこん……20g
| おから……30g
| 低脂肪牛乳……大さじ2
卵（ときほぐす）……½個（28g）
サラダ油……小さじ2
青じそ……2枚
ベビーリーフ……20g
おろし大根……150g
a | ポン酢しょうゆ……大さじ1½
a | 酢……大さじ1

作り方

1 れんこんは薄切りにしてさらに1㎝幅に切り、電子レンジで1分ほど加熱する。えのきたけ、しめじは石づきを除いて細かく刻み、玉ねぎはみじん切りにする。おからは牛乳に浸す。

2 ボールにひき肉を入れて塩、こしょうをふり、粘りけが出るまでよく練り混ぜる。

3 2に卵、1を加え混ぜ、2等分にして小判形に丸める。

4 フライパンに油を熱して3を入れ、強火で1分ほど焼く。焼き色がついたら裏返し、強火で1分ほど焼き、ふたをして弱火で7〜8分焼く。

5 器に青じそとベビーリーフ、ハンバーグを盛り、おろし大根を添えてaをかける。

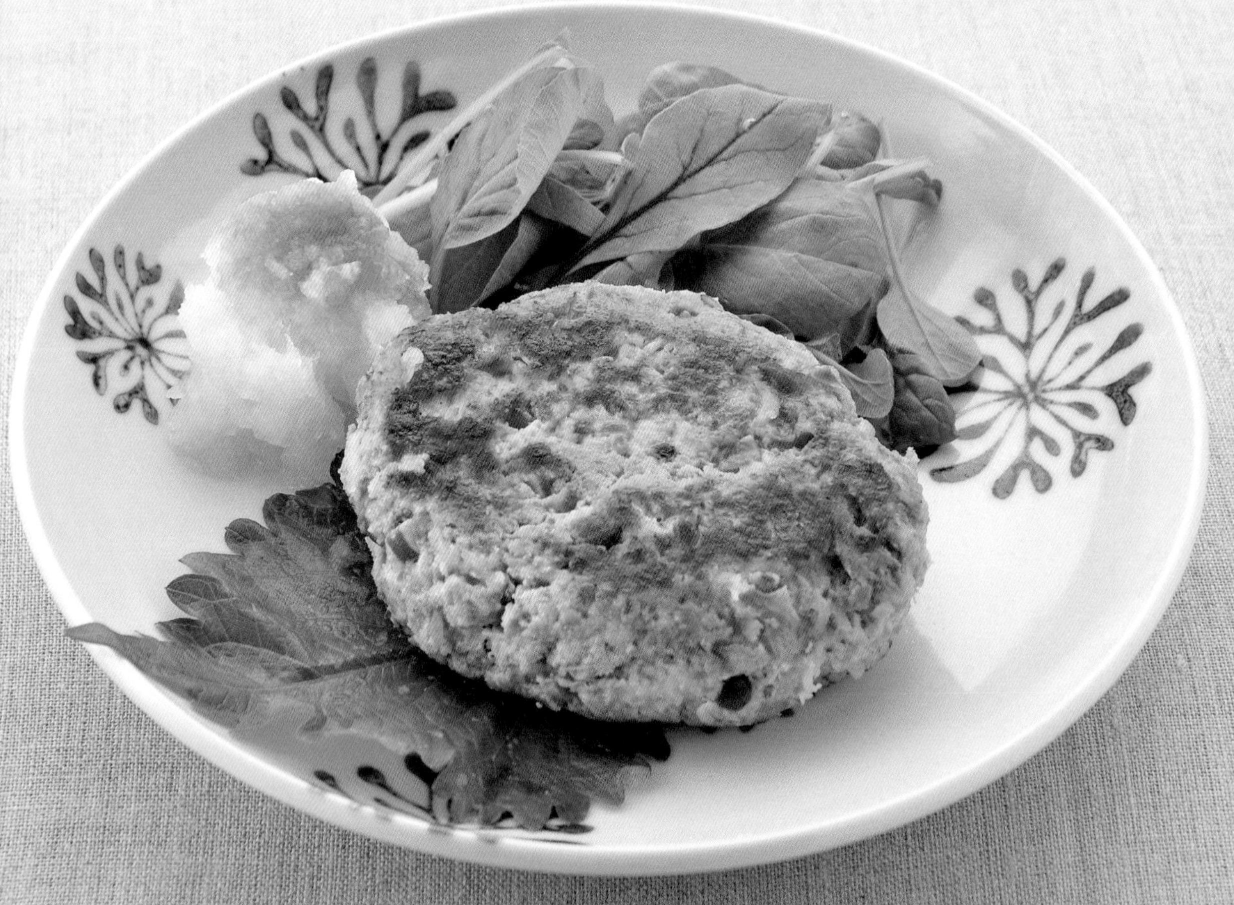

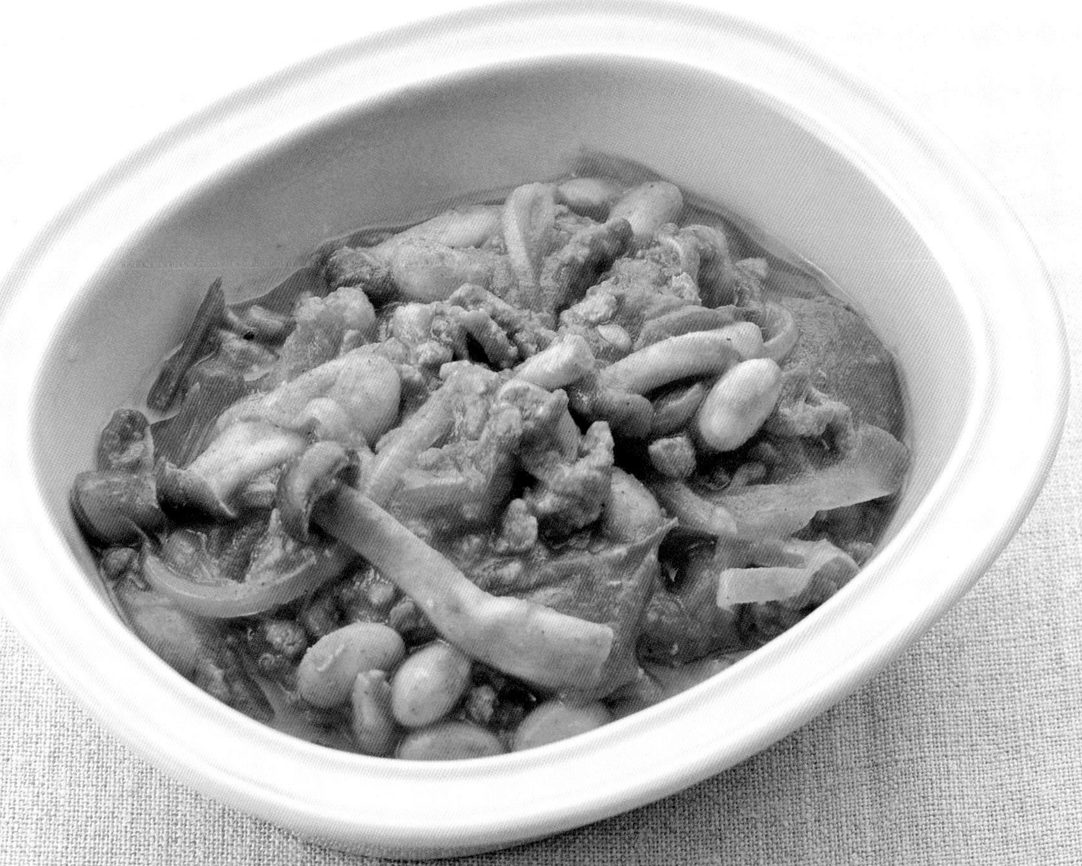

トマトの酸味が加わり、
食べやすいカレーに

豆とひき肉のドライカレー

1人分	エネルギー	たんぱく質	食物繊維	食塩相当量
	312kcal	16.8g	6.8g	3.2g

POINT

大豆などの豆類は食物繊維を多く含む食材です。水煮缶詰めやドライパックを使うと、手軽に食物繊維が補えます。

材料（２人分）

豚ひき肉……………………100g
ゆで大豆……………………60g
カレー粉…………………大さじ１
おろしにんにく（または市販のチューブ入りのもの）…………1g
オリーブ油………………小さじ２
トマト（一口大に切る）…… 中２個（380g）
玉ねぎ（薄切りにする）………½個（95g）
しめじ類（石づきを除いてほぐす）
…………………½パック（45g）

a
水……………………¼カップ
中濃ソース……………大さじ２
しょうゆ………………小さじ２
塩……………………小さじ⅓
黒こしょう………………少量

作り方

1 フライパンにオリーブ油の半量を熱し、ひき肉をかりっとするまでいため、ゆで大豆を加えていため合わせる。火を消してにんにく、カレー粉を加えて混ぜ合わせる。

2 **1**のフライパンに残りのオリーブ油を加え、トマト、玉ねぎ、しめじを加えていため合わせる。

3 **a**を加え、ふたをはずして５～７分煮つめる。

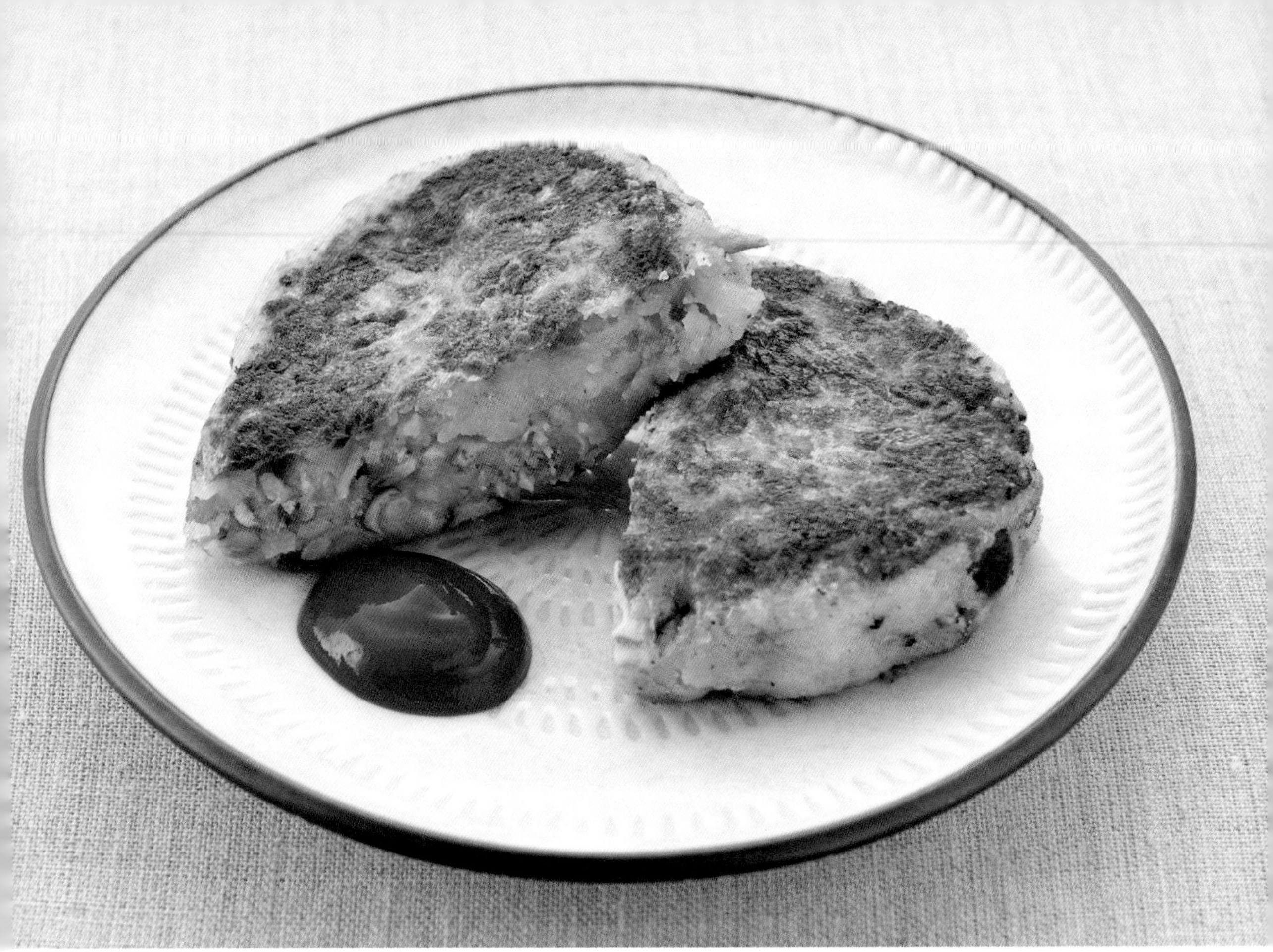

揚げずに簡単！ ほくほくコロッケが完成！

焼きコロッケ

1人分	エネルギー	たんぱく質	食物繊維	食塩相当量
	302kcal	9.9g	4.3g	1.2g

材料（2人分）

じゃが芋……………… 2個（260g）
豚ひき肉……………………60g
しめじ類……………⅔パック（70g）
生しいたけ……………… 2枚（30g）
マッシュルーム………… 2個（15g）
玉ねぎ………………………20g
バター……………… 大さじ½（6g）
酒…………………………… 小さじ1
塩……………………………小さじ⅓
こしょう…………………… 少量
小麦粉………………………大さじ2
サラダ油……………………大さじ1
トマトケチャップ………… 適量

POINT

じゃが芋やきのこ類などの具を、電子レンジで加熱して火を通しているので、小判形に丸めたら両面を色よく焼くだけでOK。

作り方

1 じゃが芋は一口大に切り、さっと洗う。

2 しめじは石づきを除いてほぐす。しいたけとマッシュルームは石づきを除き、薄切りにする。玉ねぎはみじん切りにする。

3 ボールに**1**、**2**、ひき肉、バター、酒を入れてラップをかけ、電子レンジで10分加熱する。

4 じゃが芋をフォークなどでつぶし、塩、こしょうをふる。あら熱がとれたら2等分にし、小判形に丸める。

5 **4**に小麦粉をまぶし、油を熱したフライパンに入れ、両面がきつね色になるまで焼く。

6 器に盛り、トマトケチャップを添える。

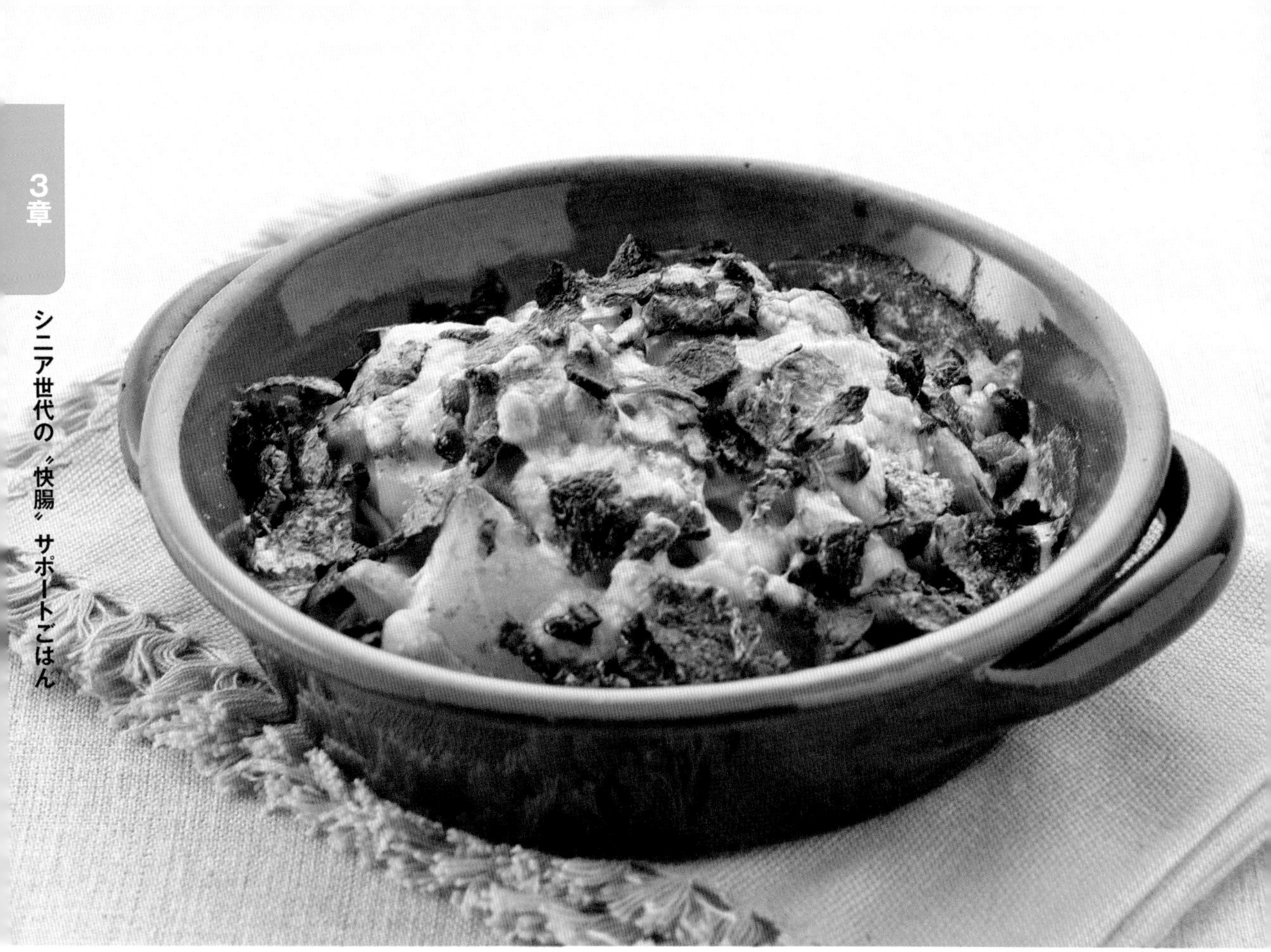

POINT

凍り豆腐は牛乳でもどすとやわらかく風味豊かになります。煮汁がぎゅっとしみ込み、食べごたえのある一品に。

牛乳やチーズとも好相性の凍り豆腐で

凍り豆腐のグラタン

1人分	エネルギー	たんぱく質	食物繊維	食塩相当量
	436kcal	25.7g	3.5g	2.1g

材料（2人分）

凍り豆腐（約5×4㎝）……… 2枚（34g）
牛乳……………………… 1カップ
顆粒中国風だし……………… 小さじ½
バター………………… 小さじ⅔（2.7g）
しめじ類……………… 1パック（100g）
じゃが芋……………………… 90g
ベーコン……………………… 3枚（60g）
塩・こしょう………………… 各少量
焼きのり（ちぎる）……… 全型1枚（3g）
とろけるチーズ……………… 50g

作り方

1 凍り豆腐はバットに並べ、牛乳の半量をかけて2分ほどおく。横半分に切り、それぞれを6等分に切る。なべに移し、残りの牛乳と顆粒だしを加えて2分ほど煮る。耐熱皿に並べ入れ、バターをのせる。

2 しめじは石づきを除き、2㎝長さに切ってほぐす。じゃが芋は薄切りにし、電子レンジで3分加熱する。ベーコンは1㎝幅に切る。

3 フライパンにベーコンを入れて中火でいためる。こんがりと色づいたら、じゃが芋、しめじを加えていため合わせる。しめじがしんなりとなったら、塩、こしょうをふる。

4 **1**の上に**3**を広げ、のりとチーズを散らす。オーブントースターでチーズがとけ、こんがりと焼き色がつくまで焼く。

つゆだく＆半熟卵でしっとりやわらか

カツの卵とじ

1人分	エネルギー	たんぱく質	食物繊維	食塩相当量
	483kcal	25.3g	4.3g	2.7g

POINT

かりかりの揚げ衣が煮汁を吸ってしっとり食感になります。オクラと焼きのりを添えると食物繊維が1.5gアップします。

材料（2人分）

豚カツ（市販品）……大1枚（160g）
玉ねぎ……80g
生しいたけ……6枚（80g）
卵（ときほぐす）……2個（110g）
水……⅔カップ強（140mL）
a しょうゆ……大さじ1½
a 酒・みりん……各大さじ1
a 砂糖……小さじ1
オクラ（ゆでて小口切り）……4本（40g）
焼きのり（ちぎる）……全型1枚（3g）

作り方

1 豚カツは一口大に切る。

2 玉ねぎは薄切り、生しいたけは石づきを除いて薄切りにする。

3 なべに水、a、玉ねぎを入れて火にかけ、ひと煮立ちしたらしいたけ、豚カツを順に加える。

4 再び煮立ったら卵を流し入れ、ふたをして半熟になるまで火を通す。

5 器に盛り、オクラとのりを置く。

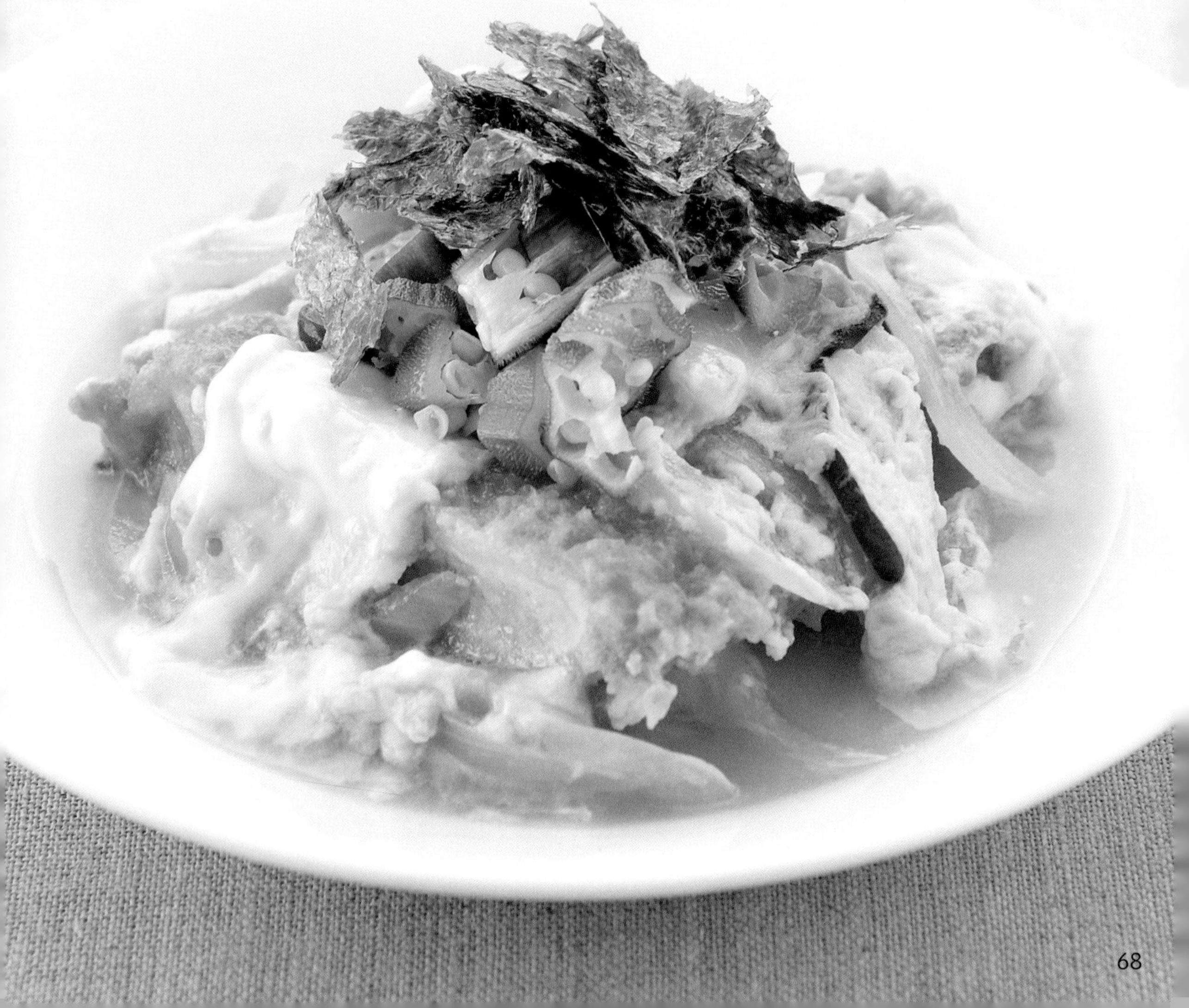

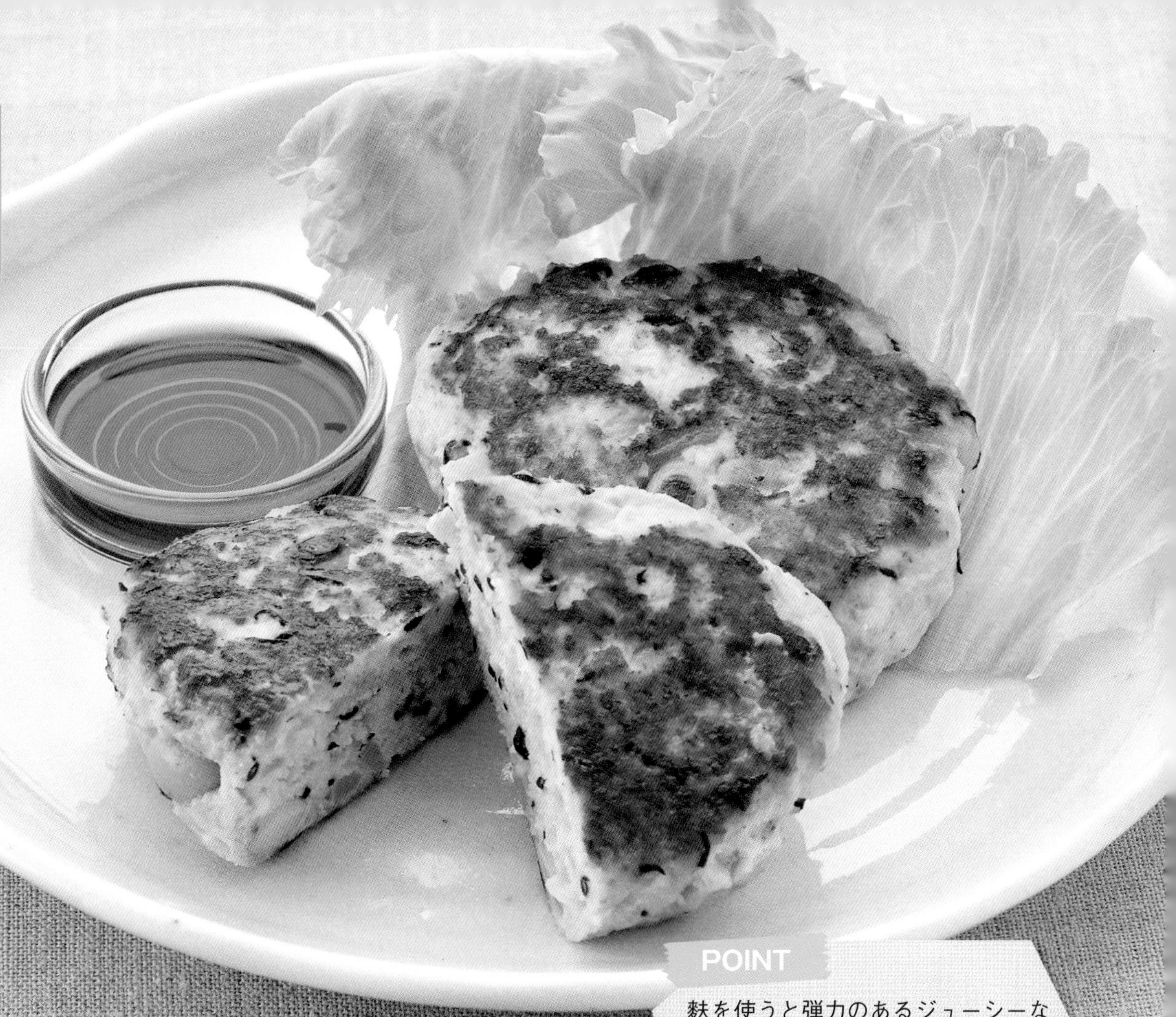

POINT

麩を使うと弾力のあるジューシーなハンバーグに。おからパウダーは保存がきき、食物繊維量はおからの約5倍。5gで2.2gがとれます。

麩《ふ》、枝豆、ひじきで 食物繊維を食べやすく足し算

麩入り枝豆バーグ

1人分	エネルギー	たんぱく質	食物繊維	食塩相当量
	345kcal	22.2g	5.5g	2.1g

材料（2人分）

鶏ひき肉……140g
玉ねぎ……100g
枝豆……さやから出して30g
芽ひじき……乾4g
卵（ときほぐす）……1個（55g）
塩……小さじ½
｜牛乳……大さじ4
｜小町麩・おからパウダー（市販品）各10g
サラダ油・酒……各大さじ1
レタス（ちぎる）……30g
ポン酢しょうゆ……大さじ½

作り方

1 玉ねぎはみじん切りにし、電子レンジで1分ほど加熱し、あら熱をとる。

2 ボールに牛乳、小町麩、おからパウダーを入れ、小町麩を手でつぶしながら混ぜる。

3 別のボールにひき肉、1、枝豆、ひじき、卵、塩を入れて粘りけが出るまで練り混ぜる。2を牛乳ごと加えてさらに混ぜ、4等分にして小判形に丸め、中央をくぼませる。

4 油を熱したフライパンに3を並べ、中火で焼く。焼き色がついたら裏返し、酒を加えてふたをし、弱火で5分ほど蒸し焼きにする。ふたをはずして中火にし、汁けをとばす。

5 器にレタスを敷いて4を盛り、ポン酢しょうゆを添える。

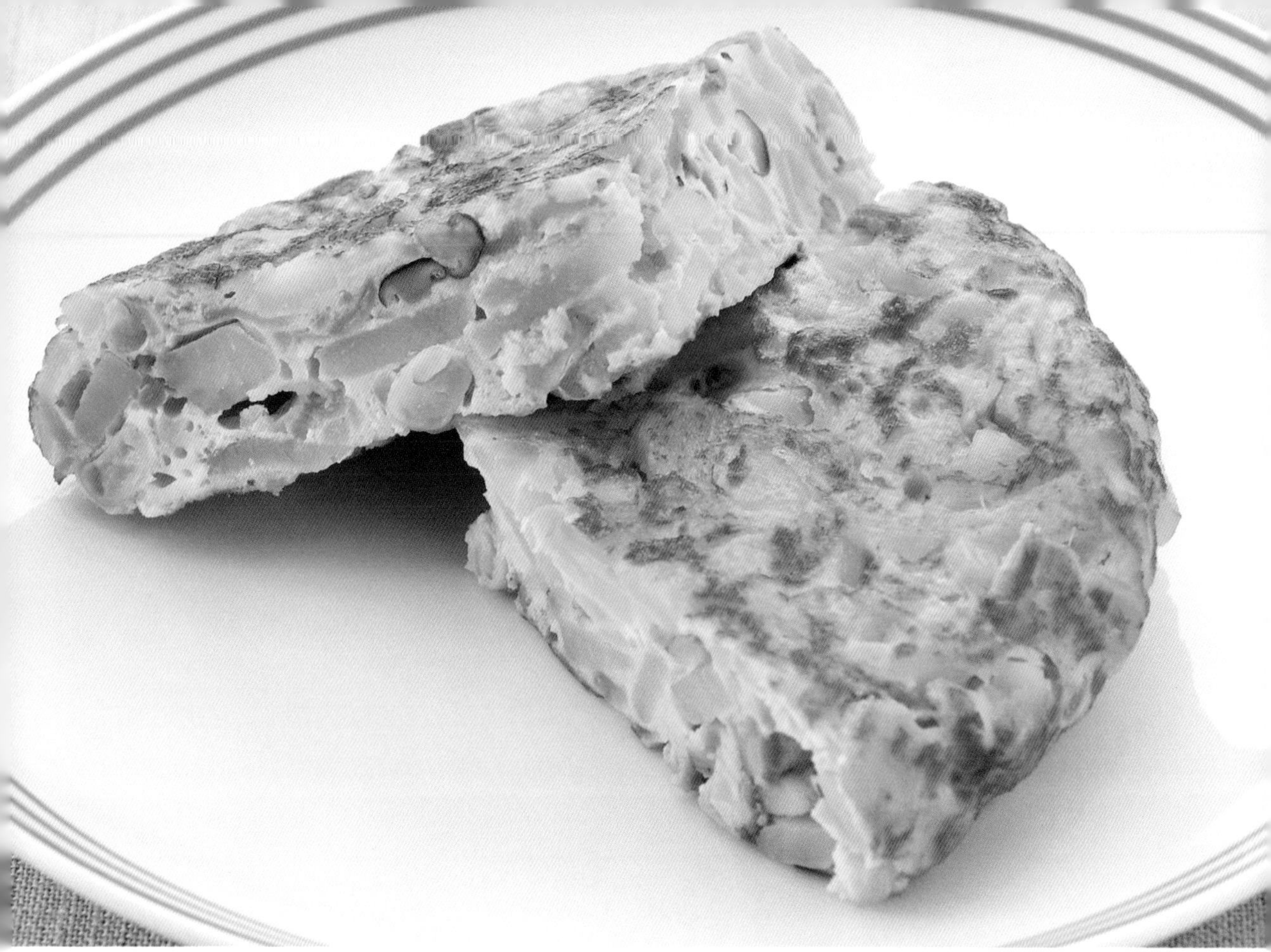

POINT

じゃが芋は、水溶性と不溶性両方の食物繊維をバランスよく含む食材です。常温でストックできるのも便利。

じゃが芋やきのこがぎっしり

スペイン風オムレツ

1人分	エネルギー	たんぱく質	食物繊維	食塩相当量
	275kcal	11.3g	3.8g	1.2g

材料（2人分）

卵……………………………… 2個（110g）
じゃが芋………………………… 1個（150g）
玉ねぎ………………………… 小½個（100g）
しめじ類……………………… ½パック（50g）
ホールコーン（缶詰め）……………… 60g
塩…………………………… ミニスプーン¼
こしょう…………………………………… 少量
牛乳……………………… ⅖カップ（80mL）
顆粒ブイヨン……………………… 小さじ1
オリーブ油………………………… 大さじ1

作り方

1 じゃが芋は短冊切りにして5分ほど水にさらし、水けをきる。玉ねぎは薄切りにする。しめじは石づきを除き、ほぐす。

2 フライパンにオリーブ油の半量を熱し、じゃが芋、玉ねぎ、しめじ、ホールコーンを入れていためる。塩、こしょうをふり、じゃが芋に火が通るまでいためる。

3 弱火にし、牛乳、顆粒ブイヨンを加えてひと煮立ちさせ、火を消す。

4 ボールに卵を入れてときほぐし、**3**を加え混ぜる。

5 **3**のフライパンのよごれをキッチンペーパーでふきとり、残りのオリーブ油を入れて火にかける。**4**を流し入れ、ふたをしてごく弱火で5分ほど蒸し焼きにする。

6 4等分にし、1人分2切れを器に盛る。

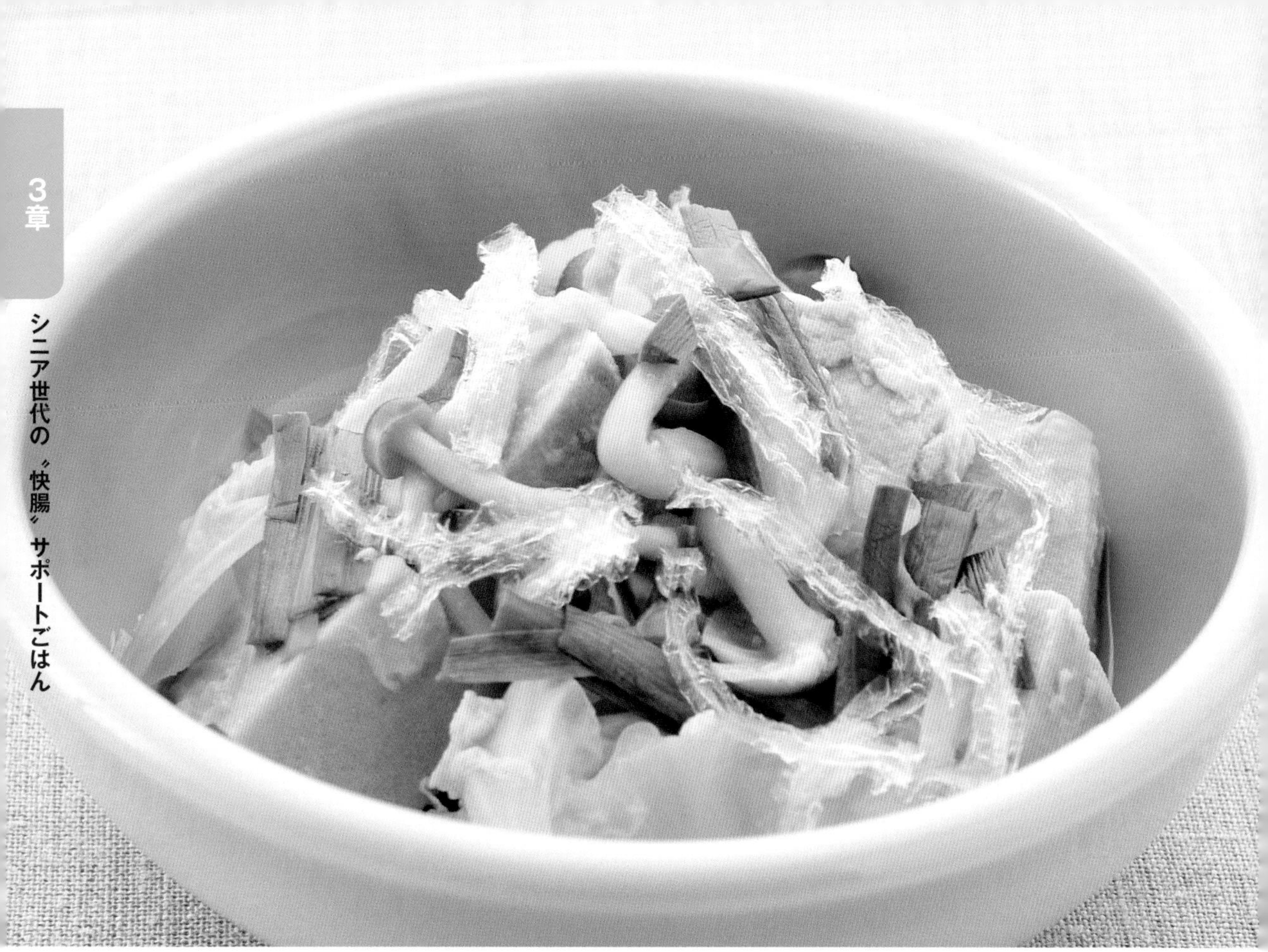

POINT

糸かんてんは軽く煮込むとつるつるとした食感が楽しめます。しっかり煮込むととけて気づかないうちに食物繊維がとれます。

ふんわり卵がまとめるやさしい味わい

凍り豆腐の卵とじ

1人分	エネルギー	たんぱく質	食物繊維	食塩相当量
	282kcal	24.4g	4.1g	2.1g

材料（2人分）

凍り豆腐（一口サイズのもの）……乾60g
キャベツ……100g
にら・しめじ類……各50g
糸かんてん……乾2g
水……1カップ
めんつゆ（3倍濃縮）…大さじ1½弱（30g）
卵（ときほぐす）……2個（110g）

作り方

1 凍り豆腐は水でもどし、水けを絞る。
2 キャベツとにらは食べやすく切る。しめじは石づきを除き、ほぐす。
3 なべに凍り豆腐、キャベツ、にら、しめじ、糸かんてん、水、めんつゆを入れて火にかける。
4 キャベツがしんなりとなったら卵を加え、ふたをして半熟になるまで煮る。

自家製マリネが食べごたえのあるメインに

サーモンのマリネ アボカドと海藻添え

1人分	エネルギー	たんぱく質	食物繊維	食塩相当量
	255kcal	15.7g	3.1g	2.0g

材料（2人分）

- サーモン（刺し身用さく）……140g
- 砂糖・塩……各小さじ⅓
- アボカド……50g
- 玉ねぎ……¼個（50g）
- 貝割れ菜……¼パック（20g）
- 塩蔵わかめ……乾15g
- 糸かんてん……乾1g
- しょうゆ……小さじ1
- オリーブ油……小さじ1
- 塩・黒こしょう……各少量
- レモン（くし形切り）……2個

POINT

砂糖と塩に一晩つけておくと余分な水分が抜けてうま味が凝縮し、まろやかでしっとりしたマリネになります。

作り方

1. サーモンに砂糖と塩をまんべんなくふり、ラップに包んで冷蔵庫で一晩なじませる。
2. オリーブ油と塩、黒こしょうをよく混ぜ合わせる（ドレッシング）。
3. 1のサーモンはキッチンペーパーで汁けをふき、そぎ切りにする。
4. アボカドは5mm厚さに切る。玉ねぎは薄切りにして水にさらし、水けをきる。貝割れ菜は根元を切る。わかめは水でもどして水けを絞り、一口大に切る。糸かんてんは20分ほど水につけ、水けをきる。
5. ボールに4を入れてしょうゆであえ、器に盛る。サーモンをのせてドレッシングをかけ、レモンを添える。

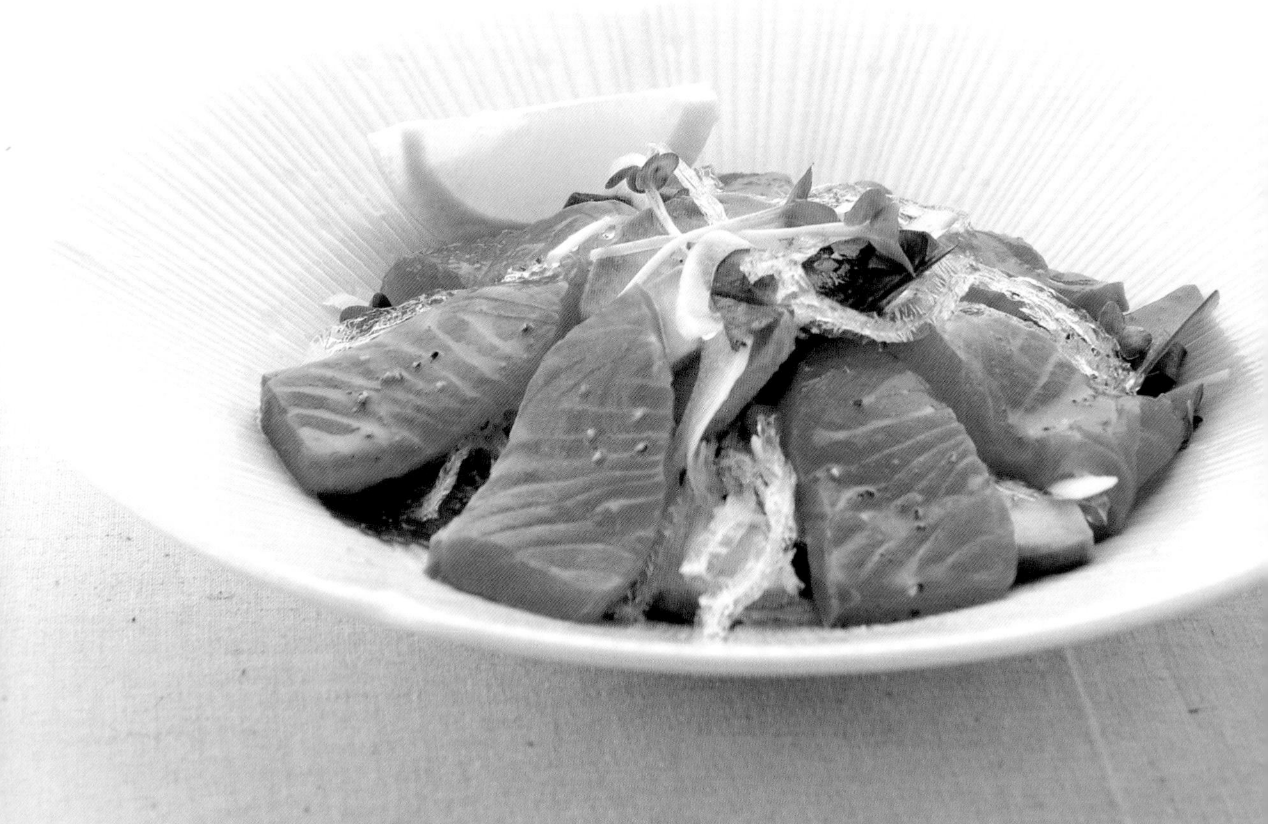

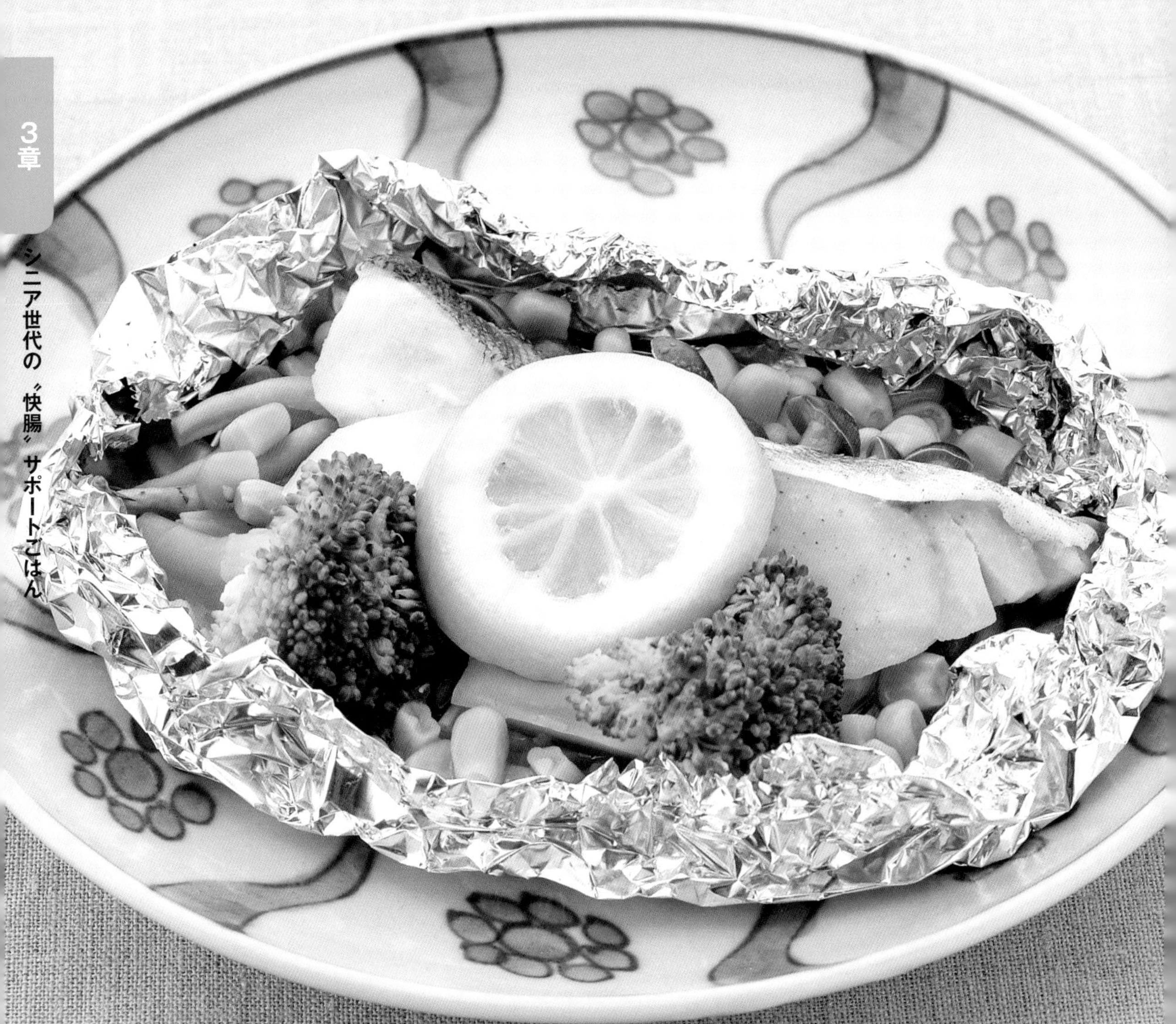

蒸し焼きにすると、身がふっくらやわらかに

タラのきのこたっぷりホイル焼き

1人分	エネルギー	たんぱく質	食物繊維	食塩相当量
	167kcal	20.7g	6.5g	1.0g

POINT

脂肪が少なく淡泊な味わいのタラ。仕上げにバターを加えると、こくと風味、つやを加え、おいしさがアップします。

材料（2人分）

| 生ダラ……………… 2切れ（180g）
| 塩・こしょう……………… 各少量
えのきたけ……………… ⅔パック（130g）
しめじ類……………… 1パック（100g）
ホールコーン（缶詰め）… 大さじ2（40g）
ブロッコリー（ゆでる）… 小房4個（60g）
バター……………… 大さじ1（12g）
レモン（輪切り）……………… 2枚
ポン酢しょうゆ……………… 適量

作り方

1 タラに塩、こしょうをふる。
2 えのきたけ、しめじは石づきを除き、ほぐす。
3 アルミ箔《はく》に**2**とコーンを広げ、タラをのせて包む。フライパンに並べ、10分ほど蒸し焼きにする。
4 アルミ箔を開いてブロッコリー、バター、レモンをのせ、再び包んで1分ほど火にかける。食べるときにポン酢しょうゆをかける。

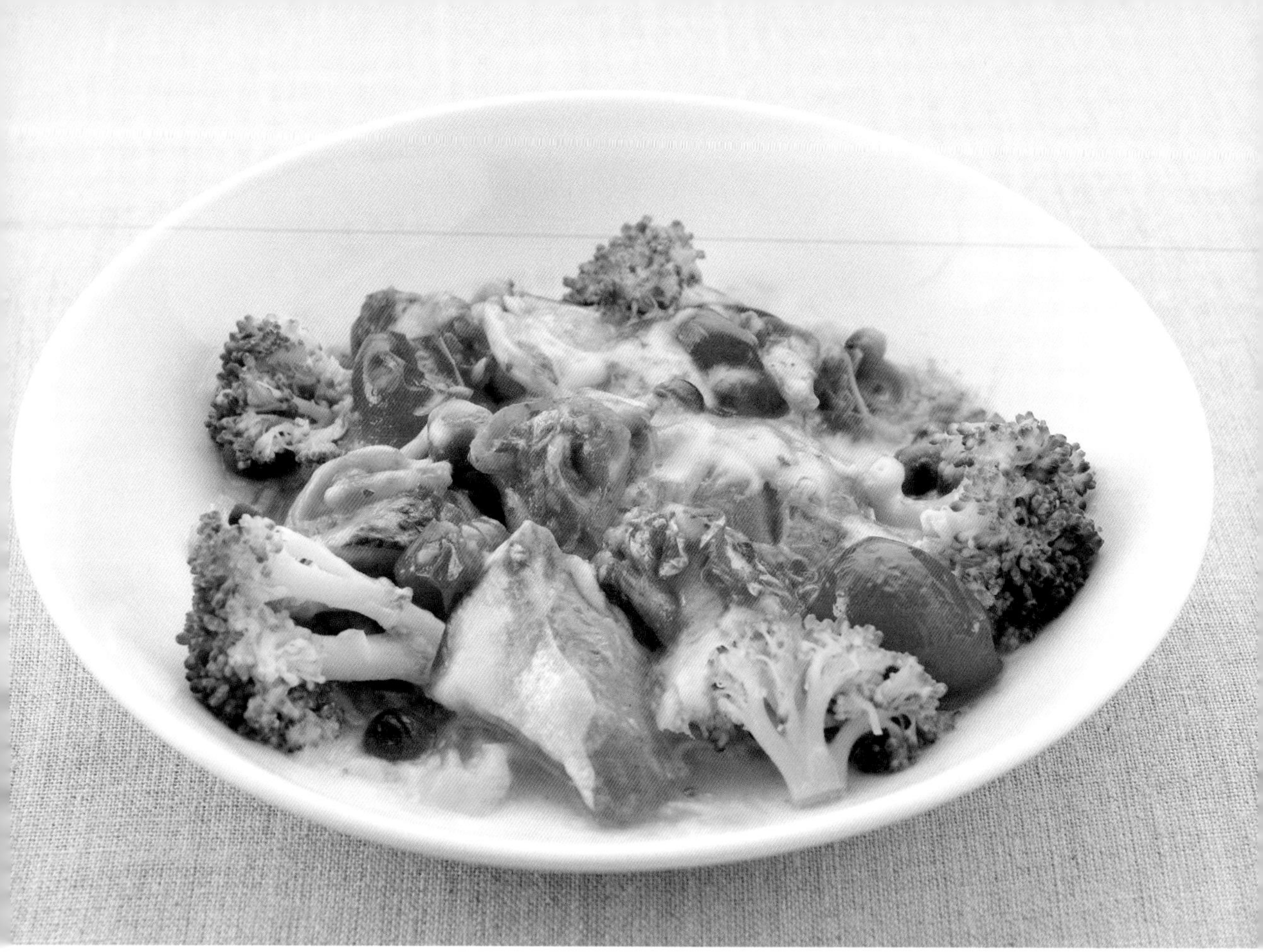

とろ～りチーズが食欲をそそります

サケのキムチチーズ蒸し

1人分	エネルギー	たんぱく質	食物繊維	食塩相当量
	382kcal	26.2g	3.5g	2.2g

POINT

耐熱皿に食材を並べて電子レンジで加熱するだけ。なべやフライパンの洗い物もなく、手軽にできる時短料理です。

材料（2人分）

| 生ザケ……………… 2切れ（160g）
| 塩・こしょう……………… 各少量
キムチ……………………………40g
ブロッコリー………… 小房4個（60g）
しめじ類……………½パック（50g）
玉ねぎ（薄切り）…………小⅓個（40g）
ミニトマト……………… 4個（40g）
a | 酒 …………………… 大さじ1
a | トマトケチャップ ………… 小さじ2
a | 塩 ……… ミニスプーン1弱（1g）
a | こしょう …………………… 少量
とろけるチーズ…………………50g
バター……………… 大さじ1（12g）

作り方

1 サケは食べやすい大きさに切り、塩、こしょうをふる。

2 しめじは石づきを除いてほぐす。ミニトマトは半分に切る。

3 耐熱皿に玉ねぎを敷き、サケ、キムチ、ブロッコリー、**2**をのせる。混ぜ合わせた**a**をかけてチーズを散らし、バターをのせる。

4 ラップをかけて電子レンジで3～4分加熱する。

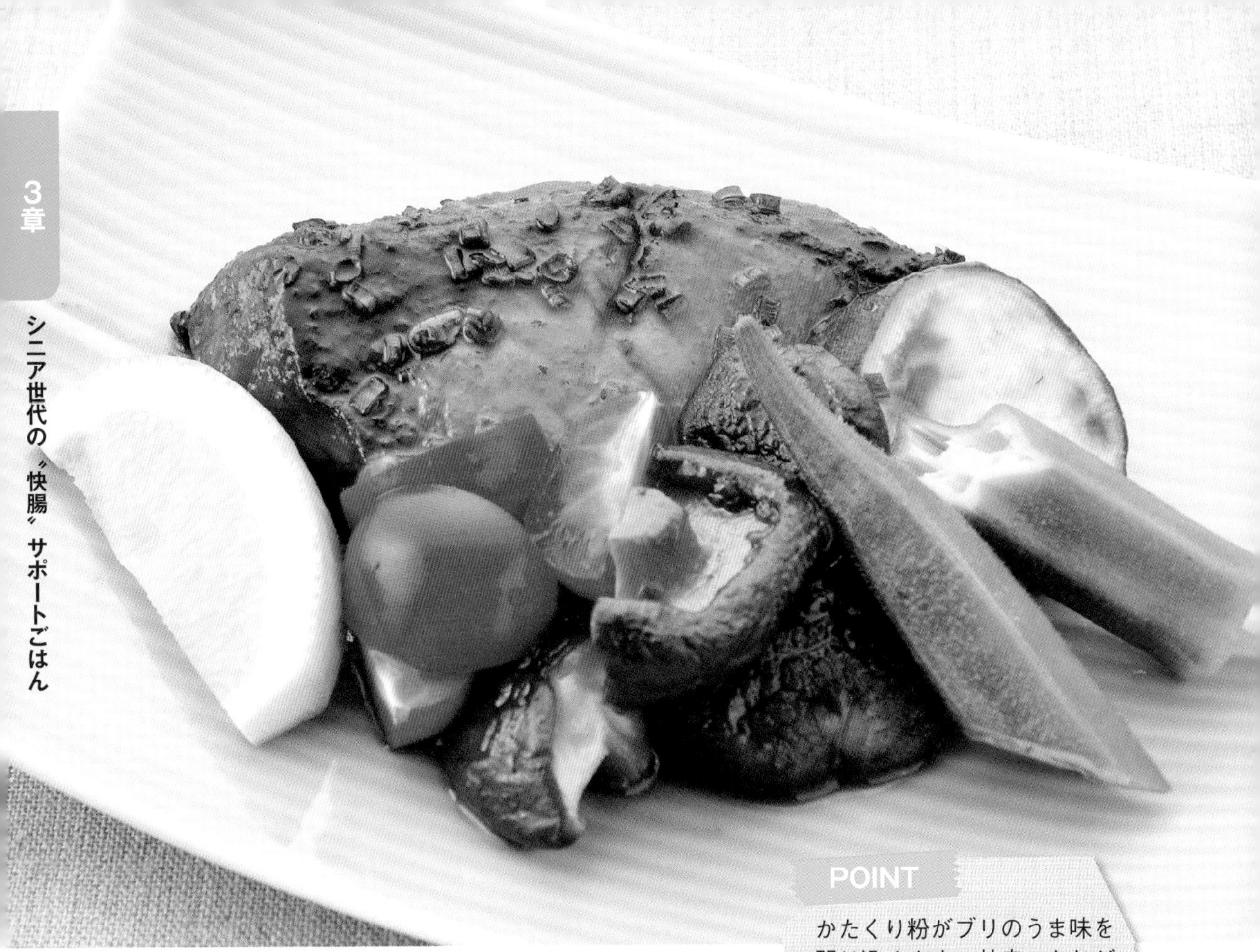

POINT
かたくり粉がブリのうま味を閉じ込めます。甘辛いたれがからみやすくなり、とろりとした食感にもなります。

食物繊維が豊富な食材をつけ合わせに
ブリの照り焼き　しいたけ、さつま芋、オクラ添え

1人分	エネルギー	たんぱく質	食物繊維	食塩相当量
	357kcal	19.2g	2.7g	1.5g

材料（2人分）

ブリ……………………2切れ（160g）
かたくり粉…………………大さじ1
さつま芋……………皮つき4㎝（40g）
塩……………………ミニスプーン¼
サラダ油…………………大さじ1
生しいたけ………………6枚（40g）
あさつき（小口切り）……大さじ1（8g）
a｜しょうゆ・酒・みりん…各大さじ1
オクラ……………………2本（20g）
ミニトマト…………………2個（20g）
レモン（くし形切り）……………2個

作り方

1 ブリはキッチンペーパーで汁けをふき、かたくり粉を薄くまぶす。

2 さつま芋は1㎝厚さに切り、電子レンジで1分30秒ほど加熱する。生しいたけは半分に切る。オクラは色よくゆでて半分に切る。ミニトマトは4つに切る。

3 フライパンに油の半量を熱し、さつま芋の両面をこんがりと焼いて塩をふり、とり出す。

4 3のフライパンに残りの油を入れて1を焼く。焼き色がついたら裏返す。a、生しいたけを加えてあさつきを散らし、ふたをしてブリの中まで火を通す。

5 器にブリとさつま芋、しいたけ、オクラ、ミニトマトを盛り、レモンを添える。

みその風味でごはんが進む

サバとごぼうとしめじのみそ煮

1人分	エネルギー	たんぱく質	食物繊維	食塩相当量
	373kcal	19.6g	4.1g	2.0g

材料（2人分）

サバ……………………2切れ（160g）
ごぼう……………………½本（90g）
しめじ類……………………½パック（50g）
塩蔵わかめ……………………乾10g

a
- 酒……………………大さじ4
- みりん……………………大さじ1
- しょうゆ……………………大さじ½
- 水……………………½カップ

b
- 酒……………………大さじ4
- みそ・砂糖・みりん……各大さじ1

POINT

繊維がかたいごぼうは、下ゆでしてから煮るとやわらかく食べやすくなり、味がしみ込みやすくもなります。

作り方

1 サバはキッチンペーパーで汁けをふき、皮に切り目を入れる。

2 ごぼうは5㎝長さに切ってさらに縦4つ切りにし、下ゆでする。しめじは石づきを除き、ほぐす。わかめは水でもどして水けを絞り、一口大に切る。

3 なべにaを入れて火にかけ、ひと煮立ちしたらサバの皮側を上にして入れ、5～7分煮る。途中でごぼうを加えて煮る。

4 サバに火が通ったらごぼうをとり出し、bとしめじ、わかめを加えて弱火にし、さらに、2～3分煮る。

5 器にサバを盛り、煮汁をかける。ごぼう、しめじ、わかめを添える。

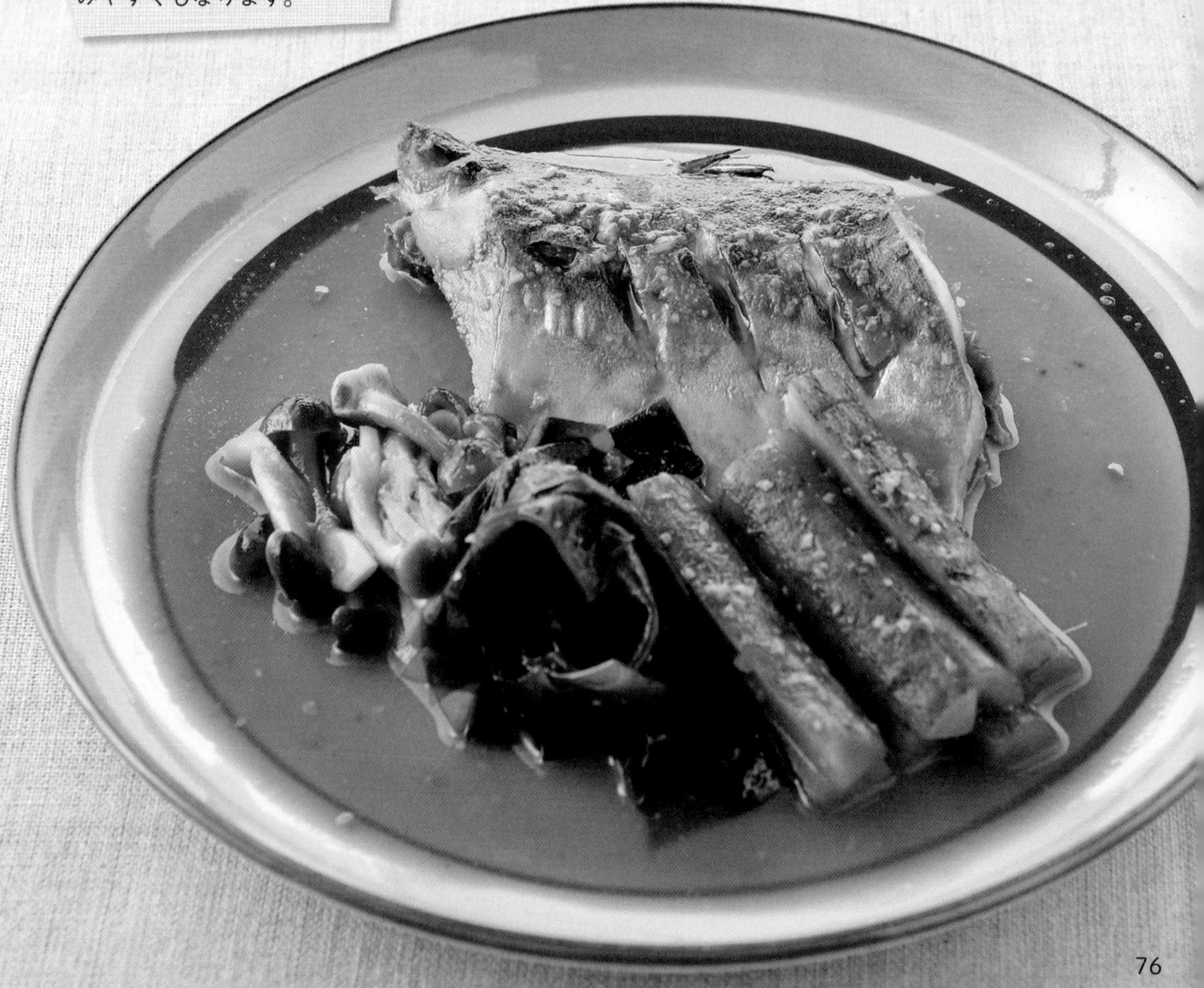

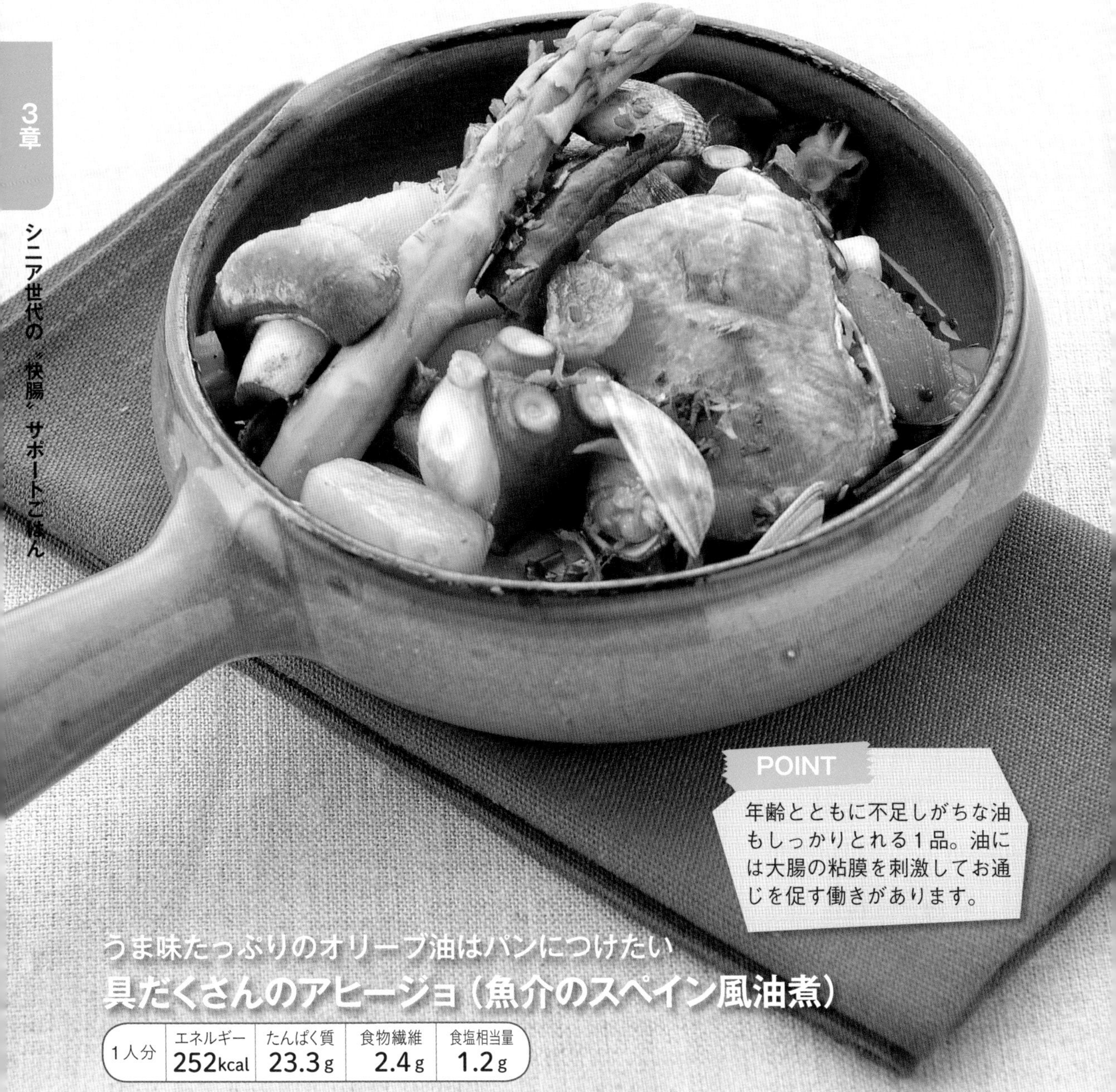

POINT

年齢とともに不足しがちな油もしっかりとれる1品。油には大腸の粘膜を刺激してお通じを促す働きがあります。

うま味たっぷりのオリーブ油はパンにつけたい

具だくさんのアヒージョ（魚介のスペイン風油煮）

1人分	エネルギー	たんぱく質	食物繊維	食塩相当量
	252kcal	23.3g	2.4g	1.2g

材料（2人分）

| 甘塩ザケ……………… 1切れ（80g）
| 酒………………………… 小さじ1
アサリ……殻つき150g（殻を除いて56g）
ゆでダコ……………………………100g
じゃが芋………………………………70g
ホワイトマッシュルーム……… 8個（70g）
にんにく（薄切り）…………………1かけ
赤とうがらし…………………………1本
オリーブ油……………………½カップ
塩……………… ミニスプーン½弱（0.5g）
パセリ（みじん切り）………………10g
グリーンアスパラガス（かためにゆでて半分に切る）……………………………60g

作り方

1 サケは4等分に切り、酒をふってもみ込む。さっと洗い、キッチンペーパーで水けをふく。アサリは殻をこすり洗いし、タコはぶつ切りにする。

2 じゃが芋は2㎝角に切って電子レンジで3分加熱する。マッシュルームは石づきを除いて半分に切る。

3 小さななべに**1**、**2**、にんにく、赤とうがらし、オリーブ油、塩を入れて火にかける。

4 10分ほど加熱して全体がふつふつし、サケに火が通ったらパセリをふり、アスパラを添える。

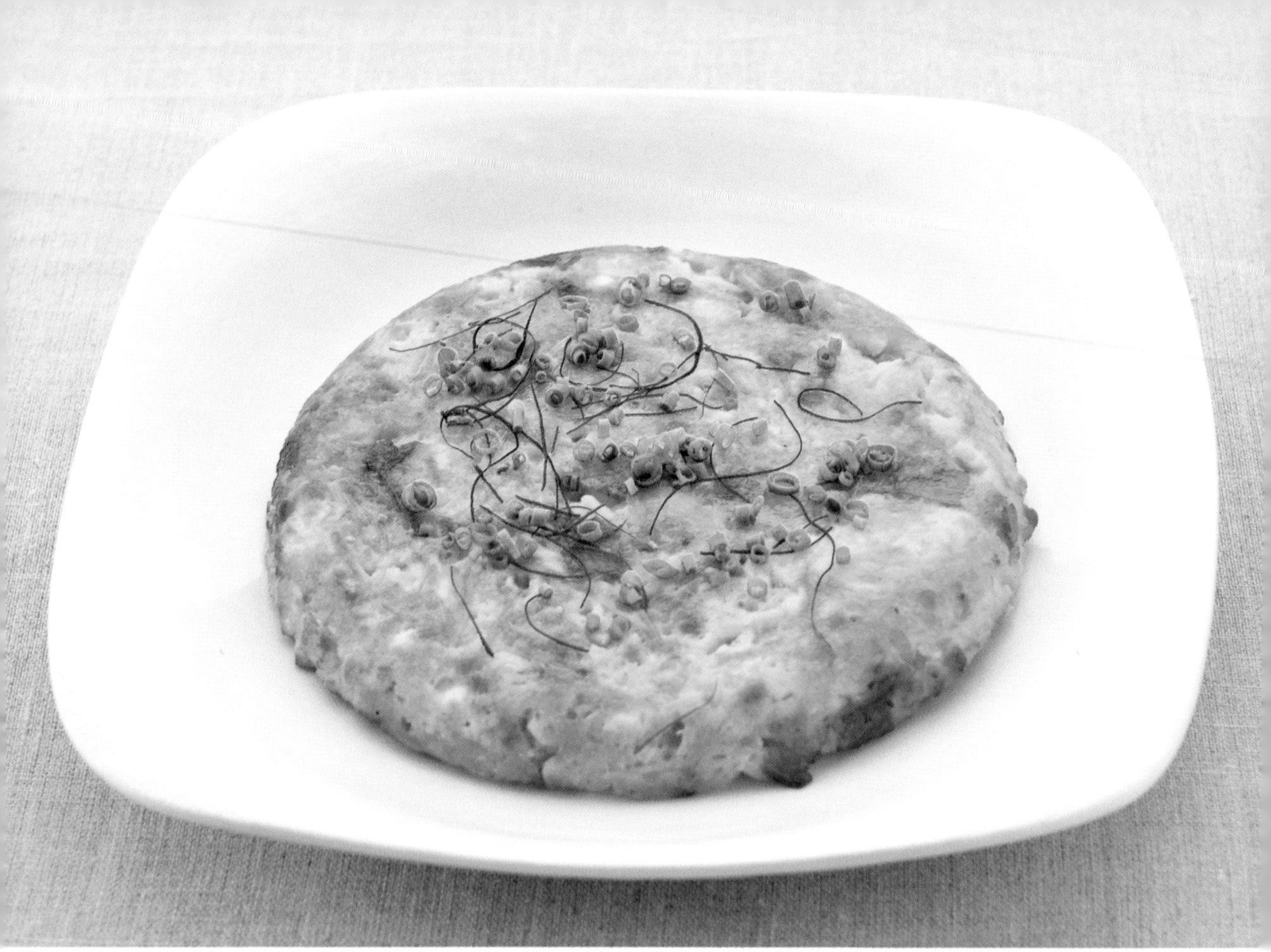

混ぜて焼くだけ！ふわふわお焼き

山芋納豆チーズ焼き

1人分	エネルギー	たんぱく質	食物繊維	食塩相当量
	428kcal	23.2g	4.0g	1.7g

POINT

ふっくらふくらんだ生地の中には山芋、豆腐、納豆、えのきたけ、チーズと、おなかの健康に役立つ食材が大集合。

材料（２人分）

山芋……200g
もめん豆腐……100g
えのきたけ……60g
ベーコン……30g
卵（ときほぐす）……1個（55g）
ひき割り納豆・とろけるチーズ……各40g
a
しょうゆ……小さじ1
顆粒鶏がらだし……小さじ⅓
塩……ミニスプーン¼
こしょう……少量
サラダ油……大さじ1
糸とうがらし・あさつき（小口切り）
……あれば各少量

作り方

1 山芋はすりおろす。豆腐はざるにのせて水けをきり、手でくずす。

2 えのきたけは石づきを除いて３等分に切り、ほぐす。ベーコンは１㎝幅に切る。

3 **1**、**2**、卵、納豆、チーズ、**a**を混ぜ合わせる。油を熱したフライパンに流し入れ、２～３分焼く。裏返してふたをし、さらに弱火で６分ほど焼く。

4 器に盛り、あれば糸とうがらし、あさつきを散らす。

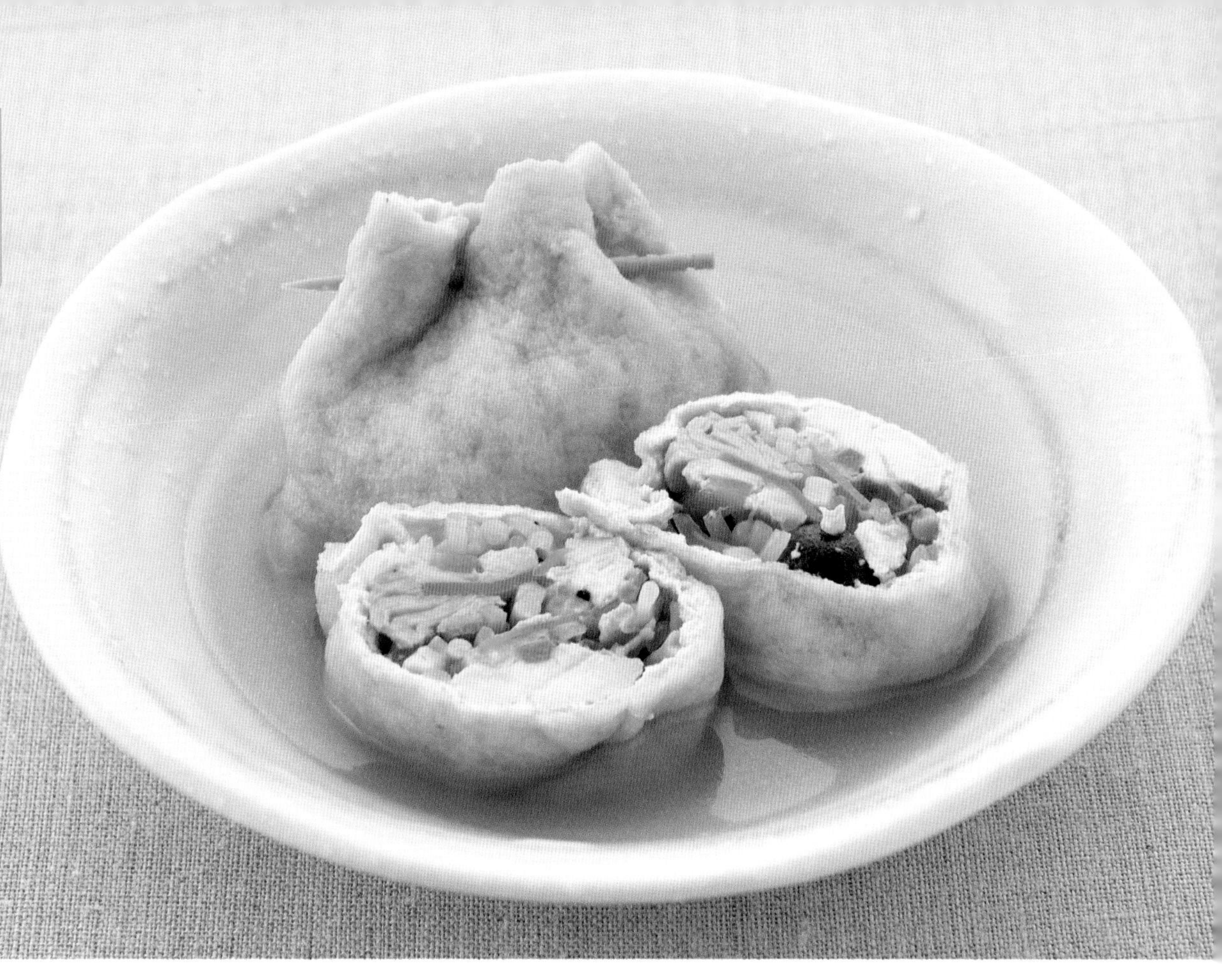

具は小さく切って食べやすく
食物繊維たっぷりきんちゃく

1人分	エネルギー	たんぱく質	食物繊維	食塩相当量
	141kcal	12.4g	1.5g	1.0g

POINT

こんにゃくの主成分であるグルコマンナンは水溶性の食物繊維です。消化されずに腸に入り、お通じを改善する効果が期待できます。

材料（2人分）

- 鶏もも肉（皮なし）……60g
- 油揚げ……2枚（40g）
- もやし……40g
- しめじ類・糸こんにゃく……各30g
- にんじん……10g
- a
  - カツオだし……1¾カップ
  - 砂糖……大さじ½
  - 酒……小さじ2
  - しょうゆ……小さじ1½
  - 塩……小さじ¼

作り方

1 鶏肉は1㎝角に切る。

2 油揚げは熱湯をかけて油抜きをし、長辺を半分に切り、袋状に開く。

3 しめじは石づきを除き、3等分に切る。もやしはあらく刻み、にんじんはせん切りにする。糸こんにゃくは3㎝長さに切り、熱湯をかけて湯をきる。

4 **2**に鶏肉と**3**を入れ、口をつまようじでとめる（きんちゃく）。

5 なべに**a**を入れ、きんちゃくの口を上にして入れて火にかけ、落としぶたをして弱火で10〜20分煮る。

しっかり手作り派

小さなおかず

野菜、海藻、きのこ、芋類、豆類などを使った小さなおかず。食物繊維を補いたいときやもう1品ほしいときに役立ちます。

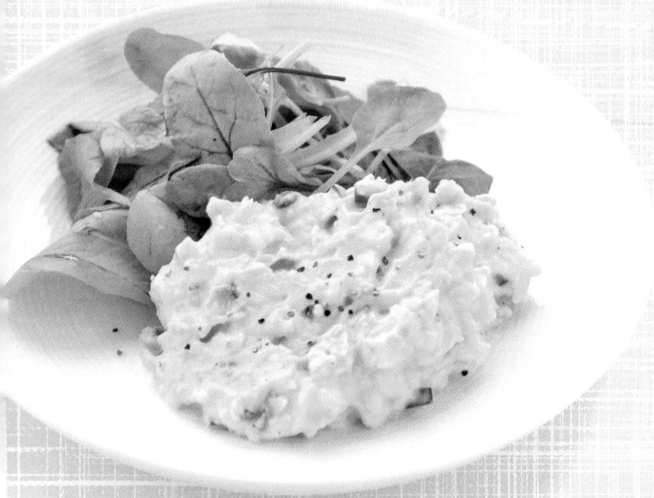

POINT

豆類は食物繊維、マグネシウムが豊富。あらく刻み、つぶしたかぼちゃと合わせると食べやすくなります。

口あたりなめらかな“快腸”サラダ

かぼちゃとミックスビーンズのサラダ

1人分	エネルギー	たんぱく質	食物繊維	食塩相当量
	139kcal	4.9g	4.2g	0.8g

材料（2人分）

かぼちゃ……………………………80g
ミックスビーンズ（缶詰め。あらく刻む）……………………………40g
玉ねぎ……………………⅙個（30g）
a
- プレーンヨーグルト……………50g
- マヨネーズ・スキムミルク… 各大さじ1
- 塩……………… ミニスプーン1
- 黒こしょう……………………少量

ベビーリーフ…………………………20g

作り方

1 かぼちゃは一口大に切り、ラップをかけて電子レンジで5分加熱し、つぶす。

2 玉ねぎはみじん切りにして10分ほど水にさらし、水けを絞る。

3 ボールに**a**を混ぜ合わせ、**1**、**2**、ミックスビーンズを加えてあえる。

4 器にベビーリーフを敷き、**3**を盛る。

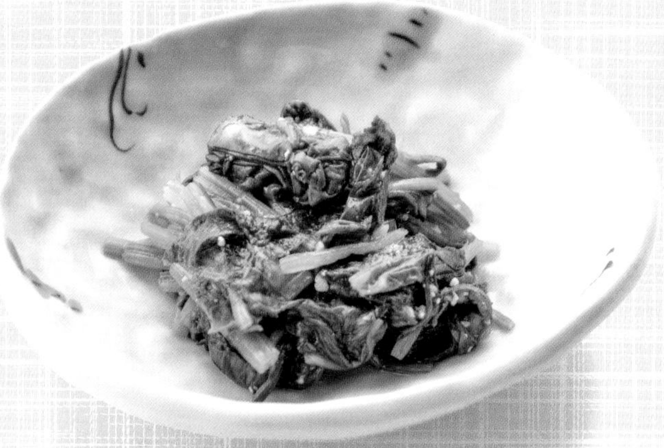

POINT

米麹から作られる塩麹は腸の善玉菌を増やし、腸内環境をととのえる発酵調味料です。うま味もあります。

塩麹を使った簡単あえ物

ほうれん草の塩麹あえ

1人分	エネルギー	たんぱく質	食物繊維	食塩相当量
	19kcal	1.6g	1.8g	0.5g

材料（2人分）

ほうれん草…………………………120g
a
- 塩麹………………小さじ1（7g）
- 焼きのり（ちぎる）… 全型½枚（1.5g）
- しょうゆ…………………………少量

作り方

1 ほうれん草は色よくゆで、水にさらして水けを絞る。3㎝長さに切る。

2 ボールに**1**と**a**を入れて混ぜ合わせる。

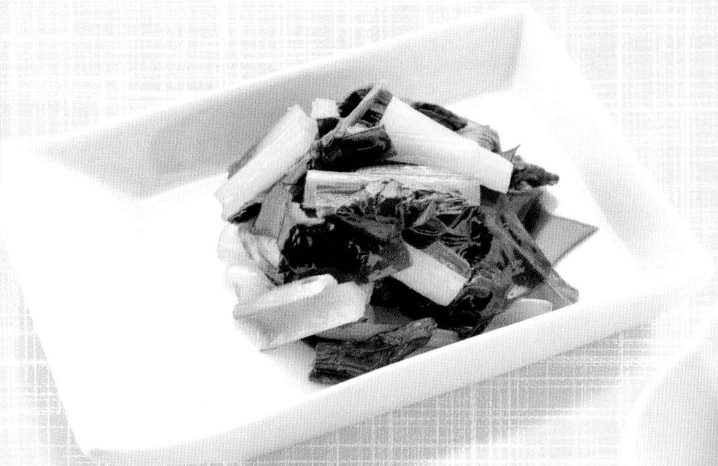

POINT

いため物にわかめをプラス。意外な組み合わせですがくせになるおいしさです。いためることでわかめの風味がきわ立ちます。

強火でいためるのがポイント

小松菜とわかめのさっぱりいため

1人分	エネルギー	たんぱく質	食物繊維	食塩相当量
	55kcal	1.5g	1.5g	0.8g

材料（２人分）

小松菜……………………… ⅓束（140g）
塩蔵わかめ………………………… 乾10g
めんつゆ（３倍濃縮）・サラダ油
……………………………… 各小さじ２

作り方

1 わかめは水でもどして水けを絞り、一口大に切る。

2 小松菜は４㎝長さに切る。

3 フライパンに油を入れて強火にかけ、小松菜、わかめを入れていためる。小松菜がしんなりとなったらめんつゆを加える。

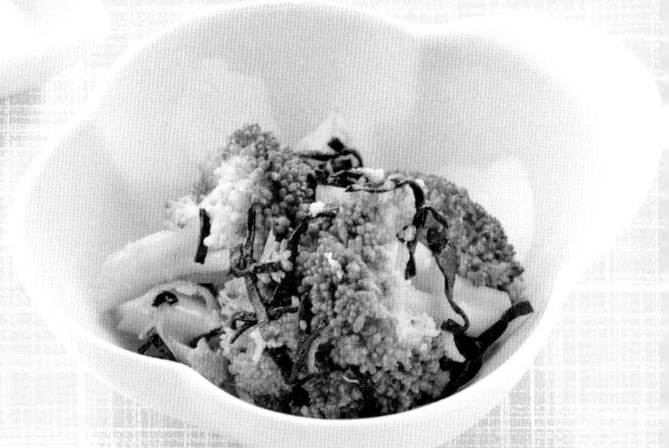

POINT

ブロッコリーは少量の水で蒸し煮にすると、ゆでるよりも早く火が通り、栄養も逃さずに色鮮やかに仕上がります。

塩こんぶを、調味料として使います

ブロッコリーの塩こんぶあえ

1人分	エネルギー	たんぱく質	食物繊維	食塩相当量
	48kcal	3.8g	3.7g	0.6g

材料（２人分）

ブロッコリー（小房に分ける）……150g
塩こんぶ……………………… 大さじ１
ごま油………………………… 小さじ１
おろししょうが………………小さじ½

作り方

1 フライパンに２㎝深さの水を入れて火にかけ、ブロッコリーを加えてふたをし、２分ほど蒸し煮にする。湯をきる。

2 密閉できる保存袋に**1**と塩こんぶ、ごま油、しょうがを入れてよくもみ、味をなじませる。

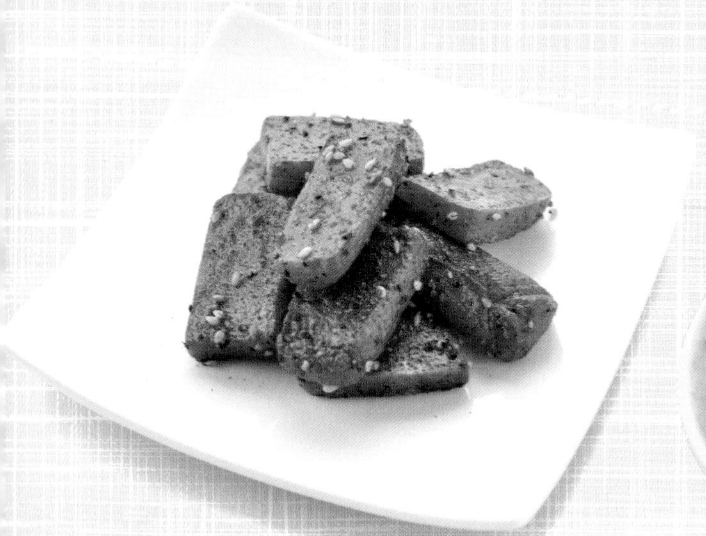

POINT

こんにゃくを冷凍するとこりこりとした食感になります。水分が抜けることで味がしみ込みやすくなるというメリットも。

凍らせるとお肉のような食感に

冷凍こんにゃくソテー

1人分	エネルギー	たんぱく質	食物繊維	食塩相当量
	70kcal	0.9g	1.5g	1.8g

材料（２人分）

こんにゃく……………… ½枚（125g）
塩……………ミニスプーン１弱（1g）
あらびき黒こしょう……………… 少量
ごま油・しょうゆ………… 各大さじ１
いり白ごま…………………… 小さじ½
七味とうがらし………………… 少量

作り方

1 こんにゃくは密閉できる保存袋に入れ、冷凍室に一晩おいて凍らせる（冷凍こんにゃく）。

2 **1**を冷蔵室で７〜８時間解凍し、こんにゃくの汁けをしっかり絞る。縦半分に切り、さらに5㎜幅に切り、塩と黒こしょうをふる。

3 フライパンにごま油を熱し、**2**をいためる。表面がかりかりになったら、しょうゆをまわし入れ、ごま、七味とうがらしをふる。

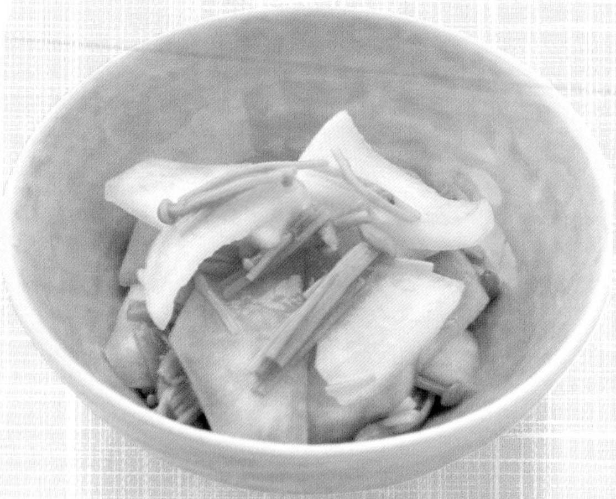

POINT

やわらかく、くせのないかぶをなめたけであえるだけ。「自家製なめたけ煮」（90ページ）を使うのもおいしい。

シンプルな味わいは箸《はし》休めにぴったり

かぶのなめたけあえ

1人分	エネルギー	たんぱく質	食物繊維	食塩相当量
	24kcal	0.8g	1.4g	0.5g

材料（２人分）

かぶ……………………大２個（160g）
塩………………………………… 少量
なめたけ（びん詰め）※…… 大さじ1（15g）

※「自家製なめたけ煮」（90ページ）で代用可能。

作り方

1 かぶは皮をむき、4つ割りにしてからいちょう切りにする。

2 **1**に塩をふって軽くもみ、10分ほどおいて汁けを絞る。

3 ボールに**2**となめたけを入れてあえる。

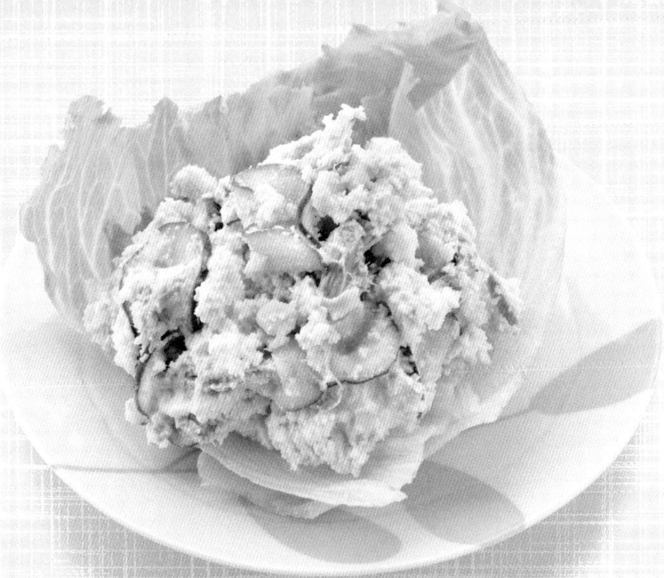

POINT

おからの食物繊維量は50gで5.8g。ポテトサラダよりも食物繊維が多く、手軽で、しっとりなめらかな口あたりの一品です。

おからが洋風ポテトサラダに

おからのサラダ

1人分	エネルギー	たんぱく質	食物繊維	食塩相当量
	332kcal	13.6g	6.2g	1.0g

材料（2人分）

- おから……100g
- 塩……小さじ¼
- こしょう……少量
- レモン果汁……小さじ2
- きゅうり（薄切り）……½本（50g）
- ゆで卵（みじん切り）……1個（55g）
- ツナ油漬け缶詰め……1缶（70g）
- a マヨネーズ……大さじ3
- a プレーンヨーグルト……大さじ1
- a 粒入りマスタード……小さじ½
- a 塩……少量
- レタス……30g

作り方

1 耐熱容器におからを入れ、ラップをかけて電子レンジで2～3分加熱する。塩、こしょう、レモン汁を加え混ぜる。

2 あら熱がとれたら**1**をボールに入れ、きゅうり、ゆで卵、ツナを缶汁ごと加え、混ぜ合わせた**a**を加えてあえる。

3 器にレタスを敷き、**2**を盛る。

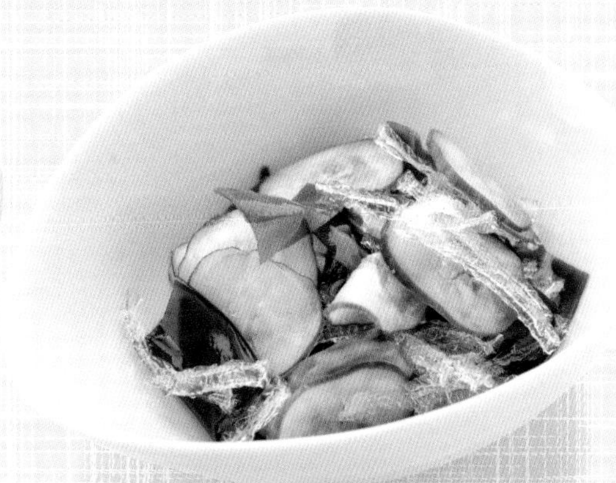

POINT

定番のわかめときゅうりの酢の物に糸かんてんをプラス。簡単に食物繊維が補えるテクニックです。

ぱりぱり＆なめらか食感を楽しめる

かんてんとわかめの酢の物

1人分	エネルギー	たんぱく質	食物繊維	食塩相当量
	11kcal	0.7g	1.7g	0.4g

材料（2人分）

- カットわかめ……乾3g
- 糸かんてん……乾2g
- きゅうり……½本（50g）
- 塩……ミニスプーン¼
- a 酢・カツオだし……各大さじ1
- a 砂糖……小さじ¼
- a 塩……少量

作り方

1 わかめは水でもどして水けを絞り、一口大に切る。かんてんは水に10分ほどつけてもどし、水けを絞る。

2 きゅうりは薄い輪切りにして塩をふる。しんなりとなったら汁けを絞る。

3 **1**、**2**を合わせて器に盛り、混ぜ合わせた**a**をかける。

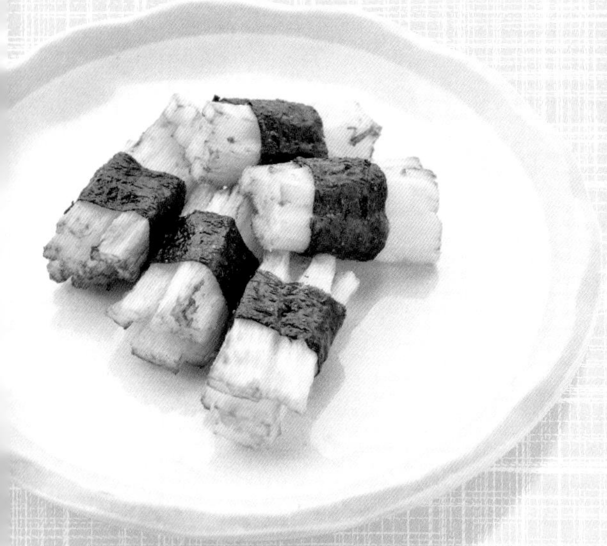

POINT

長芋は消化酵素を含み、弱った胃腸の働きをサポート。水分が残っていると油がはねるので、しっかりふきとってから揚げます。

香ばしさがあと引く味わい

長芋の磯辺揚げ

	エネルギー	たんぱく質	食物繊維	食塩相当量
1人分	85kcal	2.0g	1.0g	0.4g

材料（2人分）

長芋……………………150g
焼きのり……………全型½枚（1.5g）
揚げ油
塩……………………少量

作り方

1 長芋は拍子木切りにし、キッチンペーパーで汁けをふきとる。4～5本の束にする。

2 のりは1㎝幅の短冊切りにし、1を巻く。170度の油で素揚げする。

3 キッチンペーパーの上に広げて油をきり、塩をふる。

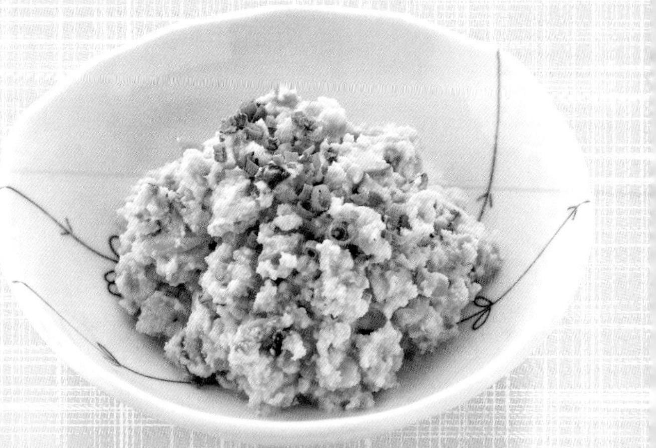

POINT

おからに煮汁がしみ込み、しっとりと食べやすくなります。干ししいたけやアサリのうま味が深みのある味わいを作ります。

滋味深い食材で食物繊維を補給

おからミルクいため煮

	エネルギー	たんぱく質	食物繊維	食塩相当量
1人分	149kcal	11.0g	4.3g	1.2g

材料（2人分）

おから……………………60g
アサリ水煮缶詰め…………40g
にんじん……………………20g
干ししいたけ………………1枚
しょうが……………………5g
サラダ油…………………小さじ2
a 水……………………½カップ
a 干ししいたけのもどし汁……¼カップ
a スキムミルク……………大さじ4
a しょうゆ………………小さじ2
あさつき（小口切り）…………10g

作り方

1 干ししいたけは水でもどし、水けを絞る（もどし汁は煮汁に使う）。

2 干ししいたけ、にんじん、しょうがはみじん切りにする。

3 中華なべに油を熱して2をいため、おからを加えてさらにいためる。

4 混ぜ合わせたaを加えていため合わせ、汁けがなくなったらアサリを加える。

5 器に盛り、あさつきを散らす。

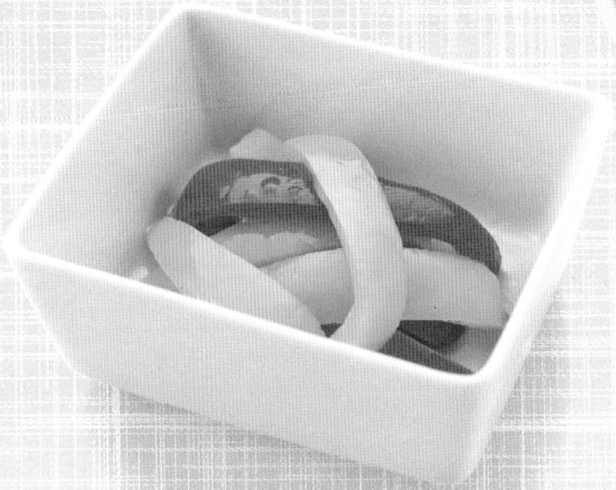

POINT

ビフィズス菌など善玉菌の餌となるオリゴ糖シロップを使用。どんな料理やスイーツ、飲み物にも使えるので便利です。

レンジ加熱後に調味液になじませるだけ

パプリカの簡単ピクルス

1人分	エネルギー	たんぱく質	食物繊維	食塩相当量
	87kcal	0.7g	1.1g	0.2g

材料（2人分）

パプリカ（赤・黄）……各½個（各70g）

a
- 酢・オリーブ油……各大さじ2
- オリゴ糖シロップ……小さじ2
- 塩・こしょう……各少量
- 赤とうがらし……1本

作り方

1 パプリカは縦に1㎝幅に切り、ラップに包んで電子レンジで1分ほど加熱する。

2 混ぜ合わせたaで1をあえ、冷蔵庫に半日ほどおいて味をなじませる。

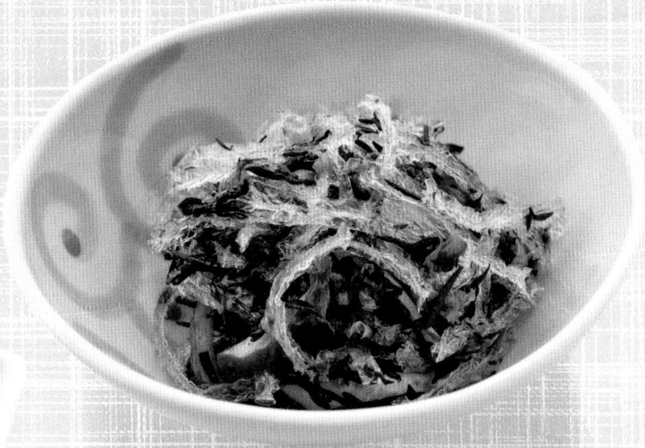

POINT

糸かんてんは口当たりが残るくらいにもどしてサラダにプラス。よく噛《か》んで食べることで、満足感が得られます。

梅干しのほどよい酸味がアクセント

ひじきと糸かんてんのサラダ

1人分	エネルギー	たんぱく質	食物繊維	食塩相当量
	13kcal	0.9g	3.0g	0.8g

材料（2人分）

ひじき……乾5g

糸かんてん……乾4g

- きゅうり……30g
- 塩……少量

梅干し……½個

削りガツオ……⅓袋（1g）

めんつゆ（3倍濃縮）……少量

作り方

1 ひじきは水に15分ほどつけてもどす。1分ほどゆで、湯をきる。

2 糸かんてんは水に10分ほどつけてもどし、水けを絞る。

3 きゅうりはせん切りにし、塩をふって軽くもむ。汁けをしっかり絞る。

4 梅干しは種を除き、たたき刻む。

5 ボールに1～4、削りガツオを加えて混ぜ合わせ、めんつゆを加えてあえる。

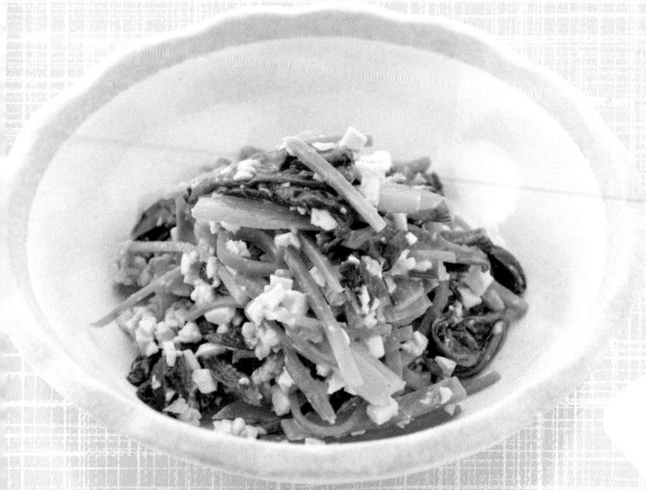

POINT

厚揚げは、豆腐のように水きりの手間が不要です。フードプロセッサーで攪拌《かくはん》するとクリーミーなあえ衣に仕上がります。

豆腐のかわりに厚揚げを使って

小松菜の白あえ風

1人分	エネルギー	たんぱく質	食物繊維	食塩相当量
	142kcal	6.9g	3.0g	0.9g

材料（２人分）

小松菜……………………100g
厚揚げ……………………大½枚（70g）
にんじん…………………40g
a　練り白ごま・砂糖……各大さじ1
　　しょうゆ………………小さじ2

作り方

1 小松菜は色よくゆでて湯をきり、４㎝長さに切って水けを絞る。

2 にんじんはせん切りにしてさっとゆで、湯をきる。

3 厚揚げは湯通しし、細かく切る。

4 ボールにaを入れて混ぜ合わせ、1～3を加えてあえる。

POINT

食物繊維と発酵食品、乳酸菌がお通じをサポート。たんぱく質もしっかりとれる栄養バランスのよいおかずです。

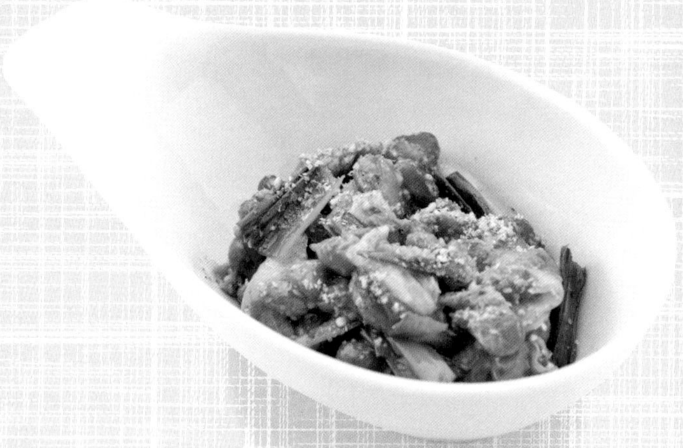

主菜クラスの食べごたえあり

キムチ納豆

1人分	エネルギー	たんぱく質	食物繊維	食塩相当量
	102kcal	7.9g	4.0g	0.8g

材料（２人分）

キムチ……………………50g
にら………………………30g
納豆……………………２パック（80g）
しょうゆ…………………小さじ½
すり白ごま………………小さじ１

作り方

1 キムチは食べやすい大きさに切る。

2 にらはさっとゆでて湯をきり、３㎝長さに切って水けを絞る。

3 ボールに1、2、納豆、しょうゆを入れて混ぜ合わせる。

4 器に盛り、ごまをふる。

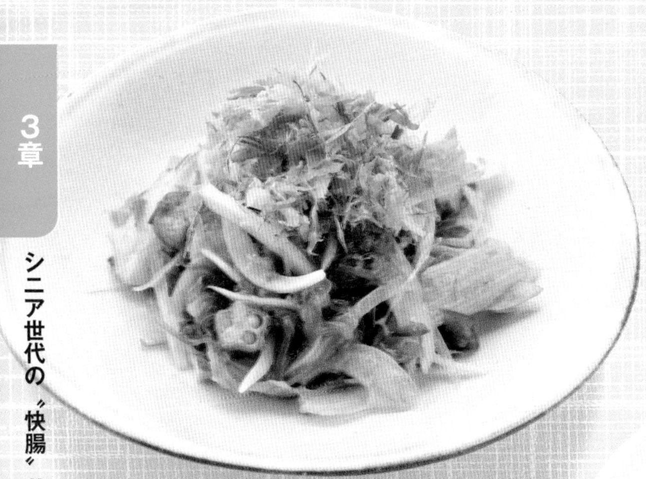

POINT

めかぶなどのぬめりには水溶性食物繊維が含まれます。冷蔵庫にストックしておきたい食品の一つです。

POINT

きくらげの食物繊維量はきのこの中でもトップクラス。お湯でもどすとうま味成分や栄養が流出してしまうので、水でもどすのが正解です。

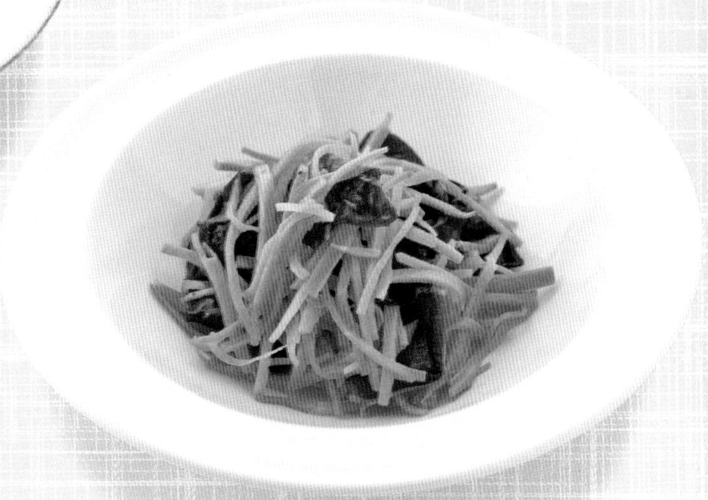

めかぶ&オクラのねばねば食品で

めかぶサラダ

1人分	エネルギー	たんぱく質	食物繊維	食塩相当量
	31kcal	1.3g	2.1g	0.5g

材料(2人分)

めかぶ……70g
玉ねぎ……30g
レタス……20g
オクラ……2本(19g)
削りガツオ……少量
和風ドレッシング(市販品)……大さじ1

作り方

1 めかぶは食べやすく切り、玉ねぎは薄切りにする。レタスは食べやすい大きさにちぎる。

2 オクラは色よくゆで、湯をきって輪切りにする。

3 **1**、**2**を混ぜ合わせて器に盛り、削りガツオをのせ、ドレッシングをかける。

レモン果汁でさっぱりと

きくらげとにんじんのソテー

1人分	エネルギー	たんぱく質	食物繊維	食塩相当量
	44kcal	0.3g	1.2g	0.8g

材料(2人分)

にんじん……½本(65g)
きくらげ……2枚(乾2g)
サラダ油……大さじ½
a みりん・レモン果汁……各小さじ½
a 塩……ミニスプーン1弱(1g)

作り方

1 にんじんはせん切りにする。

2 きくらげは水でもどし、かたい部分を除き、3つに切る。

3 フライパンに油を熱し、**1**と**2**を入れていためる。にんじんがしんなりとなったら**a**を加えていため合わせる。

しっかり手作り派

作りおき
OK！

小さなおかず

小さなおかずの中でも
冷蔵や冷凍保存できるレシピをご紹介。
多めに作っておけば
すぐに食卓に出すことができるので
“快腸”な食生活を続けやすくなります。

小松菜となめたけのあえ物

作り方 90 ページ

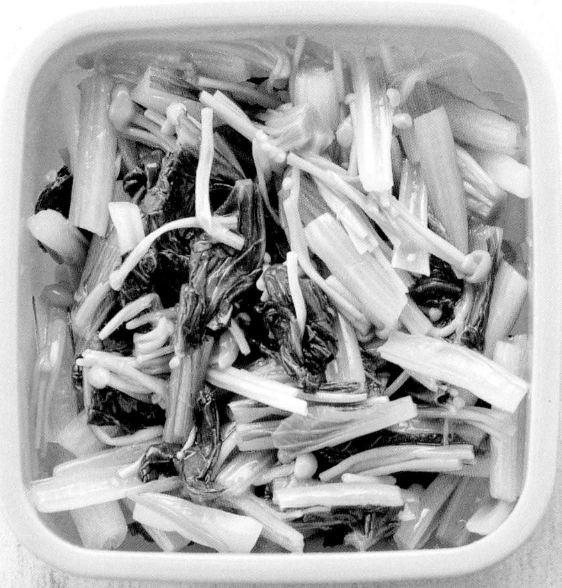

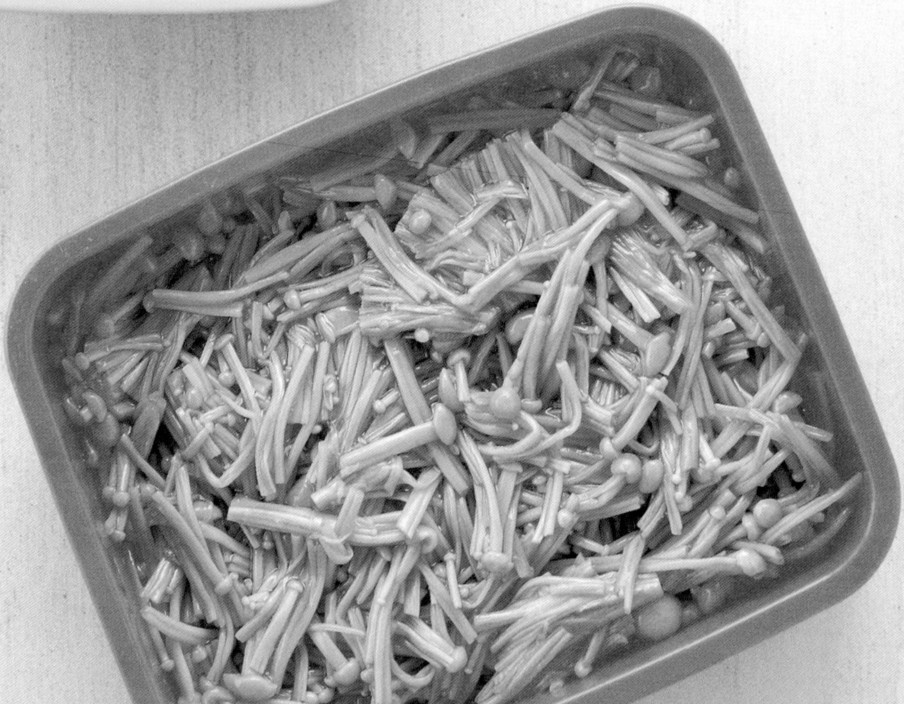

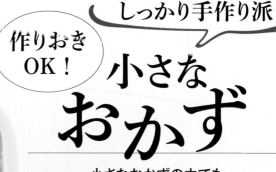

自家製なめたけ煮

作り方 90 ページ

切り干し大根のシンプルピクルス

作り方 91 ページ

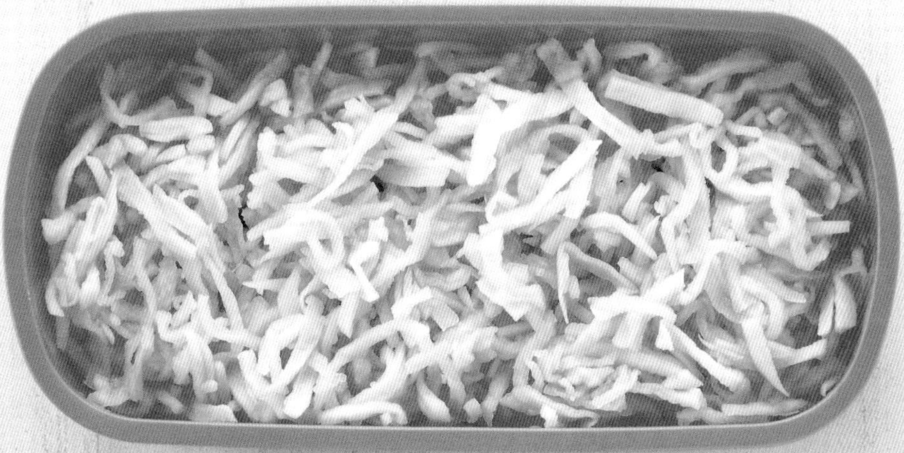

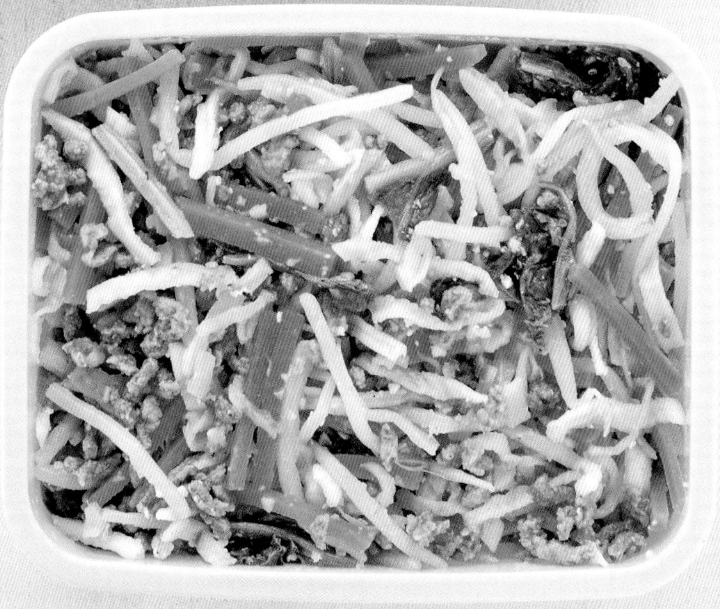

切り干し大根とほうれん草のナムル

作り方 91 ページ

作りおきって便利！

"快腸"のために、特に野菜はがんばって食べていると思っていても、もしかしたら1日3食は食べていないという人も多いのではないでしょうか。そんなときに重宝なのが作りおきです。**まとめ作りで経済的**、主菜さえ準備してあれば作りおきの一品を**冷蔵庫から出してそのまま**食べたり、**ゆで野菜とあえて**食べたりすることで、**栄養面だけでなく安心感も**得られます。

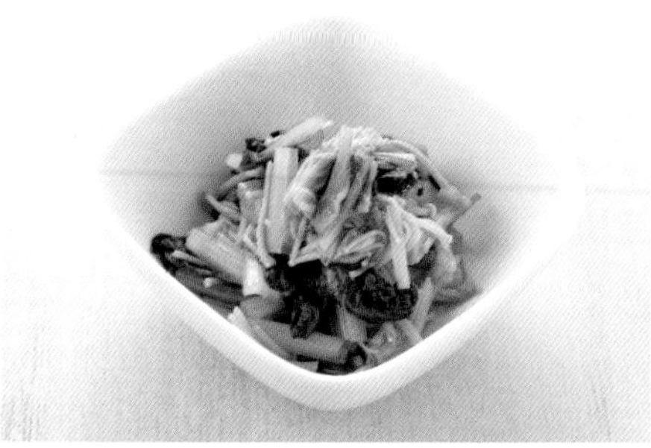

「自家製なめたけ煮」をアレンジ

小松菜となめたけのあえ物

1人分	エネルギー	たんぱく質	食物繊維	食塩相当量
	16kcal	1.4g	2.0g	0.2g

材料（作りやすい分量・４人分）

小松菜……………………………280g
自家製なめたけ煮（右参照）
……………………… 大さじ４（60g）

作り方

1 小松菜は色よくゆで、水にさらす。水けを絞って３㎝長さに切る。

2 **1**に自家製なめたけ煮を加えてあえる。

●冷蔵で3～4日保存できる。

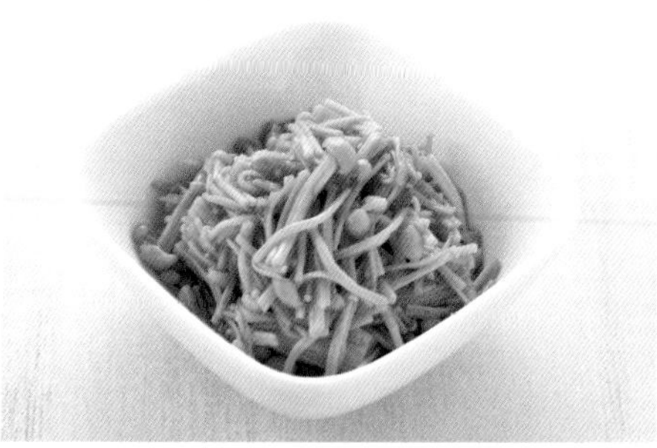

簡単でお財布にもやさしい

自家製なめたけ煮

1人分	エネルギー	たんぱく質	食物繊維	食塩相当量
	50kcal	3.4g	3.9g	1.3g

材料（作りやすい分量・４人分）

えのきたけ………………………400g
しょうゆ・みりん…………… 各大さじ２

作り方

1 えのきたけは石づきを除き、３等分に切ってほぐす。

2 なべに**1**、しょうゆ、みりんを入れて火にかけ、ひと煮立ちしたら３分ほど煮る。

●冷蔵で3～4日、冷凍で３週間保存できる。解凍するときは電子レンジで50秒加熱。

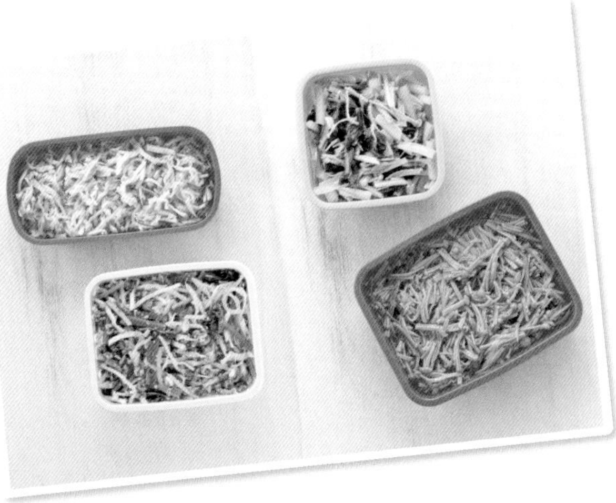

POINT

「自家製なめたけ煮」をゆでた小松菜とあえるだけ。このほか、春菊や水菜、菜の花、もやしなどに使ってバリエーションを広げましょう。

POINT

材料はえのきたけ、しょうゆ、みりんだけ。豆腐やめん類にトッピングもOK。食物繊維を補いたいときの“ちょい足し”におすすめです。

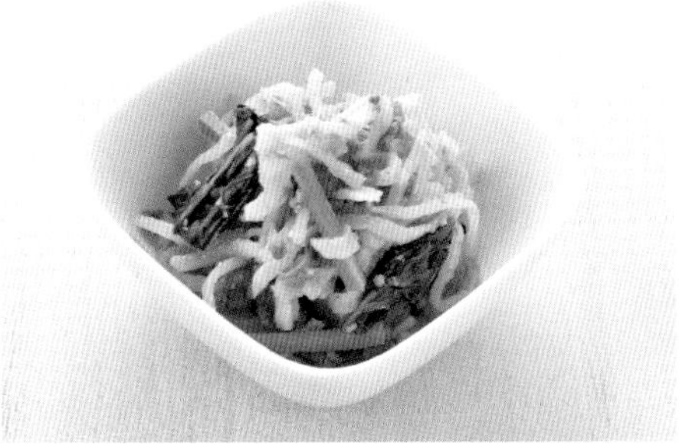

和風の煮物とは違った味わいで

切り干し大根とほうれん草のナムル

1人分	エネルギー	たんぱく質	食物繊維	食塩相当量
	92kcal	4.8g	1.7g	0.6g

材料(作りやすい分量・4人分)

切り干し大根……乾10g
もやし……½袋(100g)
ほうれん草……4株(80g)
にんじん……30g
│牛ひき肉……80g
│酒……少量
a│酢……大さじ2
│塩麹……大さじ1½(14g)
│めんつゆ(3倍濃縮)
│……小さじ1弱(6g)
│辣油《らーゆ》……適量
すり白ごま……小さじ2

作り方

1 切り干し大根は水に10分ほどつけてもどし、3cm長さに切る。たっぷりの熱湯で1分ほどゆで、湯をきる。

2 もやしはさっとゆでて湯をきる。ほうれん草は色よくゆでて湯をきり、3cm長さに切る。にんじんはせん切りにする。

3 フライパンにひき肉を入れて酒をふり、からいりする。

4 ボールにaを入れて混ぜ合わせ、1～3、ごまを加えてあえる。

●冷蔵で3～4日保存できる。

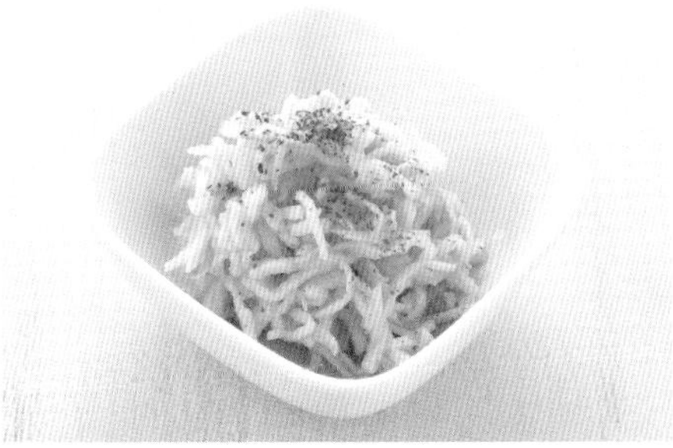

ごはんにもパンにも合う

切り干し大根のシンプルピクルス

1人分	エネルギー	たんぱく質	食物繊維	食塩相当量
	68kcal	1.7g	2.1g	1.4g

材料(作りやすい量・4人分)

切り干し大根……乾40g
│酢……大さじ4
a│しょうゆ・オリゴ糖シロップ
│……各大さじ2
│水……¾カップ
一味とうがらし……少量

作り方

1 切り干し大根は水に10分ほどつけてもどす。3cm長さに切り、水けが少し残る程度に軽く絞る。

2 ボールにaを入れて混ぜ合わせ、1を加えてあえる。

3 器に盛り、食べるときに一味とうがらしをふる。

●冷蔵で3～4日、冷凍で3週間保存できる。解凍するときは電子レンジで50秒加熱。

POINT

ナムルに、ストック食品の「切り干し大根」を使って。ゆでた食材は湯をしっかりきってからあえるのがポイント。

POINT

砂糖のかわりにオリゴ糖シロップを使い、お通じ改善の効果をアップ。砂糖を使う場合は大さじ1にしましょう。

しっかり手作り派

作りおきOK！

小さなおかず その2

にんじんやごぼうなどの根菜やきのこ、
ひじきなどの乾物は冷凍に向く食材です。
じょうずに利用して作りおきおかずの
レパートリーを広げましょう。

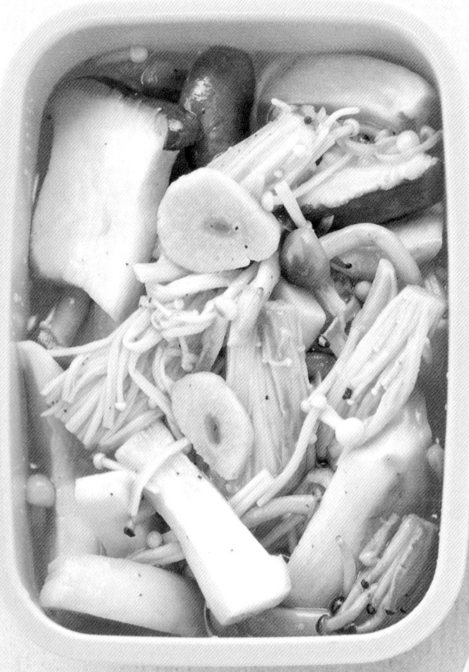

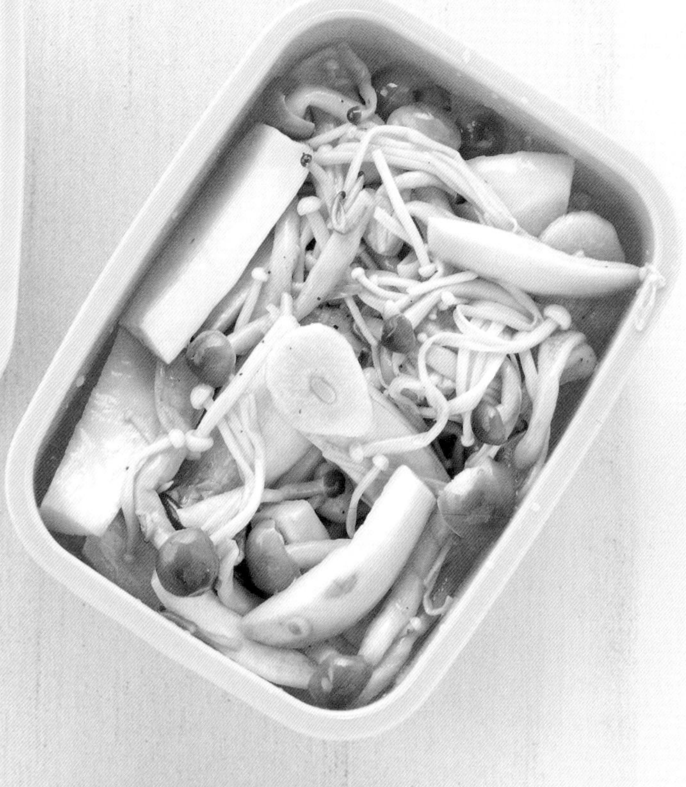

きのこのマリネ

作り方 94 ページ

ひじき煮

作り方 94 ページ

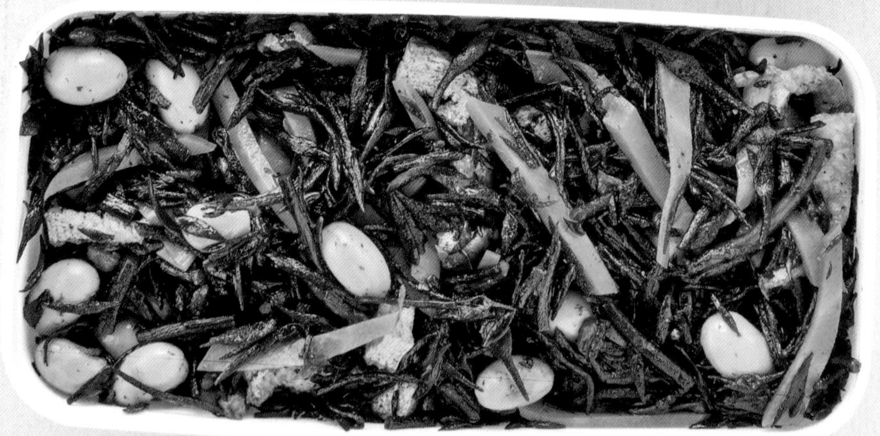

きんぴらしらたき

作り方 95 ページ

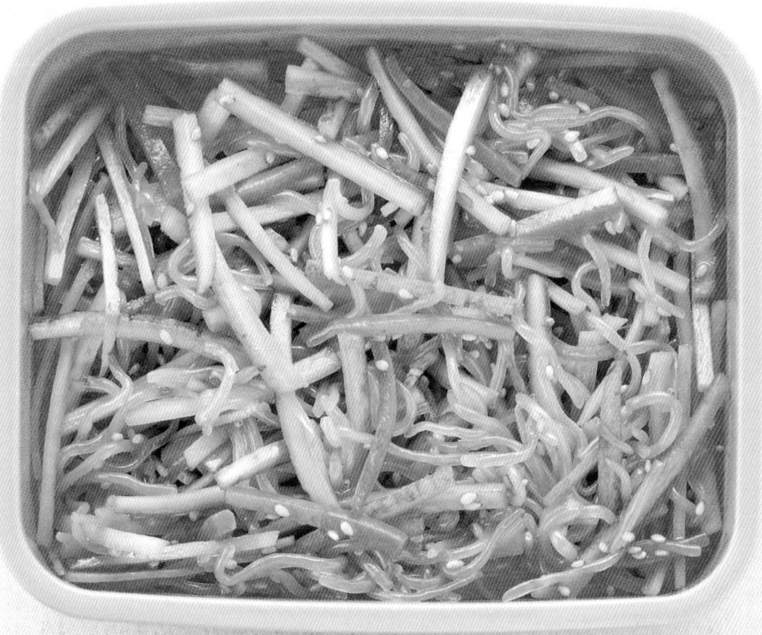

ひじきとしょうがのさっと煮

作り方 95 ページ

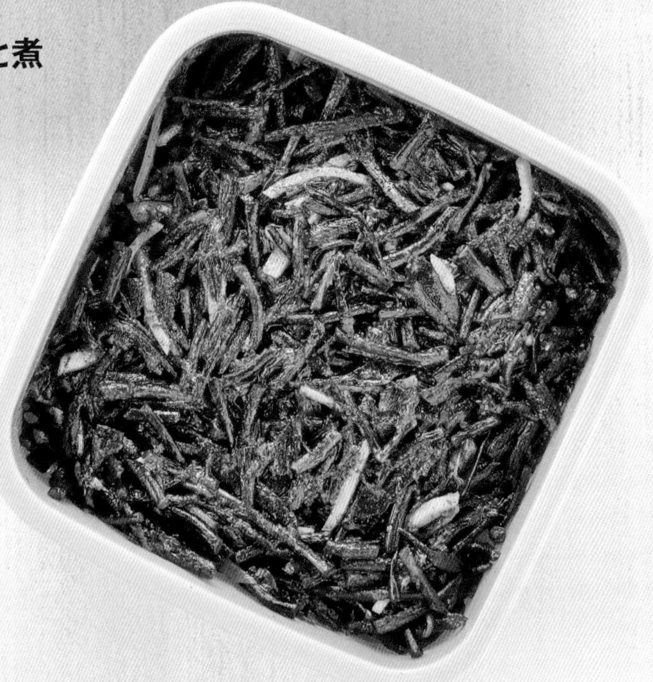

作りおきって便利！

作りおきに適する食材は、食物繊維がたっぷりなひじきなどの海藻類やきのこ類、野菜などです。毎日の食事で不足しやすいものばかりというわけです。あわせて、油脂やオリゴ糖、発酵食品など、"快腸"に役立つ食材をじょうずに使うことで、お通じ改善におすすめのおかずとなります。

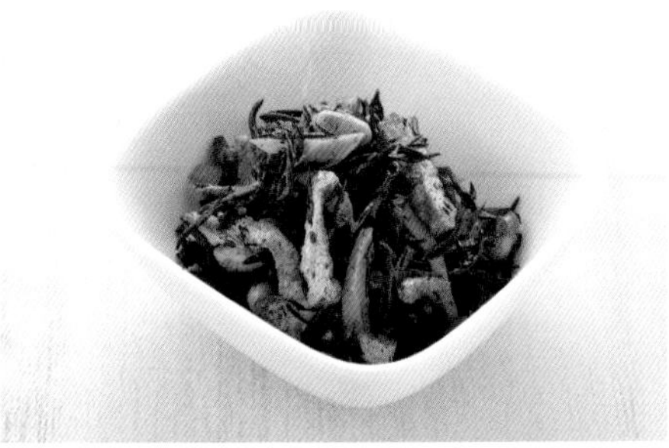

箸《はし》が進む懐かしい味

ひじき煮

1人分	エネルギー	たんぱく質	食物繊維	食塩相当量
	75kcal	4.8g	4.1g	1.3g

材料（作りやすい分量・4人分）

ひじき……乾20g
ゆで大豆……80g
にんじん……20g
油揚げ……½枚（10g）
カツオだし……½カップ
a 砂糖……大さじ1⅓
a しょうゆ……大さじ1½強（28g）
a 酒……小さじ2

作り方

1 ひじきは水でもどし、水けをきる。
2 にんじんはせん切りにする。
3 油揚げは熱湯をかけて油抜きをし、せん切りにする。
4 なべにだしと**a**を入れて火にかけ、ひと煮立ちしたら**1**～**3**、ゆで大豆を加え、煮汁が少なくなるまで煮る。

●冷蔵で3～4日、冷凍で３週間保存できる。解凍するときは電子レンジで50秒加熱。

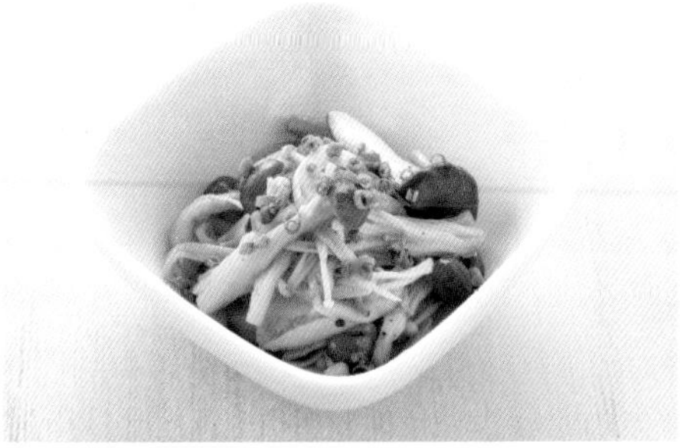

パスタやスープの具にもＯＫ！

きのこのマリネ

1人分	エネルギー	たんぱく質	食物繊維	食塩相当量
	43kcal	2.7g	2.5g	1.6g

材料（作りやすい分量・4人分）

エリンギ……３本（120g）
しめじ類……½袋（90g）
えのきたけ……½袋（50g）
にんにく（薄切り）……１かけ（5g）
酒……大さじ1
a 酢……大さじ3
a しょうゆ……大さじ2
a オリゴ糖シロップ……大さじ1
a 顆粒鶏がらだし……小さじ½
a 塩……ミニスプーン½
a 黒こしょう……少量
あさつき（みじん切り）……少量

作り方

1 エリンギは薄切りにする。しめじ、えのきたけは石づきを除き、ほぐす。
2 フライパンににんにくを入れてからいりし、香りが立ったら**1**を加える。きのこがしんなりとなったら酒をふり、混ぜ合わせた**a**を加えて軽く煮立て、火を消す。
3 あら熱がとれたら冷蔵庫で１時間ほど冷やして味をなじませる。器に盛り、あさつきを散らす。

●冷蔵で3～4日、冷凍で３週間保存できる。解凍するときは電子レンジで50秒加熱。

POINT

具だくさんの煮物は、いろいろな食品の味や食感の変化を１品で楽しめます。お弁当のおかずにもぴったり。

POINT

きのこは冷凍すると香りやうま味が増すので、作りおきに適した食品です。好みのきのこでアレンジするのも可能。

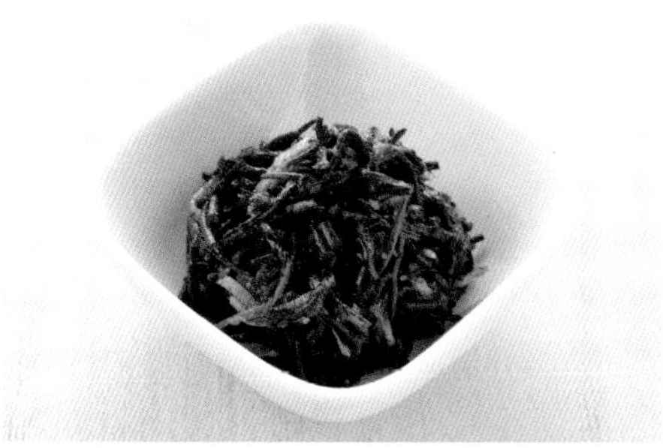

しょうがの香りがアクセント

ひじきとしょうがのさっと煮

1人分	エネルギー	たんぱく質	食物繊維	食塩相当量
	44kcal	0.3g	1.2g	0.8g

材料（作りやすい分量・4人分）

ひじき……………………………乾30g
しょうが……………………………40g
サラダ油……………………………小さじ2
a　酒……………………………大さじ4
　　しょうゆ・水……………………各大さじ2

作り方

1 ひじきは水に30分ほどつけてもどす。水けをきり、1㎝長さに切る。しょうがはせん切りにする。

2 なべに油を熱し、1をいためる。しんなりとなったらaを加え、汁けをとばすようにときどき混ぜながら煮含める。

●冷蔵で3～4日、冷凍で3週間保存できる。解凍するときは電子レンジで50秒加熱。

POINT

食物繊維に加え、便秘解消に役立つマグネシウムが豊富なひじきがたっぷり食べられる副菜です。辛味が苦手な人は、しょうがの量を減らしても。

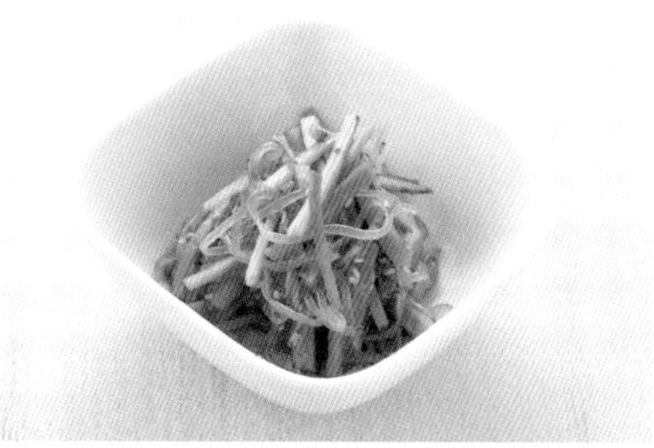

しらたきも加えてバージョンアップ

きんぴらしらたき

1人分	エネルギー	たんぱく質	食物繊維	食塩相当量
	196kcal	1.9g	4.6g	1.4g

材料（作りやすい分量・4人分）

ごぼう・しらたき……………………各200g
にんじん……………………………40g
サラダ油・ごま油……………………各大さじ2
酒・みりん・しょうゆ………………各大さじ2
砂糖…………………………………大さじ1
いり白ごま……………………………少量

作り方

1 ごぼうは薄切りにしてからせん切りにし、5分ほど水にさらし、水けをきる。

2 にんじんはせん切りにする。しらたきはさっとゆでて湯をきり、食べやすく切る。

3 フライパンにサラダ油とごま油を熱し、1を入れていためる。油がまわったら2を加え、野菜に火が通ったら酒、みりんを加えていため煮にする。

4 汁けがなくなったらしょうゆ、砂糖を加えていため合わせ、ごまをふる。

●冷蔵で3～4日保存できる。

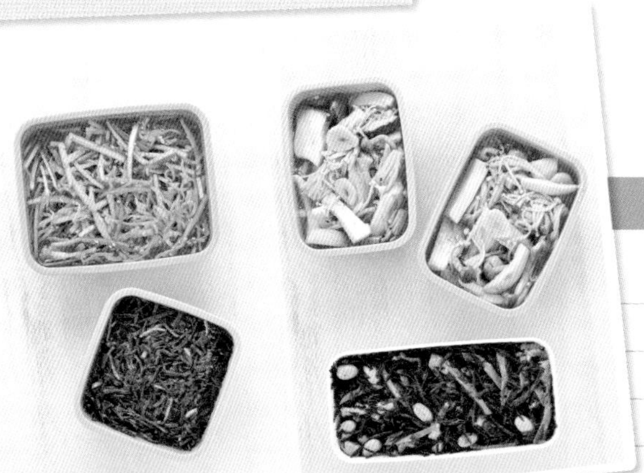

POINT

ごぼう、にんじんの根菜にしらたきを合わせます。常備菜の定番「きんぴらごぼう」の食物繊維を大幅に増量。

しっかり手作り派

汁物

1杯のおわんの中に、
“快腸”のためのくふうが詰まっています。
定番のみそ汁から具だくさん汁まで
バリエーションを楽しみましょう。

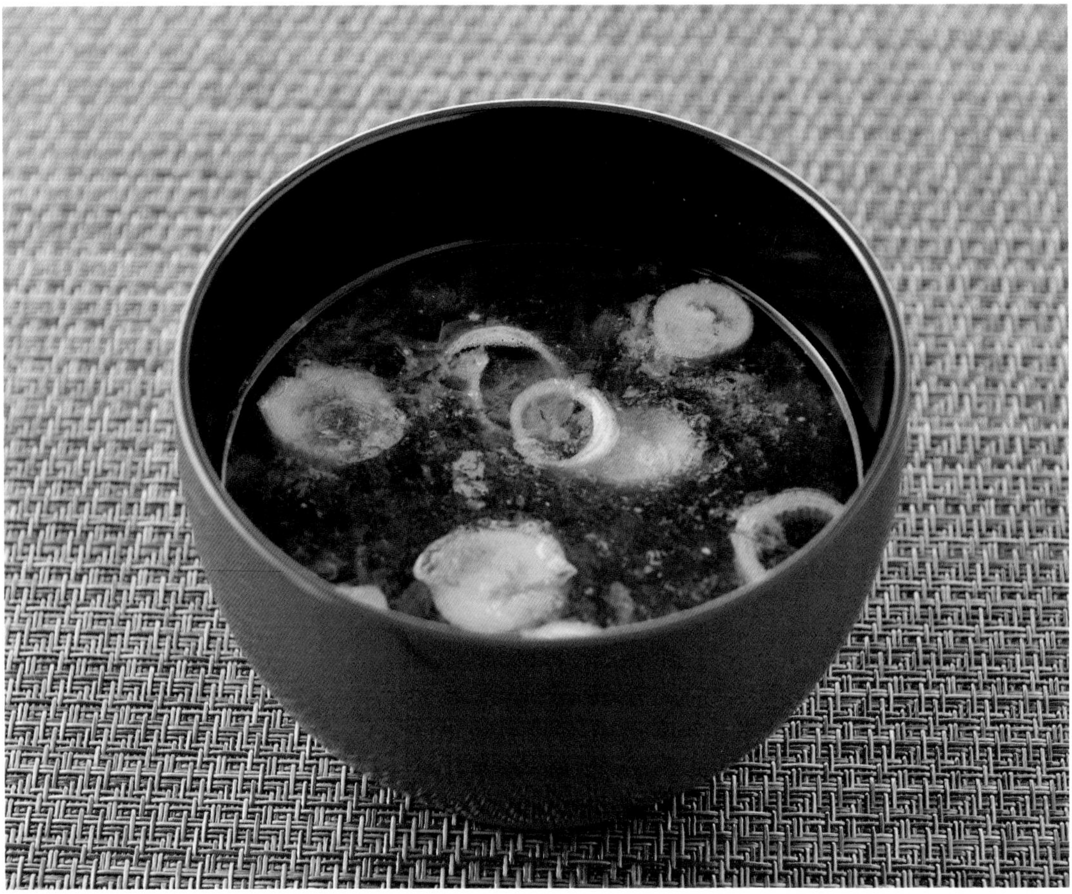

こんぶの風味、うま味が広がります

とろろこんぶみそ汁

1人分	エネルギー	たんぱく質	食物繊維	食塩相当量
	20kcal	2.1g	0.9g	0.9g

POINT

こんぶを糸状に細く削ったとろろこんぶは、みそ汁に入れるとふんわりとろとろに。手軽に食物繊維、マグネシウムがとれる食品です。

材料（2人分）

とろろこんぶ…………4g
みそ…………小さじ2
削りガツオ…………3g
ねぎ（小口切り）…………2g
熱湯…………1¼カップ

作り方

1 わんにみそ、削りガツオ、ねぎを入れる。
2 熱湯を注ぎ入れてみそをよくとき、とろろこんぶを加える。

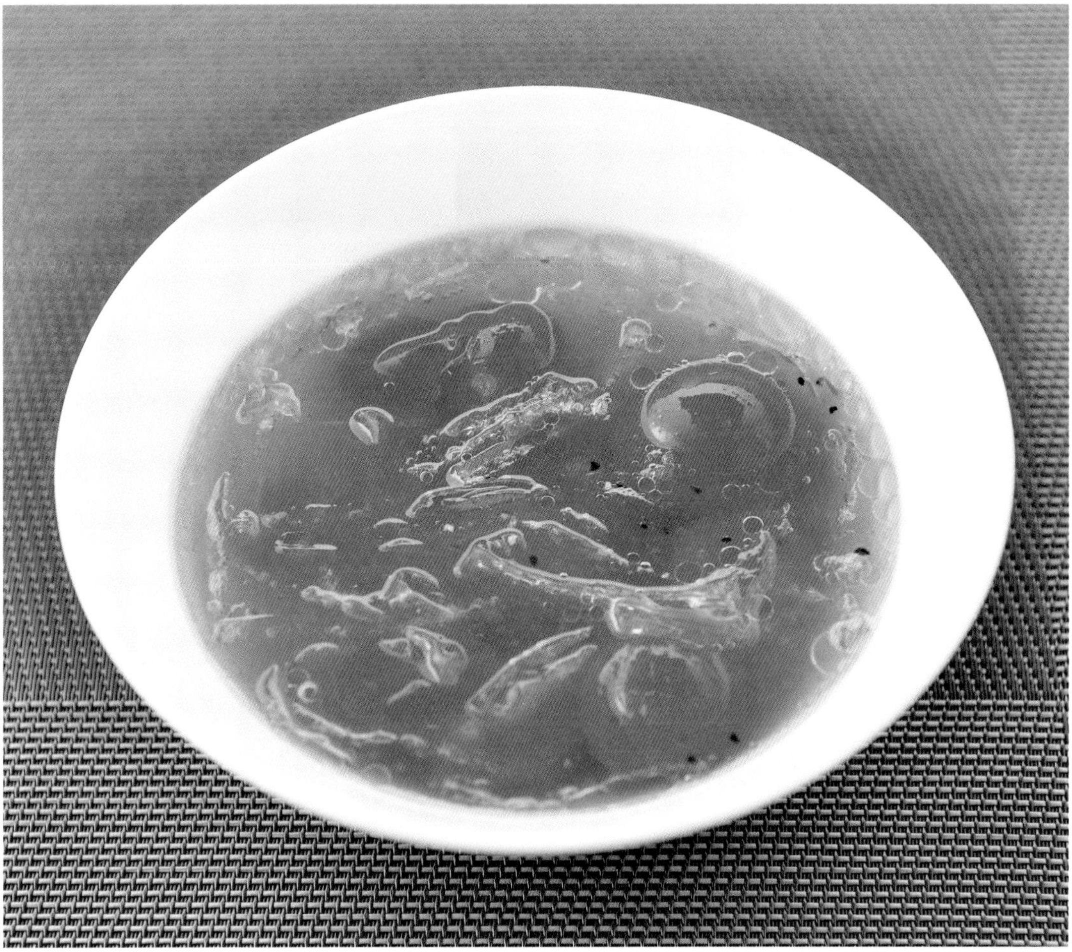

POINT

ミニトマトは切り目を入れなくても、加熱すれば皮がはじけ、うま味や酸味がスープにとけ出して豊かな味わいになります。

にんにくの香りが食欲をそそる

ミニトマトのかんてんスープ

1人分	エネルギー	たんぱく質	食物繊維	食塩相当量
	55kcal	1.1g	2.2g	0.4g

材料（2人分）

ミニトマト……………………20個（200g）
糸かんてん…………………………乾2g
おろしにんにく（または市販のチューブ入りのもの）………………少量（0.5g）
水…………………………1¼カップ
塩……………………ミニスプーン⅔
オリーブ油…………小さじ1強（5g）
あらびき黒こしょう……………少量

作り方

1 なべにミニトマト、糸かんてん、にんにく、水を入れて火にかけ、弱めの中火で煮る。

2 トマトの皮がはじけて身がくずれたら、塩を加える。

3 器に盛り、オリーブ油をかけ、こしょうをふる。

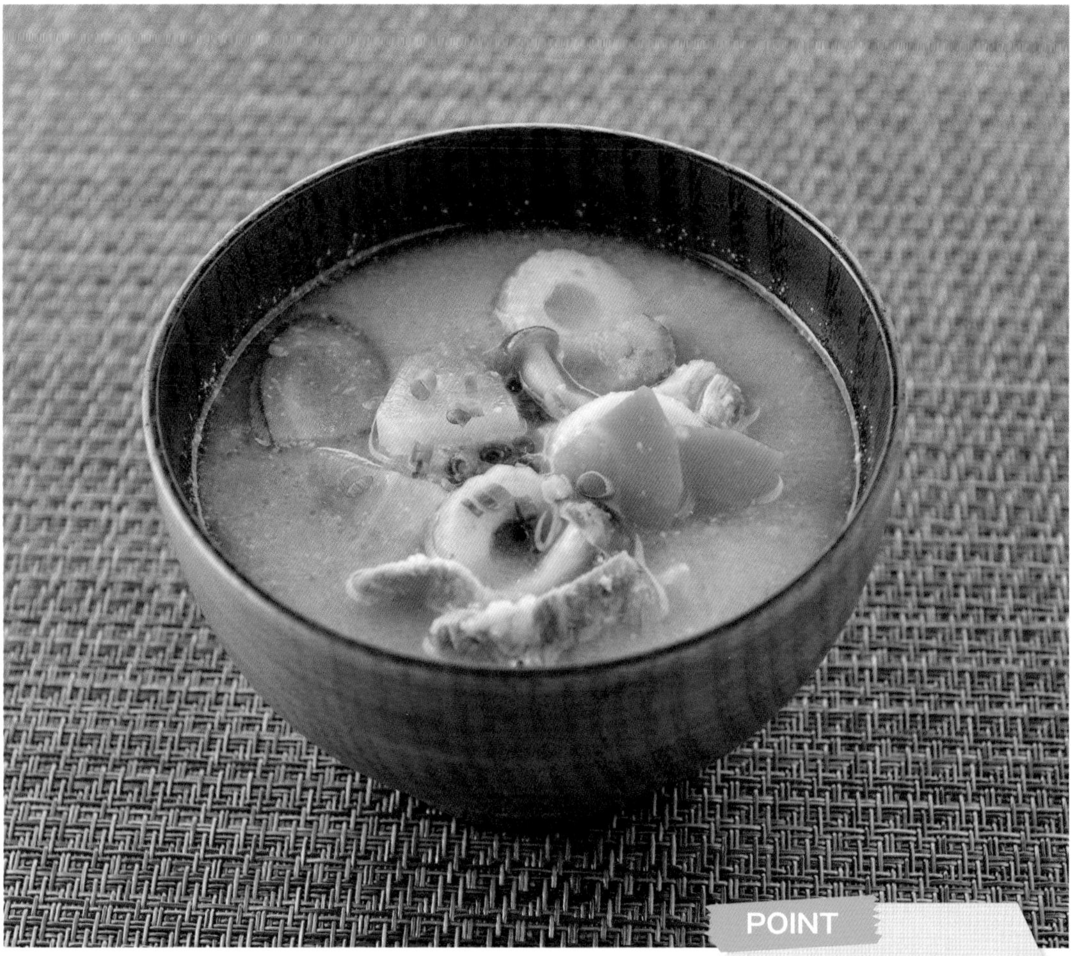

POINT

酒粕は発酵食品の一つ。善玉菌を増やして腸内環境をととのえ、便通を改善。煮汁でやわらかくといてからなべに加えます。

おなかの調子をととのえる食材がたっぷり

豚肉と根菜の粕汁

1人分	エネルギー	たんぱく質	食物繊維	食塩相当量
	167kcal	11.8g	2.4g	0.7g

材料（2人分）

豚肩ロース肉（しょうが焼き用）……60g
大根……60g
にんじん……15g
ごぼう……20g
しめじ類……30g
ちくわ……40g
油揚げ……10g
酒粕……20g
カツオだし……1カップ
みそ……小さじ½
あさつき（小口切り）……2g

作り方

1 豚肉は1㎝幅に切り、湯を沸かしたなべに入れ、白っぽくなったらざるにとる。

2 大根とにんじんはいちょう切りにし、ごぼうは斜め薄切りにする。しめじは石づきを除いてほぐす。ちくわは輪切りにし、油揚げは短冊切りにする。

3 なべにだしを入れて火にかけ、ひと煮立ちしたら**1**、**2**を加え、アクをとりながら野菜がやわらかくなるまでふたをして煮る。

4 ボールに酒粕をちぎり入れ、**3**の煮汁を少し加えてふやかし、**3**にとき入れる。

5 弱火で5分ほど煮てみそを加える。器に盛ってあさつきを散らす。

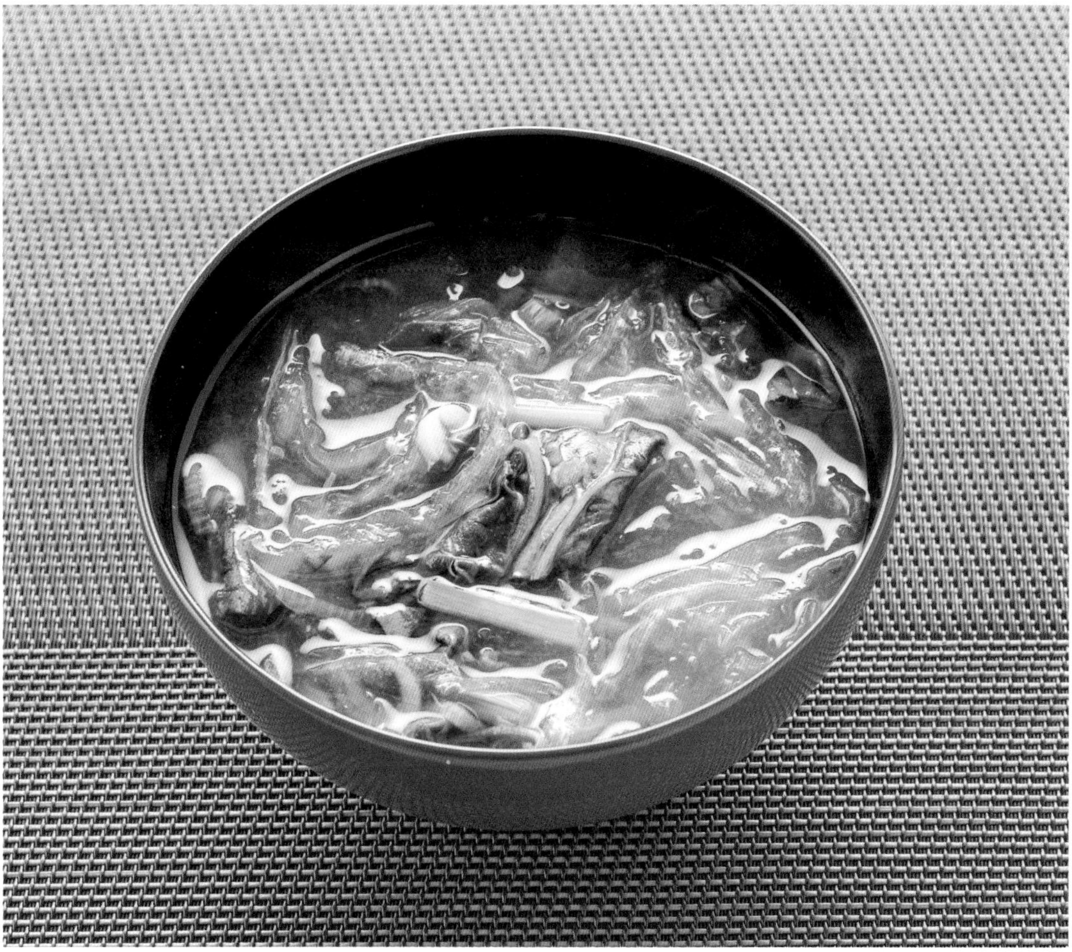

かんてんの食感を残して

ほうれん草のかんてんみそ汁

1人分	エネルギー	たんぱく質	食物繊維	食塩相当量
	35kcal	3.0g	2.8g	1.2g

POINT

糸かんてんは、最後に加えてすぐに火を消します。煮とかさずにみそ汁の具の一つとして、食感を楽しみましょう。

材料（2人分）

ほうれん草……100g
ねぎ……10g
みそ……大さじ1
カツオだし……1¼カップ
糸かんてん……乾2g

作り方

1 ほうれん草は2㎝長さに切る。ねぎは小口切りにする。

2 なべにだしを入れて火にかけ、ひと煮立ちしたらほうれん草、ねぎを加える。ほうれん草がしんなりとなったらみそをとき入れる。

3 糸かんてんを加え、すぐに火を消す。

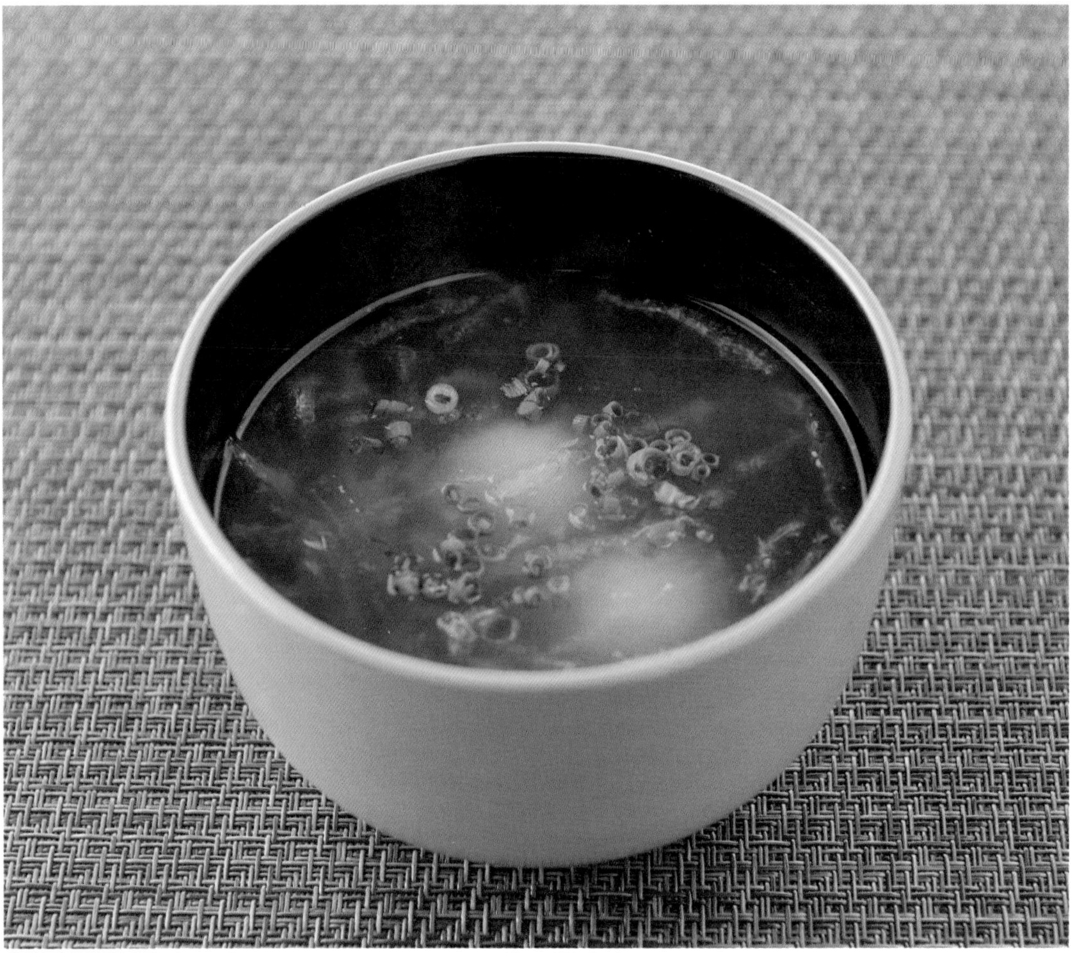

冷凍里芋を使えば時短＆おいしい！

里芋のかんてんみそ汁

1人分	エネルギー	たんぱく質	食物繊維	食塩相当量
	53kcal	2.8g	2.1g	1.2g

POINT

糸かんてんは、みそ汁に加えてすぐに火を消すと、とけずに食感が残ります。一方、しっかり加熱すると煮とけますが、食物繊維は汁に残っています。

材料（2人分）

冷凍里芋（市販品）……4個（80g）
塩蔵わかめ……乾1g
カツオだし……1¼カップ
みそ……大さじ1
糸かんてん……乾2g
あさつき（小口切り）……2g

作り方

1 わかめは水でもどして水けを絞り、一口大に切る。
2 なべにだしを入れて火にかけ、ひと煮立ちしたら里芋を冷凍のまま加え、やわらかくなるまで5～6分煮る。
3 みそをとき入れ、1とかんてんを加えて火を消す。ひと混ぜして器に盛り、あさつきを散らす。

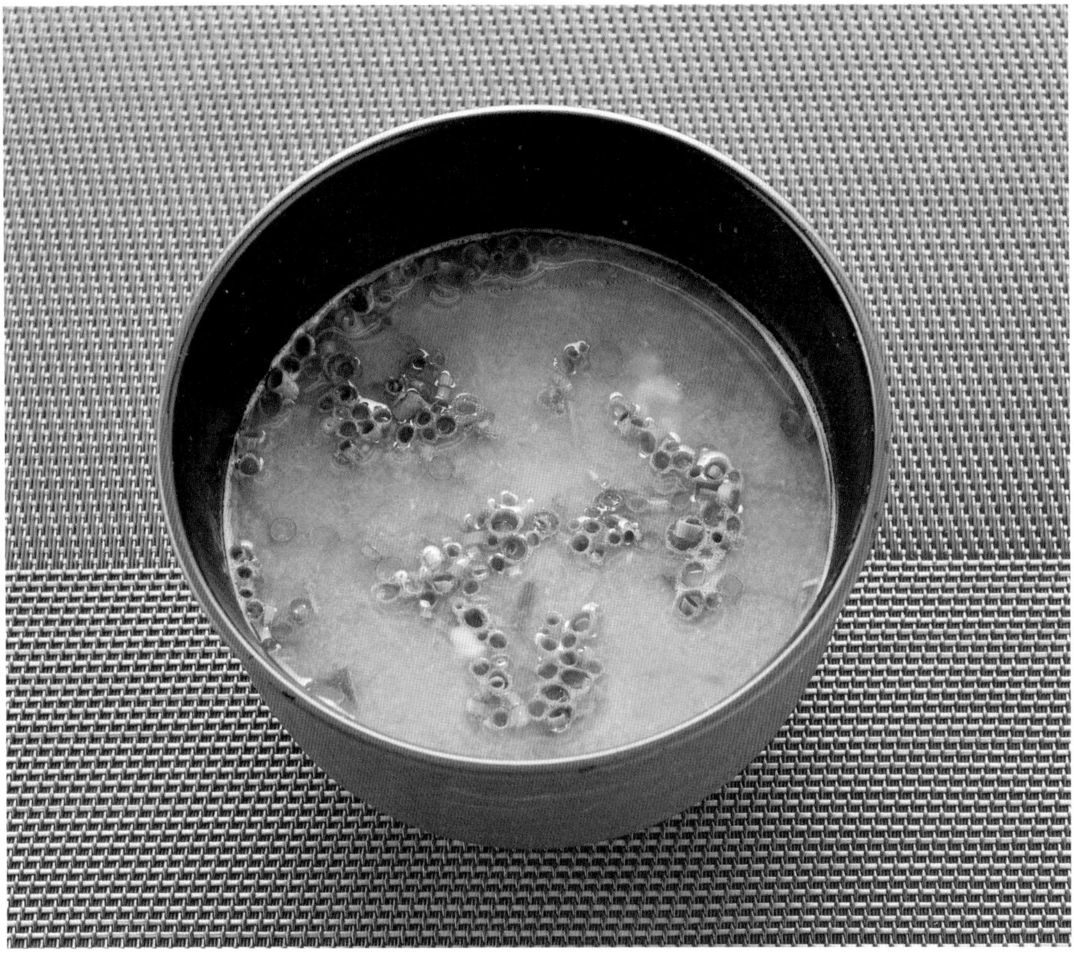

"快腸"ごはんにはずせない納豆が主役

納豆汁

1人分	エネルギー	たんぱく質	食物繊維	食塩相当量
	105kcal	9.6g	3.0g	1.2g

POINT

納豆は食物繊維、マグネシウムを多く含む発酵食品。みそ汁にすると、においもねばねばも軽減し、あわただしい朝も食べやすくなります。

材料（2人分）

| ひき割り納豆…………2パック（80g）
| 練りがらし……………………好みで1g
水……………………………………2カップ
削りガツオ……………………………4g
みそ……………………………………大さじ1
あさつき（小口切り）………………10g

作り方

1 納豆はよく混ぜ、好みで練りがらしを加える。

2 なべに水を入れて火にかけ、ひと煮立ちしたら削りガツオを加え、みそをとき入れる。

3 **1**に**2**の汁大さじ2を加えて納豆をゆるめる。**2**のなべに汁ごと加え、ひと煮立ちさせる。

4 器に盛り、あさつきを散らす。

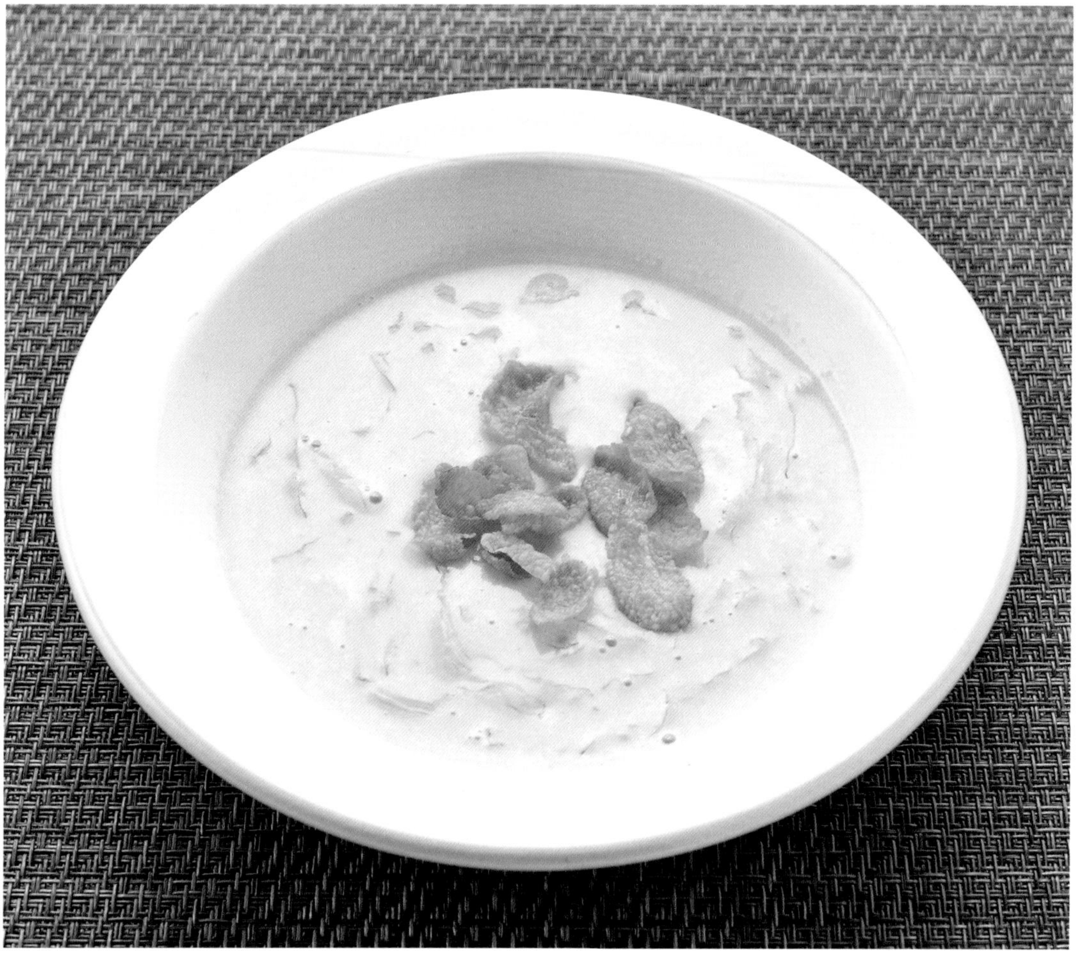

なべに食材を入れて温めるだけ

コーンかんてんスープ

1人分	エネルギー	たんぱく質	食物繊維	食塩相当量
	147kcal	5.0g	2.2g	1.3g

POINT

食物繊維が豊富なコーンクリーム缶詰めに、糸かんてんをプラス。噛《か》めるスープになり、唾液《だえき》が出て消化力がアップします。

材料（2人分）

a
- コーンクリーム缶詰め …… 160g
- 低脂肪牛乳 …… 1カップ
- 水 …… ½カップ
- 顆粒ブイヨン …… 小さじ1
- 糸かんてん …… 乾2g

コーンフレーク …… 大さじ1（2g）

作り方

1 なべにaを入れて火にかける。泡立て器で全体を混ぜ合わせながら温める。

2 器に盛り、コーンフレークを浮かべる。

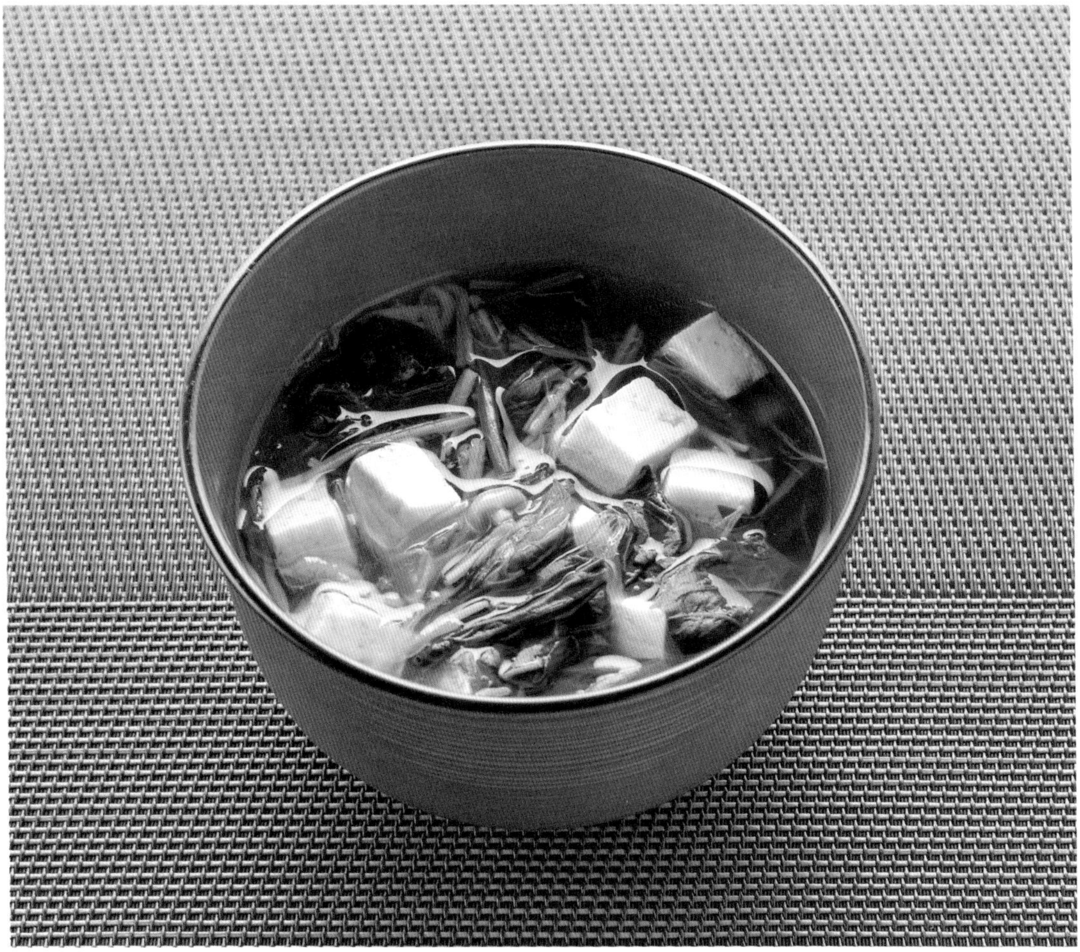

なめたけとだしの香味で調味は不要

なめたけの吸い物

1人分	エネルギー	たんぱく質	食物繊維	食塩相当量
	57kcal	4.9g	1.3g	0.8g

POINT

食物繊維は毎食少しずつプラスすることがたいせつです。「自家製なめたけ煮」を作りおきしておくと“快腸”ごはんに重宝します。

材料（2人分）

ほうれん草……………………40g
なめたけ（びん詰め）※ ……大さじ2（30g）
もめん豆腐…………………⅓丁（100g）
カツオだし……………………1¼カップ

※「自家製なめたけ煮」（90ページ）で代用可能。

作り方

1 ほうれん草は色よくゆで、水にさらして水けをきる。3㎝長さに切る。
2 豆腐は1㎝角に切る。
3 なべにだしを入れて火にかけ、ひと煮立ちしたら**1**、**2**、なめたけを加える。

ちゃちゃっと派

一皿“快腸”ごはん

**ごはんやパン、めんに、
たんぱく質源やお通じに役立つ食材を加えた
ちゃちゃっとごはん。主食とおかずを一皿で
同時にとれるレシピ集です。**

トマトの酸味でフレッシュに

ハヤシライス

1人分	エネルギー	たんぱく質	食物繊維	食塩相当量
	578kcal	18.3g	7.3g	3.0g

材料（2人分）

| 牛薄切り肉……………………100g
| 塩・こしょう………………各少量
トマト（一口大に切る）……大2個（300g）
しめじ類・まいたけ……………各90g
玉ねぎ（薄切り）…………½個（100g）
バター………………………大さじ½（6g）
小麦粉……………………………大さじ1⅓
糸かんてん………………………乾1g
a | みりん…………………………大さじ2
a | みそ・しょうゆ…………各大さじ1
a | 塩…………………………………少量
押し麦入りごはん（49ページ）……300g

POINT

身近な調味料で作るハヤシライス。小麦粉、かんてんを加えてとろみをつけると食べやすくなります。

作り方

1 牛肉は食べやすい大きさに切り、塩、こしょうをふる。

2 しめじは石づきを除いてほぐす。まいたけはほぐす。糸かんてんは水でもどし、水けをきる。

3 フライパンにバターをとかし、玉ねぎをいためる。きつね色になったら**1**を加え、肉の色が変わったら小麦粉をふり入れてさらにいためる。トマトを加えて中火で煮る。

4 とろみがついたら**2**、混ぜ合わせた**a**を加えて煮つめる。

5 器にごはんを盛り、**4**をかける。

ごはんは重要な食物繊維の供給源

にんじんツナごはん

1人分	エネルギー	たんぱく質	食物繊維	食塩相当量
	359kcal	9.0g	1.6g	1.9g

材料（作りやすい分量・4人分）

米……………………………2合（300g）
にんじん（すりおろす）……小1本（140g）
ツナ油漬け缶詰め………………1缶（70g）
雑穀米………………………………1袋（30g）
a | 塩・しょうゆ・みりん……各小さじ1

POINT

精白米に玄米、あわ、きび、もち麦などをブレンドした雑穀米を加えて食物繊維をさらにプラス。

作り方

1 米は洗って炊飯器の内釜に入れ、水を2合の目盛りに入れてから大さじ1⅓（20mL）分を減らし、30分おく。

2 **1**ににんじん、ツナを缶汁ごと、雑穀米、**a**を加えて軽く混ぜ、普通に炊く。

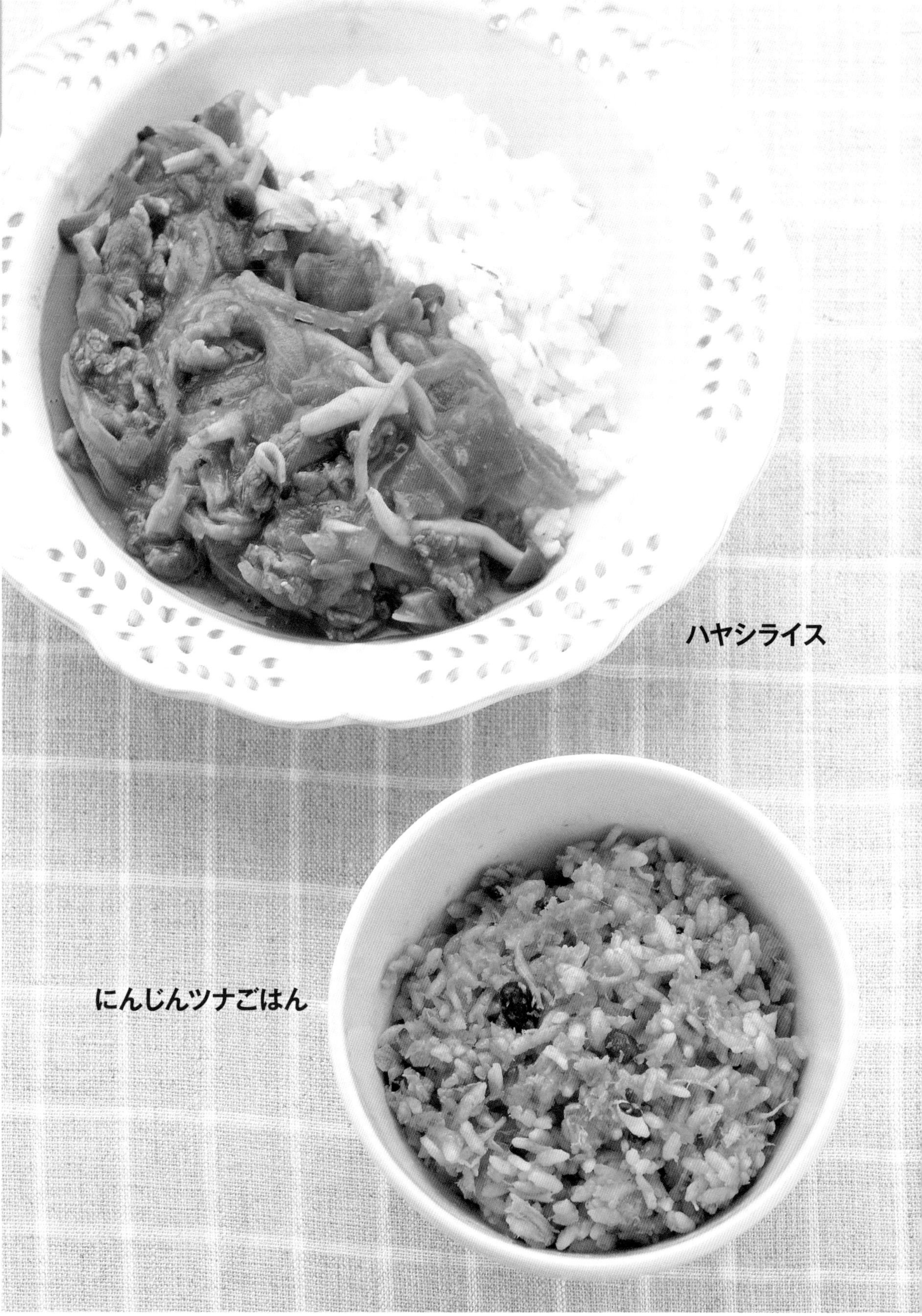
ハヤシライス
にんじんツナごはん

豊富な具材で食物繊維をバランスよく

ちまき風ごはん

1人分	エネルギー	たんぱく質	食物繊維	食塩相当量
	299kcal	10.2g	2.2g	1.9g

POINT

もち米をもち麦に変えるのもおすすめ。もちもち食感にぷちぷち食感が加わり、水溶性食物繊維のβ-グルカンがとれます。

材料（作りやすい分量・4人分）

もち米……1合（150g）
精白米……½合（75g）
焼き豚……100g
ゆでたけのこ……50g
干ししいたけ……2個（10g）
ねぎ……45g
にんじん……35g
ごま油……小さじ1

a
- みりん……大さじ2
- しょうゆ……大さじ1
- オイスターソース……大さじ½
- 顆粒鶏がらだし……小さじ1
- 水……1½カップ

作り方

1 もち米と精白米は洗って30分ほど浸水させ、水けをきる。

2 焼き豚は5㎜幅に切る。たけのこはさっとゆで、3㎝長さの拍子木切りにする。干ししいたけは水でもどして水けをきり、せん切りにする。ねぎはみじん切りにし、にんじん は3㎝長さの拍子木切りにする。

3 フライパンにごま油を熱して**2**をいため、**1**を加えていためる。混ぜ合わせた**a**を加え、ふたをして20分、弱火で炊く。

4 火を消し、ふたをしたまま10分蒸らす。

甘塩ザケやお総菜を利用して

サケちらしずし

1人分	エネルギー	たんぱく質	食物繊維	食塩相当量
	370kcal	16.8g	2.1g	1.1g

POINT

ひじき煮は食物繊維のほか、マグネシウム、カルシウム、鉄がとれる総菜です。

材料（2人分）

- 押し麦入りごはん（49ページ）……300g
- 酢……大さじ2

甘塩ザケ……1切れ（100g）
ひじき煮（市販の総菜）※……40g
青じそ……4枚

※「ひじき煮」（94ページ）を使うのもよい。

作り方

1 ごはんに酢を加えて酢飯を作る。

2 サケは焼いて身をほぐす。

3 青じそはせん切りにし、水にさらして水けを絞る。

4 **1**に**2**、ひじき煮を加えて混ぜ合わせる。器に盛り、**3**を置く。

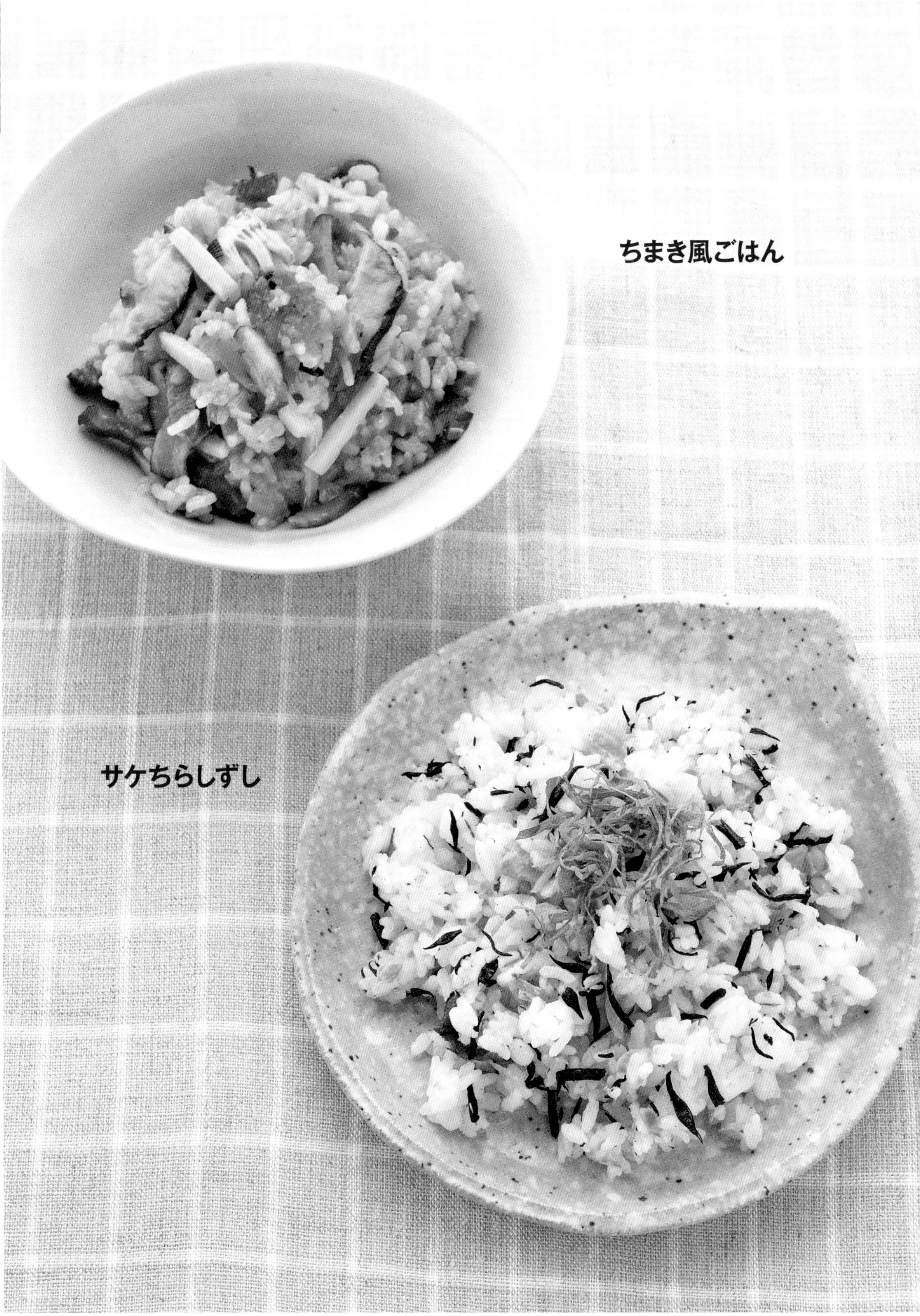
ちまき風ごはん
サケちらしずし

胃腸が疲れたときにやさしいごはん

わかめと卵のかんてん雑炊

1人分	エネルギー	たんぱく質	食物繊維	食塩相当量
	302kcal	8.2g	1.6g	1.4g

POINT

煮ることでごはんが汁を吸ってやわらかくなり、かんてんのとろみも加わって食べやすくなります。

材料（2人分）

押し麦入りごはん（49ページ）……300g
カットわかめ……乾2g
糸かんてん……乾1g
卵（ときほぐす）……1個（55g）
ねぎ（小口切り）……10g
a 酒……大さじ1
a しょうゆ……小さじ1弱（5g）
a 顆粒鶏がらだし……小さじ1
a 水……2カップ

作り方

1 なべにaを入れて火にかける。
2 ひと煮立ちしたら卵を入れ、ふんわりとしたかきたま汁を作る。
3 ねぎとごはんを加え、ごはんが汁を吸ってきたらわかめ、糸かんてんを加えて1～2分煮る。

炊きたてごはんにカットわかめを入れて蒸らせばＯＫ

わかめごはん

1人分	エネルギー	たんぱく質	食物繊維	食塩相当量
	304kcal	7.0g	1.5g	0.6g

POINT

1食で食物繊維が1.5gとれます。押し麦15gを入れることで、食物繊維が精白米だけのごはんのおよそ2.8倍になります。

材料（2人分）

精白米……1合（150g）
押し麦……15g
シラス干し……15g
カットわかめ……乾2g

作り方

1 米は洗って水けをきり、1合の目盛りまで水を入れる。押し麦と水大さじ2を加える。
2 シラス干しをのせて30分ほどおき、普通に炊く。
3 炊き上がったらわかめを加えて混ぜ、5分ほど蒸らす。

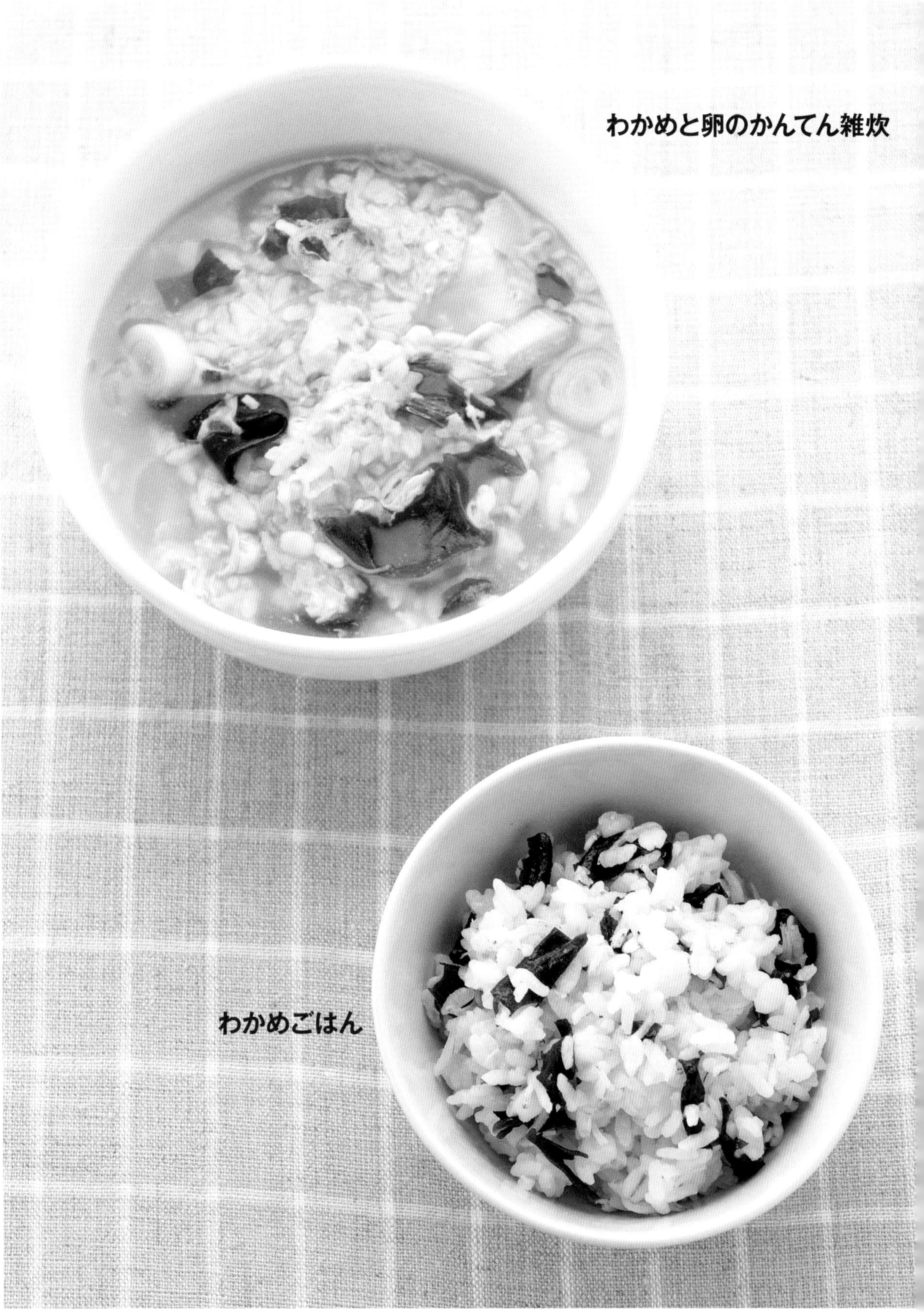
わかめと卵のかんてん雑炊
わかめごはん

とろみのある具をのせて

塩麹そば

1人分	エネルギー	たんぱく質	食物繊維	食塩相当量
	398kcal	20.7g	5.8g	4.3g

材料（2人分）

ゆでそば……………………2袋（400g）
｜鶏胸肉……………………………60g
｜塩麹……………………小さじ1（7g）
サラダ油…………………………小さじ½
｜長芋……………………………100g
｜めかぶ……………………………50g
｜塩麹……………………小さじ1（7g）
カツオだし…………………1¼カップ
めんつゆ（3倍濃縮）………………70g
ねぎ（小口切り）…………………10g
焼きのり（刻む）………全型½枚（1.5g）

作り方

1 鶏肉はそぎ切りにし、塩麹をまぶして30分ほど味をなじませる。

2 長芋は細切りにし、めかぶ、塩麹を混ぜ合わせる。

3 そばはさっと湯通しをし、湯をきって器に盛る。

4 フライパンに油を熱し、**1**を焼く。焼き色がついたら裏返し、中まで火を通す。

5 なべにだしを入れて火にかけ、ひと煮立ちしたら**4**の鶏肉を加える。めんつゆを加えて2分ほど煮る。

6 **3**に**5**の鶏肉と**2**をのせ、**5**の汁をかける。ねぎをのせ、のりを天盛りにする。

POINT

少なめのつゆに、めんをからめながら食べるそば。長芋、めかぶなどとろみのある具をトッピングすることで、さらに食べやすくなります。

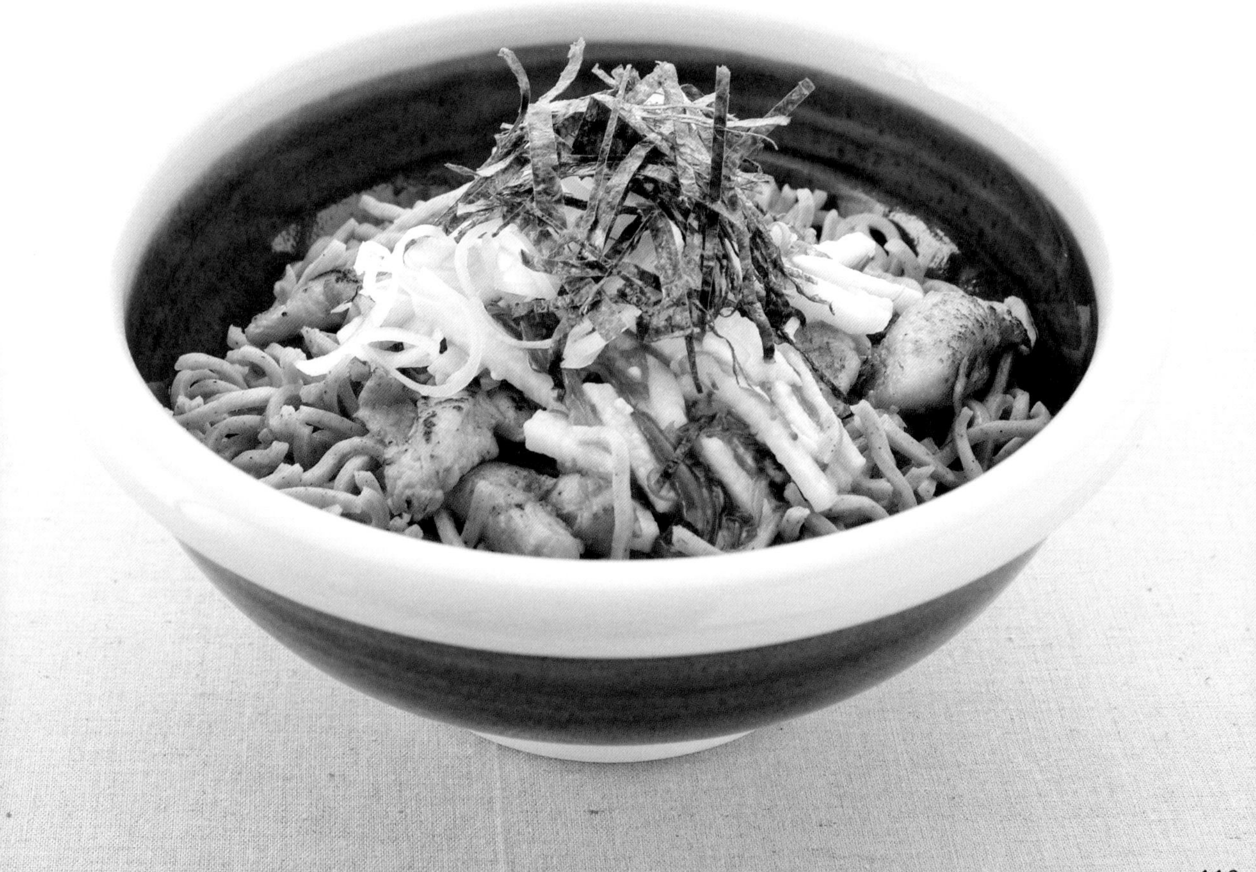

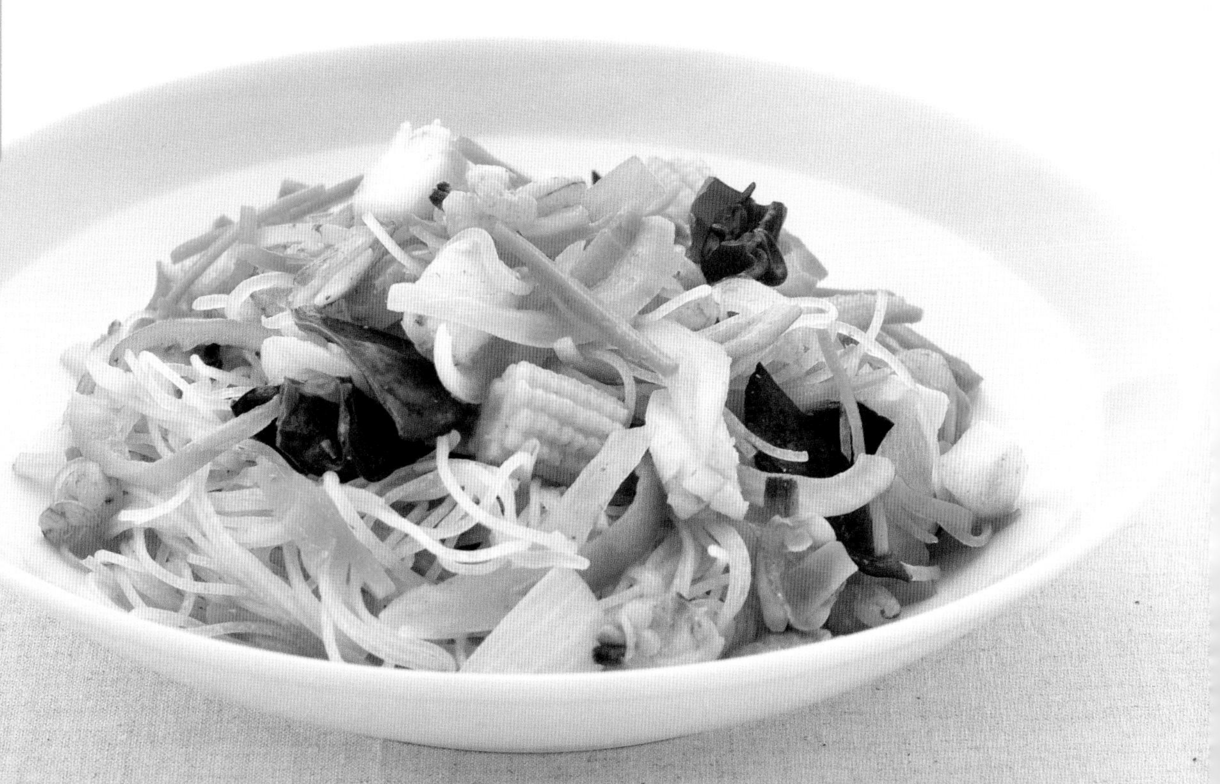

POINT

シーフードミックスを使えば、手軽にたんぱく質が補えてボリュームもアップ。しらたき、きくらげがおなかの健康を強力サポート。

めん以上に具だくさん

海鮮ビーフン

1人分	エネルギー	たんぱく質	食物繊維	食塩相当量
	421kcal	14.5g	5.3g	4.0g

材料（2人分）

- 冷凍シーフードミックス（解凍する）……1袋（170g）
- 玉ねぎ……½個（100g）
- にんじん……⅔本（100g）
- ピーマン……1個（30g）
- ヤングコーン……3本（30g）
- しらたき……30g
- きくらげ……6枚（乾6g）
- にんにく（薄切りにする）……2枚
- サラダ油……大さじ2
- ビーフン……乾70g
- 水……1カップ
- a 酒……大さじ3⅓
- a オイスターソース……大さじ1
- a しょうゆ……小さじ2
- a 塩……小さじ½
- ごま油……小さじ2

作り方

1 玉ねぎ、にんじん、ピーマンは細切りにする。ヤングコーンは2㎝長さに切る。しらたきは水けをきり、2㎝長さに切る。きくらげは水でもどし、食べやすく切る。

2 フライパンにサラダ油を熱し、にんにく、しらたきを入れていためる。1の野菜、きくらげを加えていため合わせる。

3 野菜に火が通ったら、シーフードミックスを加えていため合わせる。フライパンの真ん中をあけてビーフンを入れ、ビーフンに水をかけてほぐす。混ぜ合わせたaを加え混ぜ、ふたをして3分ほど蒸し煮にする。

4 ふたをはずして全体をよく混ぜ、ごま油をまわしかける。

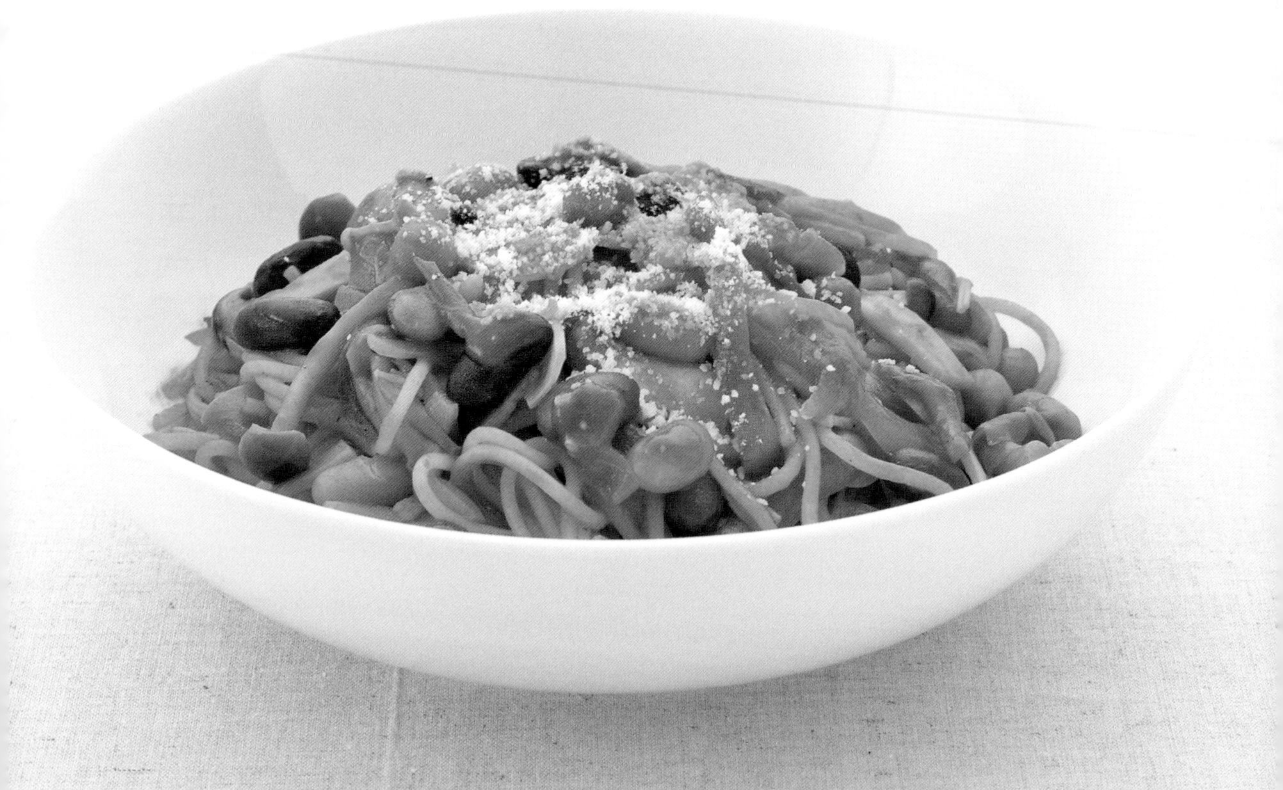

濃厚ソースが具をまとめる

きのこと豆のナポリタン

1人分	エネルギー	たんぱく質	食物繊維	食塩相当量
	656kcal	22.4g	13.8g	3.3g

材料（2人分）

スパゲティ（半分に折る）…………160g
ベーコン（1㎝幅に切る）…………40g
玉ねぎ（薄切り）…………1個（180g）
にんにく（薄切り）…………2かけ分（12g）
サラダ油…………大さじ1

a
- トマトジュース（食塩不使用のもの）…………2カップ
- トマト（刻む）…………2個（300g）
- ゆでミックスビーンズ…………50g
- 水…………½カップ

えのきたけ・しめじ類・エリンギ・まいたけ…………各50g
ピーマン（細切り）…………1個（30g）

b
- みりん…………大さじ2
- しょうゆ…………大さじ1
- 塩…………小さじ½
- こしょう…………少量

粉チーズ…………適量

POINT

フライパンにきのこと豆、スパゲティを乾めんのまま入れ、トマトジュースで煮込むだけ。フライパン1つで本格的ナポリタンが作れます。

作り方

1 えのきたけ、しめじは石づきを除き、ほぐす。エリンギは薄切りにし、まいたけはほぐす。

2 フライパンに油を熱し、ベーコンと玉ねぎ、にんにくを入れていためる。

3 **a**を加え、ひと煮立ちしたらスパゲティを加え、ときどき混ぜながらふたをして10分ほど煮る。スパゲティがやわらかくなったら**1**とピーマン、混ぜ合わせた**b**を加え、全体を混ぜる。

4 器に盛り、粉チーズをふる。

ぱりぱりめん＆とろとろあん
あんかけ焼きそば

1人分	エネルギー	たんぱく質	食物繊維	食塩相当量
	875kcal	33.6g	11.0g	3.6g

材料（2人分）

| 中華めん………………… 2袋（300g）
| 塩・こしょう………………… 各少量
ごま油………………… 大さじ2
にんにく（薄切り）………………… 3枚
豚こま切れ肉………………… 160g
キャベツ………………… 150g
にんじん・にら………………… 各50g
しめじ………………… ½袋（100g）
エリンギ………………… 2本（80g）
えのきたけ………………… ½袋（50g）
きくらげ………………… 2枚（乾2g）
糸かんてん………………… 乾1g
a | 水………………… 1カップ
a | みりん………………… 大さじ2
a | 焼きそばに添付のソース………… 2袋※
| 水………………… 大さじ2
| かたくり粉………………… 大さじ1
練りがらし・酢………………… 各少量

※ウスターソース大さじ2で代用できる。

作り方

1 豚肉は一口大に切る。

2 キャベツは一口大に切り、にんじんは細切りにし、にらは3㎝長さに切る。

3 しめじとえのきたけは石づきを除いてほぐす。エリンギは薄切りにする。きくらげは水でもどし、1㎝幅に切る。

4 糸かんてんは水でもどす。

5 中華めんは電子レンジで2分ほど加熱する。熱したフライパンで焼き色をつけ、塩、こしょうをふる。器に盛る。

6 中華なべに油を熱し、にんにくを入れていためる。香りが立ったら豚肉を入れてこんがりと焼きつける。**2**、**3**を加えていため、しんなりとなったら糸かんてんと**a**を加え混ぜる。1～2分煮て、水どきかたくり粉でとろみをつける（きのこ野菜あん）。

7 **5**にきのこ野菜あんをかける。からし、酢を添え、好みでつけて食べる。

POINT

かりっと焼いた香ばしいめんに、きのこや野菜をたっぷり使ったあんをかけた、食べごたえのある一皿です。

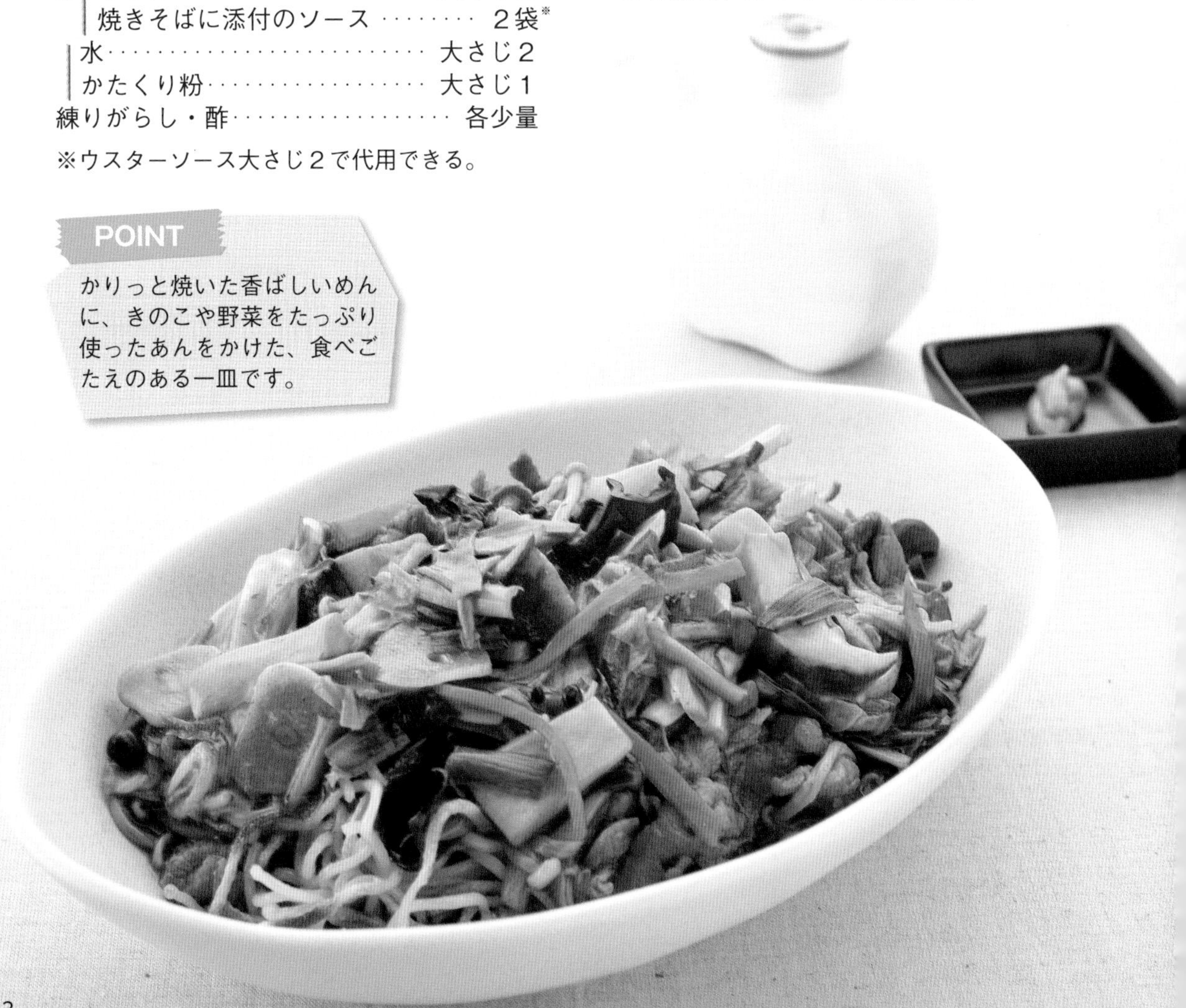

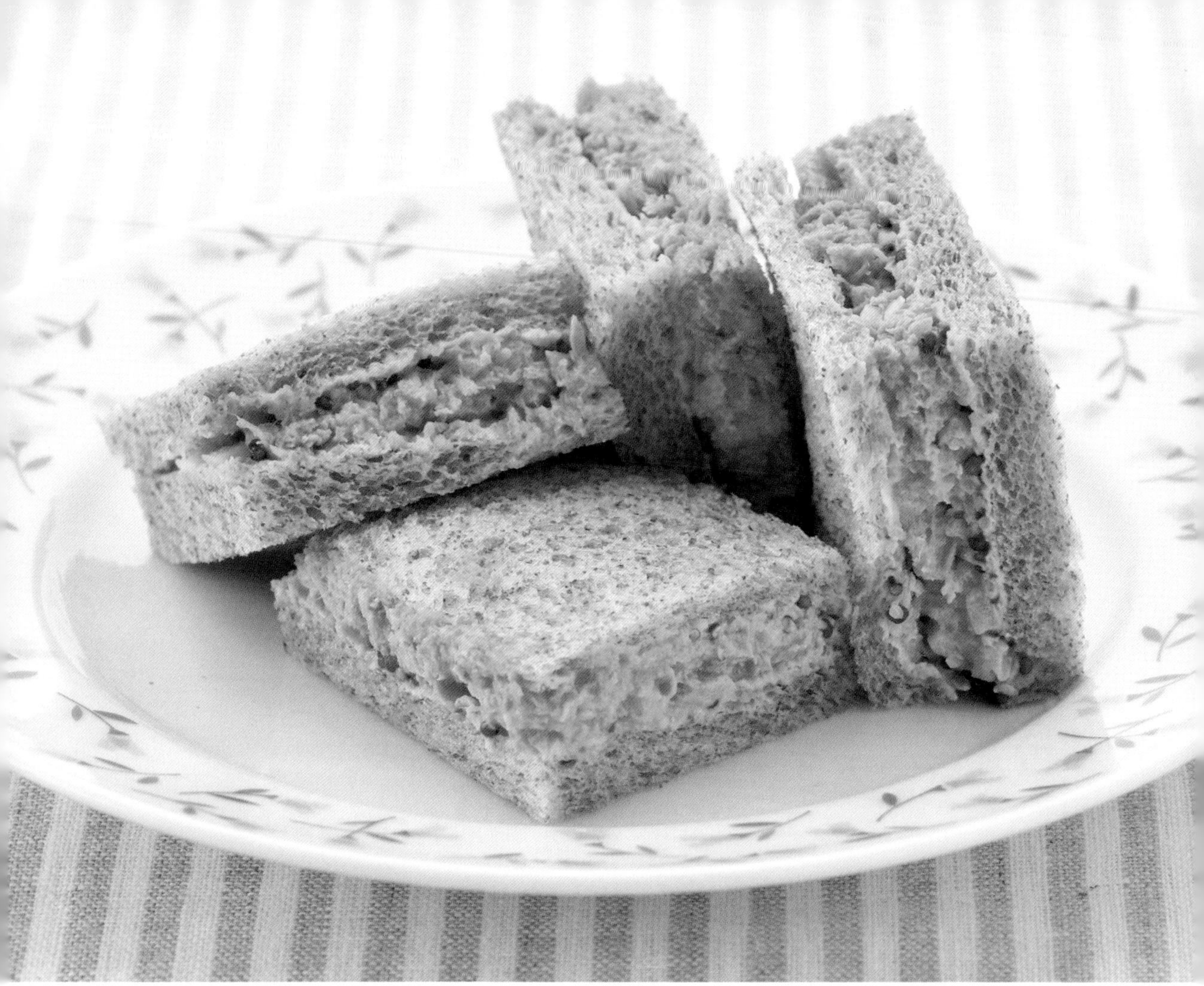

にんじんの甘味がくせになる

にんじんサンド

1人分	エネルギー	たんぱく質	食物繊維	食塩相当量
	270kcal	6.7g	2.8g	1.3g

POINT

火を使わずにちゃちゃっとできるサンドイッチ。にんじんはすりおろし、ツナ缶やマヨネーズを加えることで、食べやすくなります。

材料（2人分）

全粒粉パン（12枚切り）…… 4枚（120g）
マーガリン…………… 大さじ1（12g）
粒入りマスタード……………… 少量
にんじん…………………… 40g
a
玉ねぎ（みじん切り）… 大さじ1（5g）
ツナ油漬け缶詰め ……………… 15g
マヨネーズ ……………… 大さじ1
レモン果汁・塩・こしょう …… 各少量

作り方

1 にんじんはすりおろし、aを加え混ぜる。
2 パンにマーガリン、粒マスタードを塗り、1をはさむ。食べやすい大きさに切って器に盛る。

クリームチーズがまとめ役

わかめクリーミーサンド

1人分	エネルギー	たんぱく質	食物繊維	食塩相当量
	274kcal	6.8g	2.5g	1.5g

POINT

わかめや青じそなどの和の食材を、クリームチーズがまとめてパンに合う具に。サンドイッチでも海藻類がとれるお手本です。

材料（2人分）

全粒粉パン（12枚切り）…… 4枚（120g）
マーガリン…… 大さじ1（12g）
塩蔵わかめ…… 乾10g
a
- ツナ油漬け缶詰め…… 15g
- クリームチーズ・玉ねぎ（みじん切り）…… 各5g
- 青じそ（せん切り）…… 大2枚（1g）
- マヨネーズ…… 大さじ1
- 練りわさび…… 小さじ1
- 塩…… 少量

作り方

1 わかめは水でもどして水けを絞り、一口大に切る。

2 **1**に**a**を混ぜ合わせる。

3 パンにマーガリンを塗り、**2**をはさむ。食べやすい大きさに切って器に盛る。

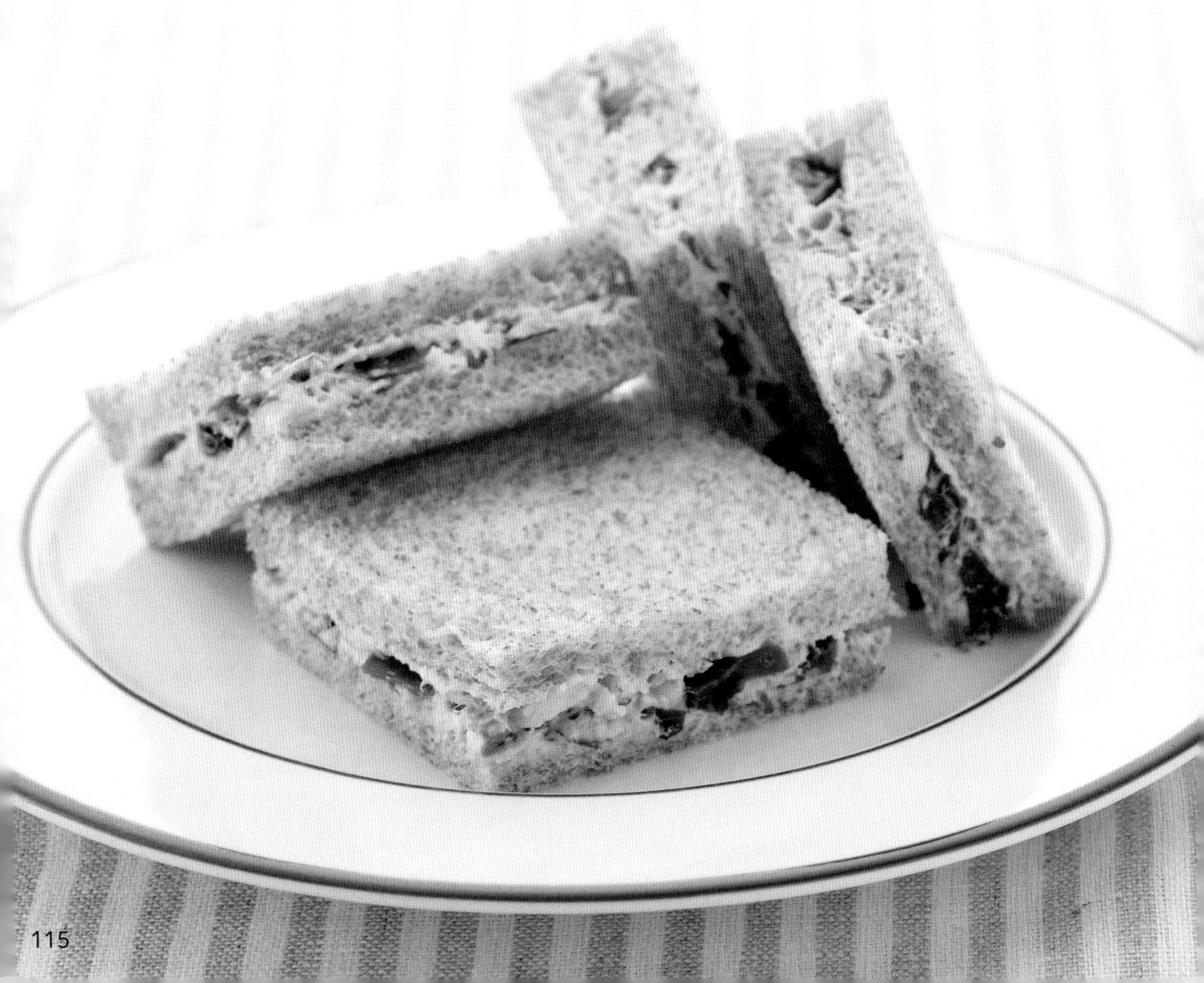

トースト１枚におかずをのせて

和風エッグトースト

1人分	エネルギー	たんぱく質	食物繊維	食塩相当量
	364kcal	12.5g	3.8g	1.6g

POINT

電子レンジで作る半熟卵がなめらかな食感を与え、食べやすいトーストに。のりはちぎると噛《か》み切りやすくなります。

材料（2人分）

全粒紛パン（６枚切り）……２枚（120g）
マーガリン……小さじ２（８g）
粒入りマスタード……小さじ２
卵……２個（100g）
マヨネーズ……大さじ２
焼きのり（ちぎる）……全型½枚（1.5g）
なめたけ（びん詰め）※……小さじ２（10g）

※「自家製なめたけ煮」（90ページ）で代用可能。

作り方

1 卵は１個ずつ湯のみ茶わんなどに割り入れ、常温にしばらくおく。卵がかぶるくらいの水を入れ、卵黄の３か所につまようじで穴をあけ、電子レンジで１分20秒加熱する（半熟卵になる）。

2 パンにマーガリンと粒マスタードを塗る。マヨネーズを四角に絞り出し、内側に焼きのり、なめたけ、**1**の卵をのせる。

3 オーブントースターで、卵が好みのかたさになるまで焼く。

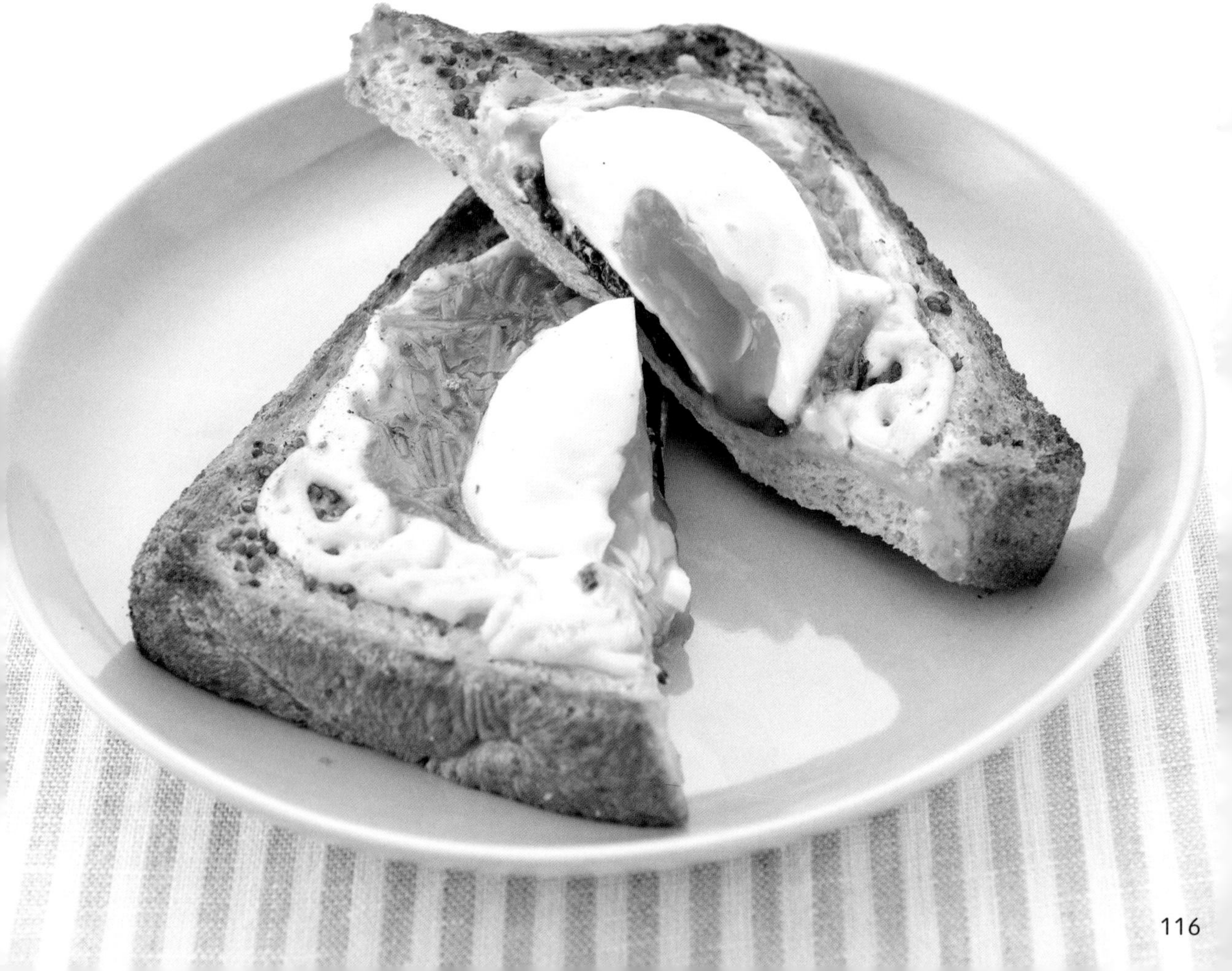

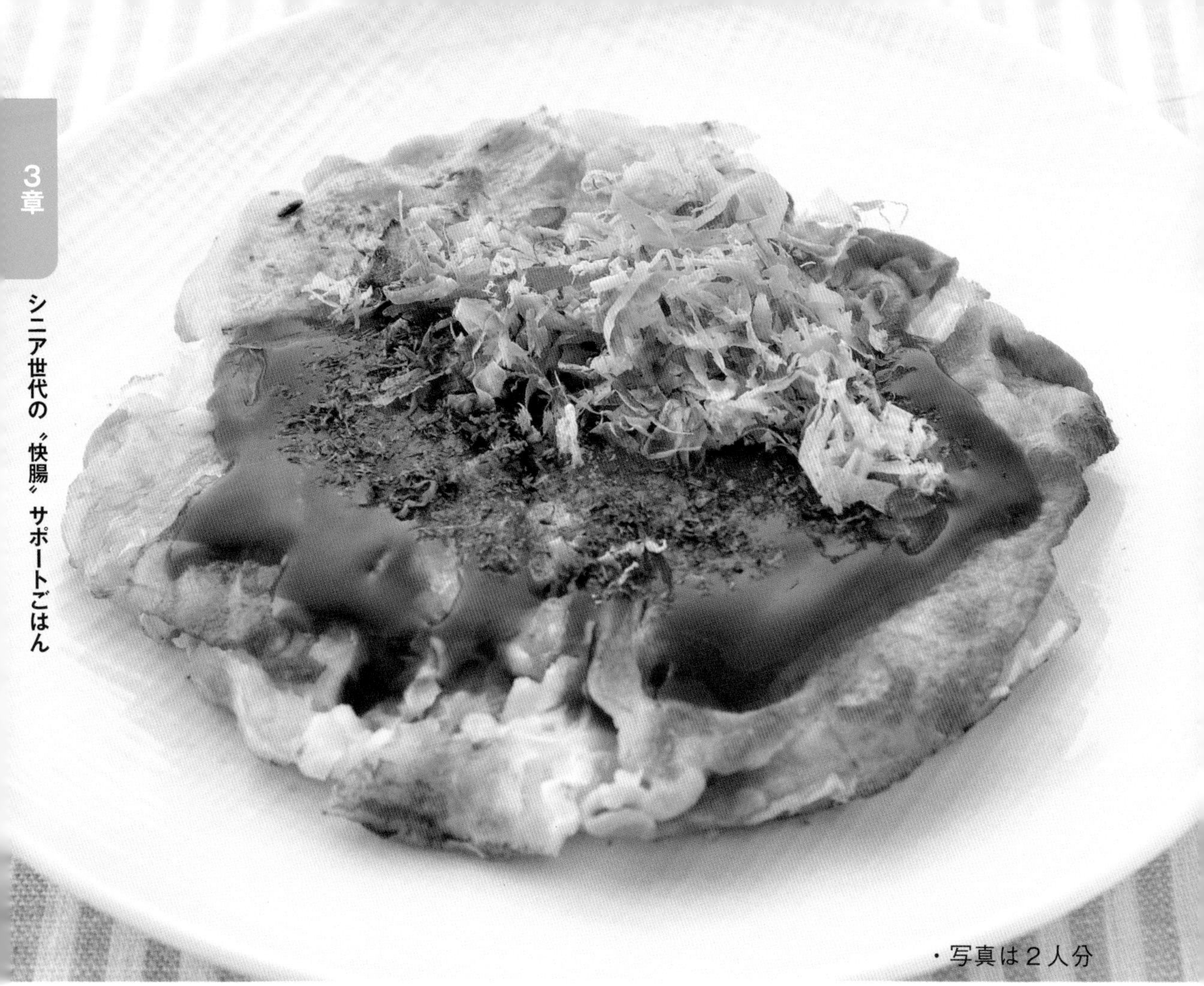

・写真は２人分

ホットケーキミックス＋かんてんの生地で

豚チーズお好み焼き

１人分	エネルギー	たんぱく質	食物繊維	食塩相当量
	445kcal	19.7g	3.4g	1.5g

POINT

キャベツは繊維を断つように切ると食べやすくなります。ホットケーキミックスの甘味が苦手という人は市販のお好み焼き粉でもOK。

材料（２人分）

豚ロース薄切り肉……80g
キャベツ……100g
a
- ホットケーキミックス……100g
- とろけるチーズ……40g
- 枝豆……さやから出して20g
- 糸かんてん……乾２g
- 水……大さじ４

サラダ油……小さじ２
お好み焼きソース……20g
青のり・削りガツオ……各少量

作り方

1 キャベツは繊維と直角にせん切りにする。

2 ボールに**1**と**a**を入れて混ぜ合わせる。

3 フライパンに小さじ½の油を熱し、豚肉の両面をこんがりと焼き色がつくまで焼き、とり出す。

4 **3**のフライパンに残りの油を入れて熱し、**3**の豚肉を敷く。その上に**2**を流し入れて丸く形を整え、２分ほど焼く。裏返してふたをし、弱火で５分ほど焼く。

5 器に盛り、お好み焼きソースを塗り、青のりを散らして削りガツオをのせる。

おいしく“快腸”

間食

一度に食べる量が減っているときは、
間食を利用するのも手。
食物繊維、発酵食品、オリゴ糖など
“快腸”に役立つ食品を補いましょう。

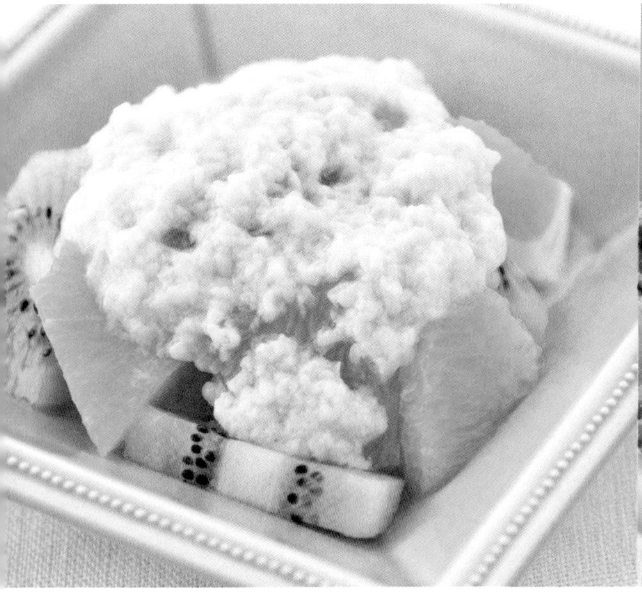

POINT

発酵食品である甘酒には食物繊維やオリゴ糖が含まれます。オリゴ糖は大腸まで届いて腸内環境をととのえる糖分です。

甘味と酸味が好バランス

甘酒フルーツ

1人分	エネルギー	たんぱく質	食物繊維	食塩相当量
	98kcal	2.2g	2.2g	0.1g

材料（2人分）

オレンジ…………………… 1個（180g）
キウイフルーツ…………… 1個（100g）
甘酒………………… 大さじ6（90g）

作り方

1 オレンジは薄皮を除き、一口大に切る。キウイは3㎜厚さの半月に切る。

2 器に**1**を盛り、甘酒をかける。

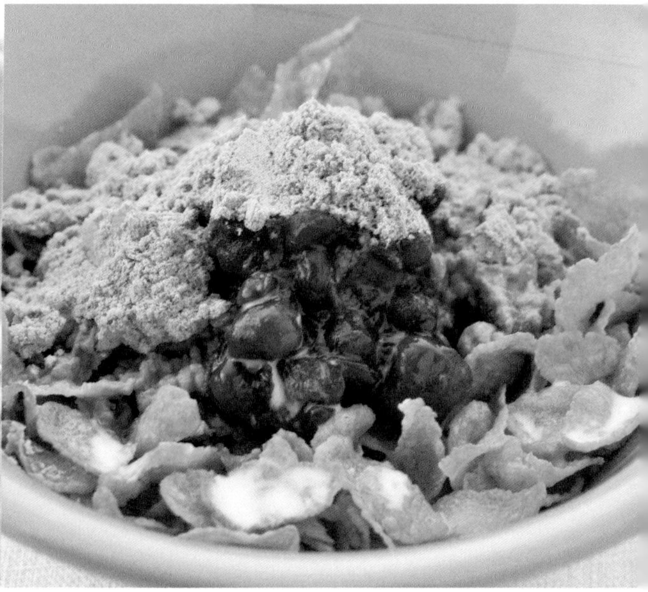

POINT

きな粉、あずき、シリアルは食物繊維の黄金トリオ。よく混ぜて時間をおくとシリアルがやわらかくなり、食べやすくなります。

朝食代わりにもなる

きな粉とあずきのシリアル

1人分	エネルギー	たんぱく質	食物繊維	食塩相当量
	328kcal	10.8g	3.8g	0.9g

材料（2人分）

シリアル……………………………60g
ゆであずき（缶詰め）…………… 100g
きな粉……………… 大さじ3（15g）
牛乳…………………………… 1カップ

作り方

1 器にシリアルを入れてあずきをのせる。

2 きな粉をふり、牛乳を注ぎ入れる。

栄養、エネルギー補給にも

小松菜とバナナのヨーグルトミルク

1人分	エネルギー	たんぱく質	食物繊維	食塩相当量
	152kcal	6.6g	1.5g	0.2g

材料（2人分）

小松菜・バナナ……………………各100g
a｜低脂肪牛乳……………………1カップ
　｜プレーンヨーグルト……………100g

作り方

1 バナナと小松菜はそれぞれ一口大に切って凍らせる。

2 ミキサーに1、aを入れ、なめらかになるまで30〜50秒攪拌《かくはん》する。

POINT

小松菜、バナナを凍らせておくと、いつでも“快腸”ドリンクを作ることができます。甘味が足りないときはオリゴ糖シロップで調整を。

善玉菌をとって増やすかんてんドリンク

とろとろラッシー

1人分	エネルギー	たんぱく質	食物繊維	食塩相当量
	121kcal	5.8g	0.7g	0.2g

材料（2人分）

牛乳………………………………⅘カップ
水…………………………………⅕カップ
粉かんてん…………………………1g
a｜プレーンヨーグルト…………⅘カップ
　｜オリゴ糖シロップ…………小さじ1
レモン（輪切り）…………………2枚

作り方

1 小なべに牛乳と水を入れて火にかける。ひと煮立ちしたら粉かんてんを加えて混ぜ合わせ、2分ほど煮とかす。

2 1のあら熱がとれたらaを加え混ぜ、冷蔵庫で1時間ほど冷やす。グラスに注ぎ、レモンを添える。

POINT

ひと煮立ちして粉かんてんを加えたら、2分ほど沸騰させることが、とろとろに仕上げるポイントです。

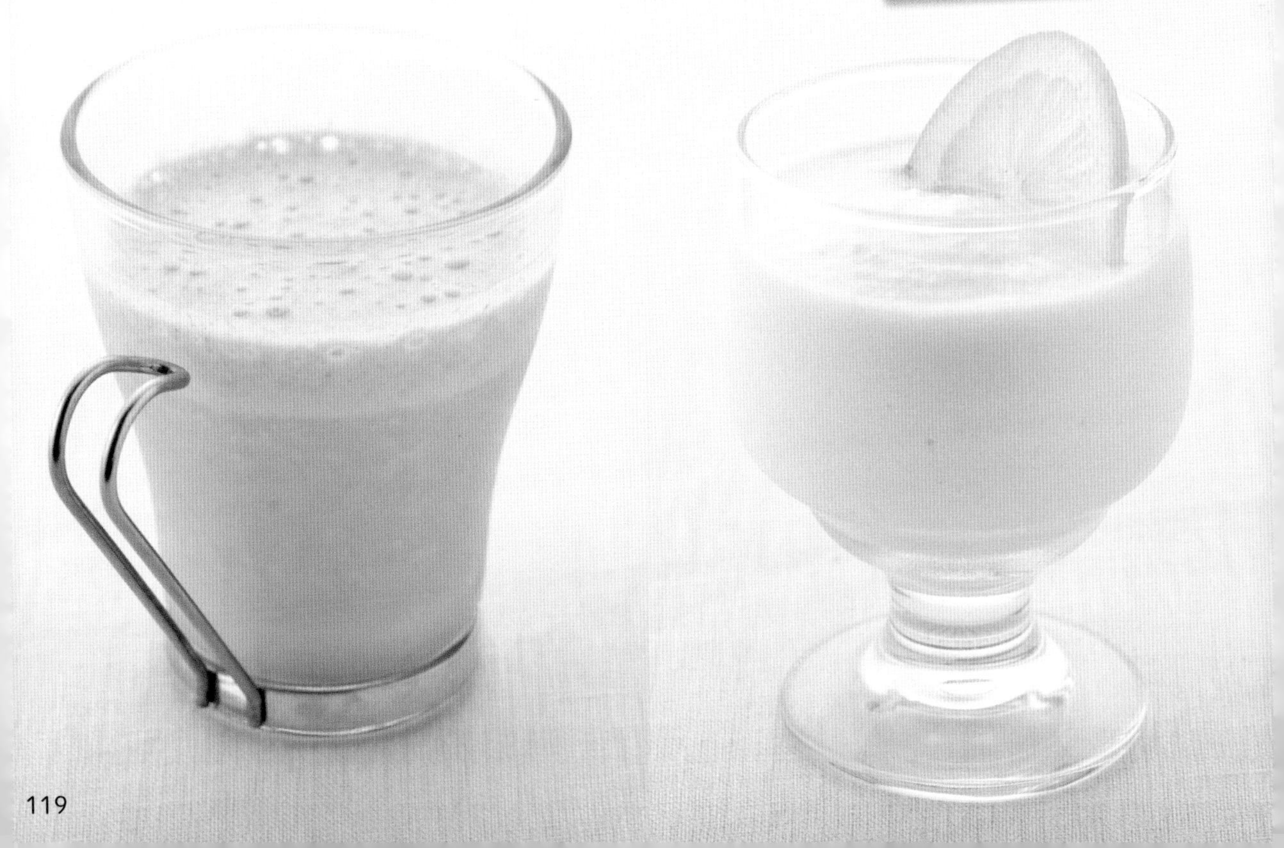

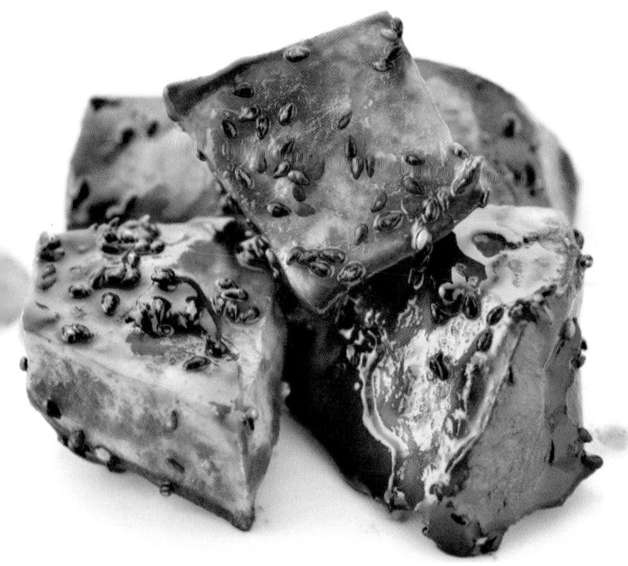

食物繊維も油もとれる

大学芋

1人分	エネルギー	たんぱく質	食物繊維	食塩相当量
	192kcal	0.9g	1.6g	0.4g

材料（作りやすい分量・４人分）

さつま芋……………………皮つき200g
サラダ油……………………大さじ３
砂糖………………大さじ３強（30g）
水……………………………大さじ１
しょうゆ……………………大さじ½
いり黒ごま…………………大さじ１

作り方

1 さつま芋は乱切りにして10分ほど水にさらし、水けをふく。

2 フライパンに油大さじ２を熱し、**1**を入れる。ときどき返しながら、ふたをして10分ほど蒸し焼きにする。竹串が通るようになったら、いったんとり出す。

3 フライパンに残りの油を足して強火にかけ、砂糖、水の順に加える。砂糖が完全にとけて沸騰したらしょうゆを加え混ぜる（たれ）。

4 **2**のさつま芋を戻し入れてからめる。火を消し、ごまをふる。

POINT

甘辛いたれ、ごまの香ばしさはいつもの味わいですが、揚げずに蒸し焼きにするので簡単。さっぱりとした仕上がりです。

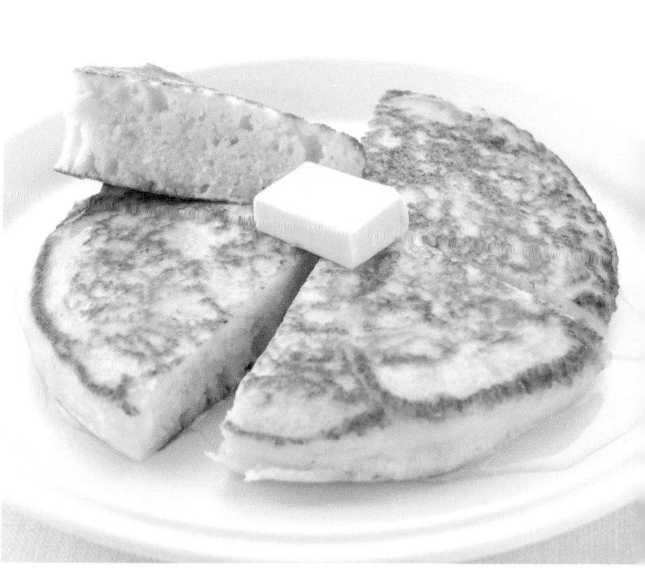

焼き上がりはしっとりふわふわ

おからのホットケーキ

1枚分	エネルギー	たんぱく質	食物繊維	食塩相当量
	358kcal	8.9g	3.8g	0.7g

材料（作りやすい分量・４枚分）

a
- ホットケーキミックス…………200g
- おから……………………………100g
- 牛乳……………………………¾カップ
- プレーンヨーグルト……………50g
- 卵……………………………１個（55g）

オリーブ油…………………大さじ２
バター………………小さじ１（４g）

- バター……………大さじ１（12g）
- オリゴ糖シロップ………………10g

作り方

1 ボールに**a**を入れてよく混ぜ合わせる。

2 フライパンに油の¼量を熱し、バター小さじ¼を加えてとかし、**1**の¼量を流し入れて丸く形を整える。焼き色がついたら裏返し、色よく焼く。残りの３枚も同様に作る。

3 器に盛り、バターとオリゴ糖シロップを１枚あたり¼量ずつ置く。

POINT

おからを加えて食物繊維量をアップ。作りやすい４枚分を焼き、１～２枚を食べ、残りは冷蔵保存して早めに食べるようにします。

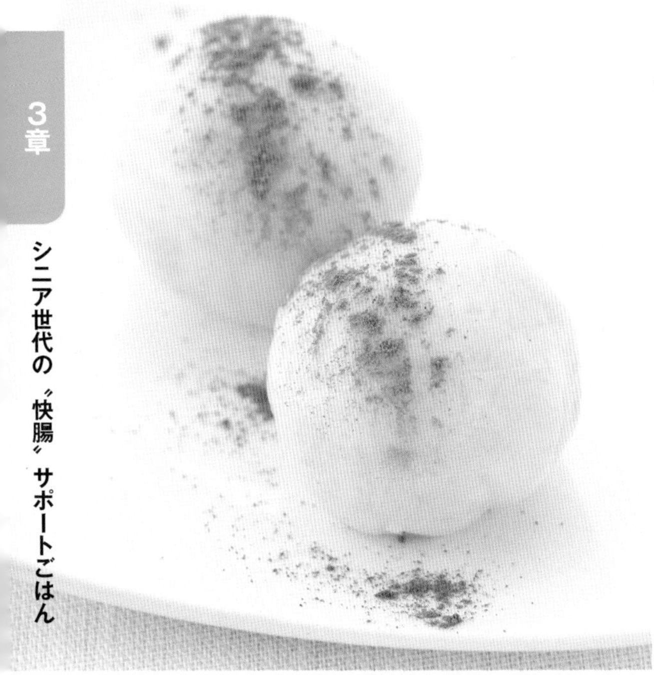

POINT

さつま芋をゆでてつぶして食べやすく。かんてん液を、小さくて少し深い容器に入れると団子にからめやすくなります。

素朴でやさしい味わいの和菓子

さつま芋団子

1人分	エネルギー	たんぱく質	食物繊維	食塩相当量
	94kcal	0.6g	1.9g	0.5g

材料（2人分）

さつま芋……………………………100g
バター………………小さじ1¼（5g）
砂糖………………………………小さじ1
塩…………………………………少量
｜粉かんてん……………………2g
｜水……………⅔カップ弱（125mL）
シナモン（粉末）………………少量

作り方

1 さつま芋は輪切りにして水にさらし、水けをきる。

2 **1**をやわらかくなるまでゆでて湯をきり、フライパン（またはなべ）でからいりする。ボールに移してバター、砂糖、塩を加えてさつま芋をつぶしながら混ぜ合わせ、4等分にして丸める。

3 小なべに粉かんてんと水を入れて混ぜ合わせ、火にかける。2分ほど沸騰させて煮とかす（かんてん液）。

4 かんてん液に**2**を入れてからませ、器に盛る。あら熱がとれたらシナモンをふる。

ところてんをあんみつ風に

小倉ところてんフルーツ添え

1人分	エネルギー	たんぱく質	食物繊維	食塩相当量
	64kcal	1.1g	1.4g	0g

材料（2人分）

ところてん…………………………100g
グレープフルーツ…………………50g
ゆであずき（缶詰め）……………20g
ドライプルーン（半分に切る）‥ 2個（16g）
黒みつ……………………小さじ2（12g）

作り方

1 ところてんは洗って水けをきる。

2 グレープフルーツは薄皮を除き、一口大に切る。

3 器にところてん、グレープフルーツ、プルーン、あずきを盛り、黒みつをかける。

POINT

市販のところてんを使うと手軽です。グレープフルーツのほか、みかんやパイナップルの缶詰めもおすすめ。

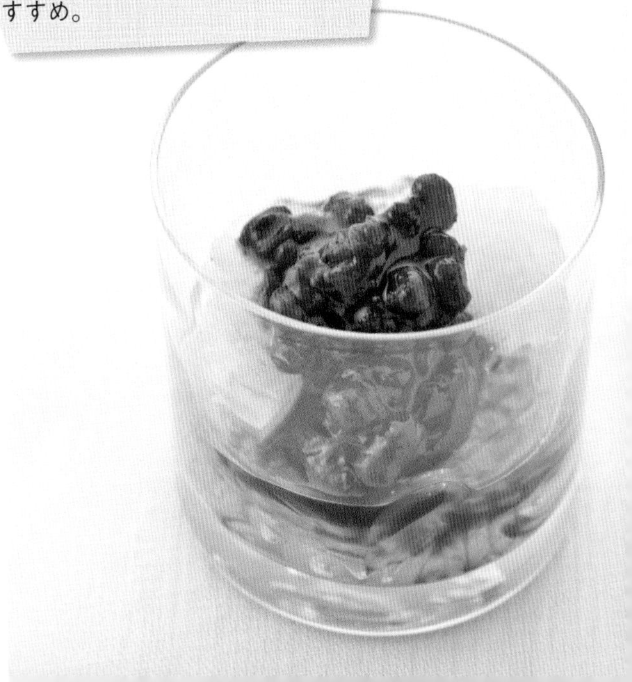

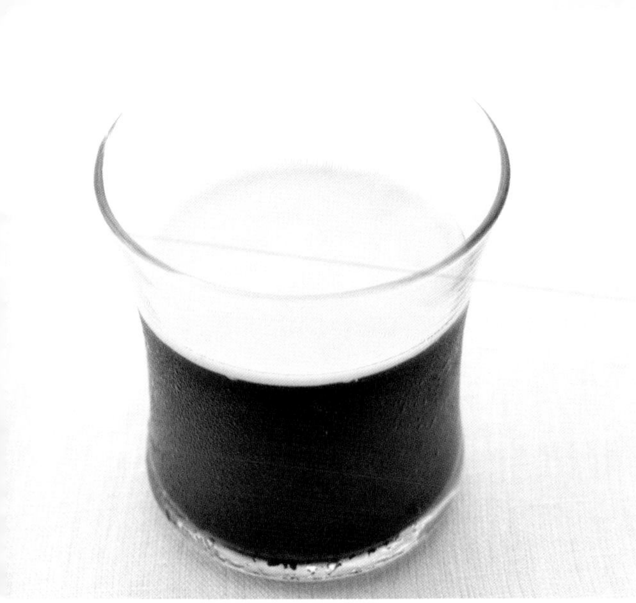

歯切れよく、ほろっとした食感です

コーヒーゼリーかん

1個分	エネルギー	たんぱく質	食物繊維	食塩相当量
	39kcal	0.8g	0.2g	0g

材料（作りやすい量・150mLの器４個分）

水……………………………2½カップ
粉かんてん……………小さじ½（１g）
インスタントコーヒー………大さじ１½
砂糖…………………………大さじ３
ラム酒…………………………少量
｜スキムミルク…………………大さじ１
｜水……………………………大さじ２

作り方

1 なべに水、粉かんてんを入れて混ぜ合わせ、火にかけて２分ほど沸騰させて煮とかす。インスタントコーヒー、砂糖を加え混ぜてとかす。火を消す。

2 あら熱がとれたらラム酒を加え、器に流し入れる。冷蔵庫で1時間ほど冷やしかためる（コーヒーゼリーかん）。

3 食べるときに、スキムミルクに水を加えてとかし、４等分にして**2**にかける。

POINT

粉かんてんが完全にとけてから砂糖やコーヒーを加えます。冷蔵で２～３日保存できます。

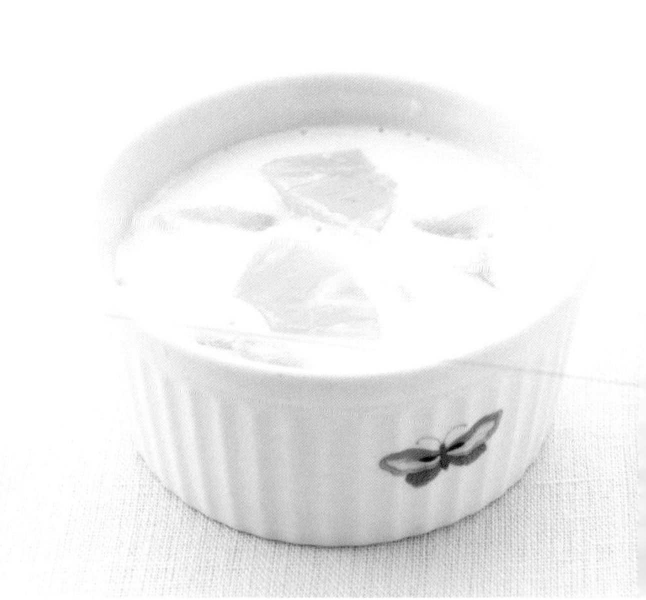

牛乳を加えて酸味をマイルドに

パインヨーグルトかんてん

1個分	エネルギー	たんぱく質	食物繊維	食塩相当量
	81kcal	1.9g	0.4g	0.1g

材料（作りやすい量・100mLの器４個分）

パイナップル（缶詰め）・プレーンヨーグルト
………………………………各100g
｜水・牛乳………………………各½カップ
｜粉かんてん…………………小さじ¾（1.5g）
｜砂糖…………………………大さじ３
レモン果汁……………………小さじ１

作り方

1 パイナップルは一口大に切る。

2 小なべに水、粉かんてんを入れて混ぜ合わせ、火にかけて２分ほど沸騰させて煮とかす。弱火にして砂糖を加えて煮とかし、牛乳を加え混ぜ、ひと煮立ちしたら火を消す。

3 ボールにヨーグルト、**2**を入れて混ぜ合わせる。あら熱がとれたらレモン汁、**1**を加え混ぜて器に流し入れ、冷蔵庫で冷やしかためる。

POINT

酸味の強い果物や乳製品は、粉かんてんを水から煮とかしたあと、あら熱をとってから加えるのが、きれいにかためるポイントです。

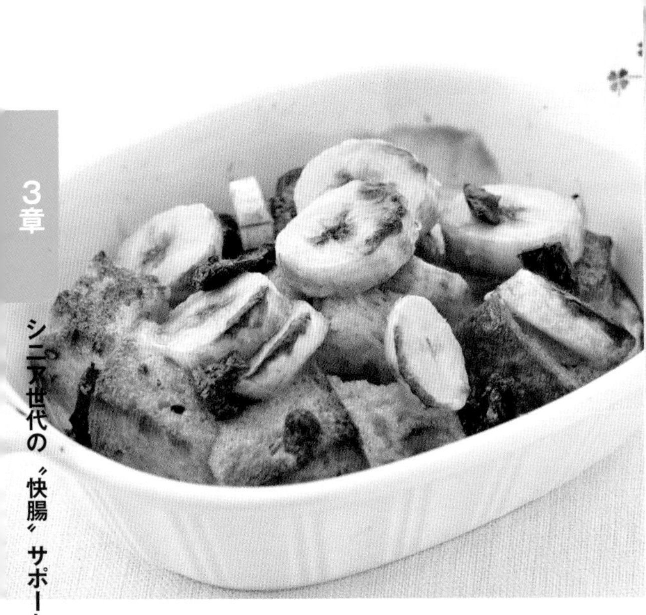

プリン液がしみ込んでしっとりと

雑穀パンのプディング

1人分	エネルギー	たんぱく質	食物繊維	食塩相当量
	288kcal	9.8g	3.6g	0.7g

材料（2人分）

雑穀パン……90g
バナナ……100g
ドライプルーン……2個（16g）
オリゴ糖シロップ……大さじ1
a 牛乳……½カップ
a 卵……1個（55g）
a 砂糖……小さじ1

作り方

1 パンは2㎝角に切る。バナナは5㎜の輪切りにする。プルーンはあらく刻む。
2 ボールにaを入れて混ぜ合わせ、パンを加えてしみ込ませる。
3 耐熱皿に2を並べ、バナナ、プルーンをのせ、オリゴ糖シロップをかける。アルミ箔《はく》をかぶせてオーブントースターで5分ほど焼く。アルミ箔をはずし、さらに5分ほど焼いて焼き色をつける。

POINT
雑穀パンは食物繊維を多く含む食品です。バナナとプルーンでおいしさと食物繊維をさらに補うことができます。

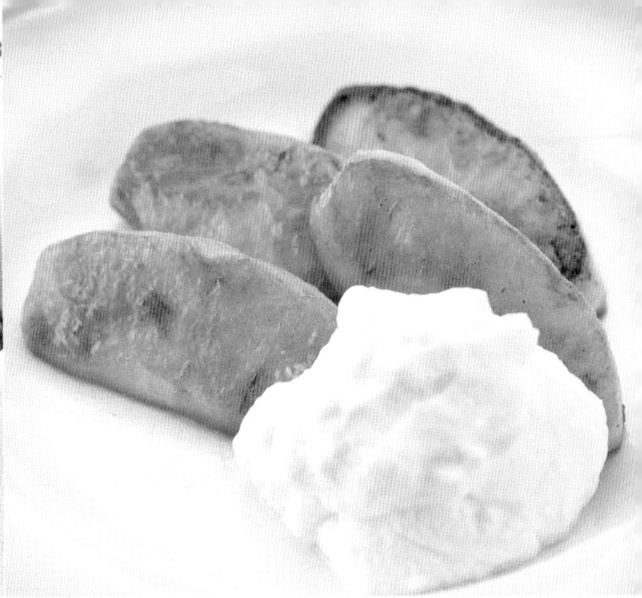

ヨーグルトは一晩おいて水きりを

りんごのソテー 濃厚ヨーグルト添え

1人分	エネルギー	たんぱく質	食物繊維	食塩相当量
	84kcal	1.9g	0.7g	0.1g

材料（2人分）

りんご・プレーンヨーグルト……各100g
バター……小さじ1¼（5g）
砂糖……小さじ1

作り方

1 ボールにざるをのせ、キッチンペーパーを敷く。ヨーグルトを入れ、一晩おいて汁けをきる（濃厚ヨーグルト）。
2 りんごは皮をむいてくし形に切る。フライパンを熱してバターをとかし、弱火で両面をじっくり焼く。砂糖をふる（りんごのソテー）。
3 りんごのソテーを器に盛り、濃厚ヨーグルトを添える。

POINT
ヨーグルトの汁け（乳清）をきるとクリームチーズのようななめらかな口あたりに。乳清はスープやドリンクに使えます。

栄養成分値一覧 1人分（1回分）

文部科学省「日本食品標準成分表2015年版（七訂）」に基づいて算出しています。同書に記載がない食品は、それに近い食品（代用品）の数値で算出しました。市販品はメーカーから公表された成分値のみ合計しています。数値の合計の多少の相違は計算上の端数処理によるものです。水溶性と不溶性の食物繊維は一部未分析のため、食物繊維総量に誤差が出ています。

料理名	掲載（ページ）	エネルギー（kcal）	たんぱく質（g）	脂質（g）	炭水化物（g）	水溶性食物繊維（g）	不溶性食物繊維（g）	食物繊維総量（g）	カリウム（mg）	カルシウム（mg）	マグネシウム（mg）	鉄（mg）	ビタミンE α-トコフェロール（mg）	ビタミンC（mg）	食塩相当量（g）
献立															
朝食（キムチ納豆の献立）	48	412	15.0	5.9	75.0	2.0	4.2	6.7	873	106	94	2.9	2.9	122	1.6
昼食（豚チーズお好み焼きの献立）	50	641	26.6	29.0	69.7	1.2	3.9	6.0	1211	522	82	3.2	2.4	56	2.4
夕食（ブリの照り焼きの献立）	52	776	30.3	29.9	91.8	1.9	5.3	7.2	897	303	125	5.1	4.1	33	2.4
朝食（和風エッグトーストの献立）	54	536	15.0	30.0	54.8	1.0	2.3	7.6	666	78	45	2.2	7.1	178	2.2
昼食（豆とひき肉のドライカレーの献立）	56	720	27.0	25.7	94.6	2.0	7.0	9.4	1420	293	119	4.0	4.0	43	4.2
夕食（サーモンのマリネの献立）	58	725	33.7	27.5	83.9	2.0	6.4	9.1	1251	115	118	2.8	5.4	58	3.2
しっかり手作り派　大きな おかず															
きのこたっぷり牛肉ロール巻き	60	292	13.0	21.3	12.2	0.4	3.0	3.4	499	8	29	1.6	1.1	1	1.8
甘酢アボガカド鶏	61	335	16.1	21.2	16.8	0.9	1.7	2.5	590	20	43	1.0	2.3	10	2.3
豚キムチ	62	293	17.6	21.6	5.7	0.4	2.1	2.5	552	29	31	0.7	0.8	13	1.3
いためナムルチャンプルー	63	274	13.9	21.4	6.4	0.4	1.8	3.0	315	91	85	2.0	1.6	44	1.6
れんこんバーグ	64	280	16.4	16.8	16.1	1.5	6.5	8.0	718	117	57	2.0	1.3	22	2.0
豆とひき肉のドライカレー	65	312	16.8	16.3	26.1	1.5	5.4	6.8	984	81	80	3.1	3.1	33	3.2
焼きコロッケ	66	302	9.9	14.2	34.5	1.1	3.1	4.3	864	12	42	1.1	1.1	48	1.2
凍り豆腐のグラタン	67	436	25.7	30.3	17.9	0.5	2.3	3.5	646	426	59	2.1	0.7	31	2.1
カツの卵とじ	68	483	25.3	30.1	23.9	0.9	2.8	4.3	615	72	58	2.2	2.6	8	2.7
麩入り枝豆バーグ	69	345	22.2	20.5	15.3	0.7	3.8	5.5	672	116	65	2.2	2.3	11	2.1
スペイン風オムレツ	70	275	11.3	13.7	27.1	1.1	2.7	3.8	654	89	37	1.6	1.2	32	1.2
凍り豆腐の卵とじ	71	282	24.4	16.3	10.0	0.6	2.7	4.1	438	260	69	3.9	1.8	26	2.1

料理名	掲載（ページ）	エネルギー（kcal）	たんぱく質（g）	脂質（g）	炭水化物（g）	水溶性食物繊維（g）	不溶性食物繊維（g）	食物繊維総量（g）	カリウム（mg）	カルシウム（mg）	マグネシウム（mg）	鉄（mg）	ビタミンE α-トコフェロール（mg）	ビタミンC（mg）	食塩相当量（g）
サーモンのマリネ アボカドと海藻添え	72	255	15.7	18.2	6.9	0.9	1.6	3.1	509	34	39	0.7	3.8	21	2.0
タラのきのこたっぷりホイル焼き	73	167	20.7	5.8	13.3	0.9	5.6	6.5	825	47	46	1.5	1.5	24	1.0
サケのキムチチーズ蒸し	74	382	26.2	25.3	10.5	0.7	2.8	3.5	679	232	43	1.0	4.0	51	2.2
ブリの照り焼き しいたけ、さつま芋、オクラ添え	75	357	19.2	20.3	19.7	0.8	2.0	2.7	555	32	44	1.6	3.0	21	1.5
サバとごぼうとしめじのみそ煮	76	373	19.6	14.3	25.1	1.3	2.7	4.1	500	39	55	1.9	1.4	2	2.0
具だくさんのアヒージョ（魚介のスペイン風油煮）	77	252	23.3	12.9	9.9	0.6	1.8	2.4	712	53	82	2.1	3.5	25	1.2
山芋納豆チーズ焼き	78	428	23.2	25.1	29.2	1.2	2.9	4.0	992	239	114	2.6	1.8	13	1.7
食物繊維たっぷりきんちゃく	79	141	12.4	8.3	3.8	0.2	1.3	1.5	238	79	47	1.1	0.5	3	1.0
しっかり手作り派　小さな おかず															
ほうれん草の塩麹あえ	80	19	1.6	0.3	3.6	0.3	1.3	1.8	228	32	20	0.5	1.2	10	0.5
かぼちゃとミックスビーンズのサラダ	80	139	4.9	5.8	18.0	0.5	1.5	4.2	405	90	22	0.5	3.1	25	0.8
ブロッコリーの塩こんぶあえ	81	48	3.8	2.4	5.2	0.6	2.8	3.7	326	37	26	0.9	1.8	92	0.6
小松菜とわかめのさっぱりいため	81	55	1.5	4.2	3.3	0.3	1.1	1.5	366	122	12	2.1	1.2	28	0.8
かぶのなめたけあえ	82	24	0.8	0.1	5.1	0.4	1.2	1.4	224	20	9	0.2	0	15	0.5
冷凍こんにゃくソテー	82	70	0.9	6.3	2.7	0.1	1.4	1.5	67	37	10	0.6	0	0	1.8
かんてんとわかめの酢の物	83	11	0.7	0.2	2.7	0.1	0.3	1.7	56	22	9	0.3	0.1	4	0.4
おからのサラダ	83	332	13.6	26.3	10.1	0.3	6.0	6.2	396	79	41	1.6	4.3	7	1.0
おからミルクいため煮	84	149	11.0	5.7	13.5	0.3	4.2	4.3	418	184	42	6.6	1.3	3	1.2
長芋の磯辺揚げ	84	85	2.0	4.1	10.8	0.2	0.6	1.0	341	15	16	0.4	0.7	6	0.4
ひじきと糸かんてんのサラダ	85	13	0.9	0.1	3.9	0.1	0.2	3.0	208	44	22	0.4	0.2	2	0.8
パプリカの簡単ピクルス	85	87	0.7	6.1	7.4	0.4	0.8	1.1	148	6	7	0.3	2.8	112	0.2
キムチ納豆	86	102	7.9	4.7	7.8	1.3	2.7	4.0	436	68	52	1.7	0.8	9	0.8

料理名	掲載（ページ）	エネルギー（kcal）	たんぱく質（g）	脂質（g）	炭水化物（g）	水溶性食物繊維（g）	不溶性食物繊維（g）	食物繊維総量（g）	カリウム（mg）	カルシウム（mg）	マグネシウム（mg）	鉄（mg）	ビタミンE α・トコフェロール（mg）	ビタミンC（mg）	食塩相当量（g）
小松菜の白あえ風	86	142	6.9	8.9	9.9	0.7	2.3	3.0	206	265	64	2.9	1.0	10	0.9
きくらげとにんじんのソテー	87	44	0.3	3.1	4.1	0.2	1.0	1.2	97	11	5	0.3	0.6	3	0.8
めかぶサラダ	87	31	1.3	1.6	3.9	0.3	0.6	2.1	116	42	31	0.4	0.2	3	0.5
しっかり手作り派　小さな おかず															
自家製なめたけ煮	90	50	3.4	0.2	12.4	0.4	3.5	3.9	376	3	21	1.3	0	0	1.3
小松菜となめたけのあえ物	90	16	1.4	0.1	3.4	0.4	1.5	2.0	134	93	11	1.5	0.9	13	0.2
切り干し大根のシンプルピクルス	91	68	1.7	0.1	15.2	0.5	1.6	2.1	388	53	22	0.5	0	3	1.4
切り干し大根とほうれん草のナムル	91	92	4.8	5.4	5.6	0.3	1.3	1.7	241	40	19	0.9	0.6	5	0.6
きのこのマリネ	94	43	2.7	0.3	9.4	0.3	2.3	2.5	285	4	15	0.6	0	1	1.6
ひじき煮	94	75	4.8	3.0	8.8	0.2	1.3	4.1	475	78	62	1.0	0.6	0	1.3
きんぴらしらたき	95	196	1.9	12.2	17.6	1.2	3.4	4.6	230	69	37	0.8	1.2	2	1.4
ひじきとしょうがのさっと煮	95	44	0.3	3.1	4.1	0.2	1.0	1.2	97	11	5	0.3	0.6	3	0.8
しっかり手作り派　汁物															
とろろこんぶみそ汁	96	20	2.1	0.4	2.4	0.1	0.3	0.9	133	20	17	0.5	0.1	1	0.9
ミニトマトのかんてんスープ	97	55	1.1	2.6	8.2	0.4	1.0	2.2	294	19	14	0.5	1.1	32	0.4
豚肉と根菜の粕汁	98	167	11.8	8.4	9.8	0.6	1.9	2.4	330	38	32	0.9	0.4	6	0.7
ほうれん草のかんてんみそ汁	99	35	3.0	0.9	4.7	0.4	1.6	2.8	422	45	47	1.4	1.1	18	1.2
里芋のかんてんみそ汁	100	53	2.8	0.8	9.2	0.4	1.0	2.1	207	26	20	0.7	0.4	3	1.2
納豆汁	101	105	9.6	4.7	6.7	0.9	2.1	3.0	348	35	46	1.7	0.4	2	1.2
コーンかんてんスープ	102	147	5.0	4.5	22.2	0.2	1.3	2.2	282	124	27	0.4	0.2	4	1.3
なめたけの吸い物	103	57	4.9	2.4	3.9	0.3	1.0	1.3	219	57	79	0.7	0.5	3	0.8
ちゃちゃっと派　一皿“快腸”ごはん															
ハヤシライス	104	578	18.3	17.6	84.3	1.4	5.6	7.3	939	45	66	2.3	1.8	27	3.0
にんじんツナごはん	104	359	9.0	4.7	67.4	0.3	1.3	1.6	241	17	33	1.0	0.8	2.0	1.9

料理名	掲載（ページ）	エネルギー（kcal）	たんぱく質（g）	脂質（g）	炭水化物（g）	水溶性食物繊維（g）	不溶性食物繊維（g）	食物繊維総量（g）	カリウム（mg）	カルシウム（mg）	マグネシウム（mg）	鉄（mg）	ビタミンE α・トコフェロール（mg）	ビタミンC（mg）	食塩相当量（g）
ちまき風ごはん	106	299	10.2	3.8	53.8	0.2	2.0	2.2	314	17	33	0.7	0.4	8	1.9
サケちらしずし	106	370	16.8	7.1	56.0	0.3	1.0	2.1	369	38	50	1.0	0.6	1	1.1
わかめと卵のかんてん雑炊	108	302	8.2	3.5	55.4	0.3	0.6	1.6	139	34	26	1.2	0.4	1	1.4
わかめごはん	108	304	7.0	1.0	64.5	0.5	0.7	1.5	101	30	30	0.8	0.2	0	0.6
塩麹そば	110	398	20.7	4.1	70.4	1.1	3.5	5.8	554	59	106	2.4	0.7	7	4.3
海鮮ビーフン	111	421	14.5	17.6	46.0	0.8	4.5	5.3	371	59	36	1.9	2.0	20	4.0
きのこと豆のナポリタン	112	656	22.4	17.0	105.9	2.9	8.1	13.8	1689	78	111	3.1	4.2	61	3.3
あんかけ焼きそば	113	875	33.6	30.1	113.2	2.1	8.6	11.0	1584	104	78	2.7	1.6	39	3.6
にんじんサンド	114	270	6.7	13.5	31.3	0.1	0.4	2.8	84	10	6	0.2	2.1	2	1.3
わかめクリーミーサンド	115	274	6.8	14.4	30.3	0	0.1	2.5	37	9	5	0.2	2.1	0	1.5
和風エッグトースト	116	364	12.5	21.2	31.5	0.1	0.2	3.8	112	36	15	1.2	3.0	2	1.6
豚チーズお好み焼き	117	445	19.7	20.2	45.7	0.8	1.7	3.4	442	248	39	1.4	1.0	25	1.5
おいしく“快腸”間食															
きな粉とあずきのシリアル	118	328	10.8	6.7	56.9	0.6	3.3	3.8	416	137	52	1.5	0.4	1	0.9
甘酒フルーツ	118	98	2.2	0.2	23.8	0.7	1.5	2.2	278	37	19	0.5	0.9	71	0.1
とろとろラッシー	119	121	5.8	5.8	11.5	0.1	0.2	0.7	276	198	19	0.1	0.3	7	0.2
小松菜とバナナのヨーグルトミルク	119	152	6.6	5.7	20.0	0.3	1.3	1.5	673	264	39	1.6	0.9	29	0.2
おからのホットケーキ	120	358	8.9	15.4	45.2	0.6	3.3	3.8	302	137	23	0.8	1.1	1	0.7
大学芋	120	192	0.9	10.1	24.5	0.5	1.1	1.6	205	39	19	0.5	1.7	13	0.4
さつま芋団子	121	94	0.6	2.2	18.5	0.3	0.8	1.9	243	23	13	0.4	0.8	15	0.5
小倉ところてんフルーツ添え	121	64	1.1	0.1	15.7	0.4	0.7	1.4	128	19	12	0.5	0.2	9	0
パインヨーグルトかんてん	122	81	1.9	1.8	14.7	0	0.1	0.4	114	61	8	0.1	0.1	3	0.1
コーヒーゼリーかん	122	39	0.8	0	9.0	0	0	0.2	108	20	11	0.1	0	0	0
りんごのソテー濃厚ヨーグルト添え	123	84	1.9	3.7	11.7	0.2	0.5	0.7	146	62	8	0.1	0.2	3	0.1
雑穀パンのプディング	123	288	9.8	7.1	48.9	0.3	0.8	3.6	334	78	28	0.8	0.7	9	0.7

病態監修
松枝 啓（まつえだ・けい）
医学博士。さくらライフ錦糸クリニック名誉院長。排便コントロール、過敏性腸症候群の研究では世界的な評価を得ており、機能性消化管障害の診断基準や治療方針を決定する国際委員会 “Rome Ⅲ委員会” の委員を務める。日本内科学会認定医、日本消化器病学会専門医、日本消化器内視鏡学会専門医、日本在宅医学会認定専門医。おもな著書に『過敏性腸症候群の安心ごはん』『おかずレパートリー　過敏性腸症候群』（ともに女子栄養大学出版部）などがある。

栄養指導・献立作成
府川則子（ふかわ・のりこ）
女子栄養大学栄養学部准教授、管理栄養士。前・東京都健康長寿医療センター栄養科長。共著に『60 歳からの筋活ごはん』『60 歳からの血糖コントロールごはん』（ともに女子栄養大学出版部）などがある。

献立作成
藤冨篤子（ふじとみ・あつこ）
東京都健康長寿医療センター非常勤。共著に『60 歳からの筋活ごはん』（女子栄養大学出版部）がある。

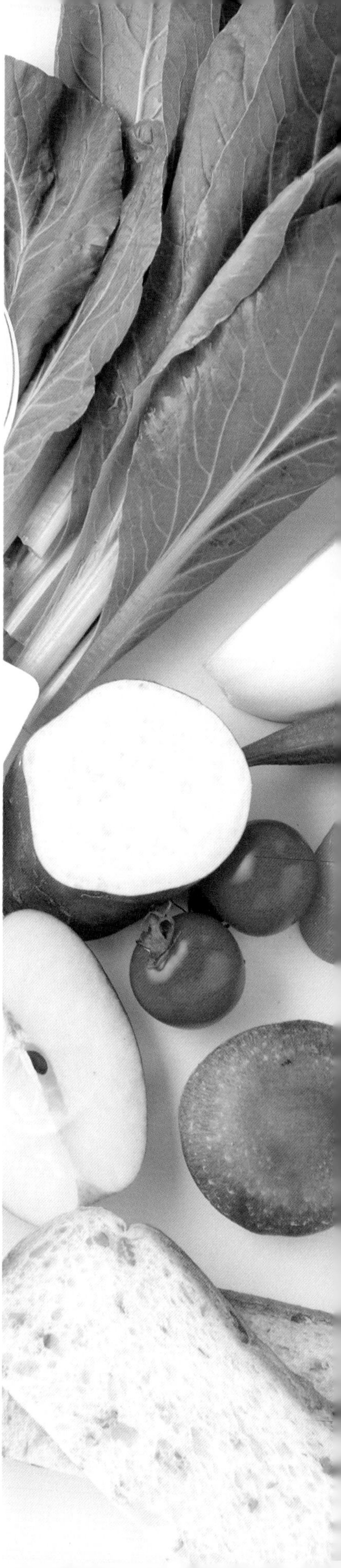

◎ STAFF
- 料理作成・スタイリング／フード・アイ
- 栄養価計算／戌亥梨恵
- デザイン・DTP ／春日井智子（ダグハウス）
- 撮影／神原孝幸
- イラスト／ michi
- 校閲／くすのき舎
- 編集／小森かおる

親の元気を支えるシリーズ
便秘も下痢も すっきりするり
65歳からのお通じ“快腸”レシピ
2021 年 2 月 25 日　初版第 1 刷発行

著者　松枝 啓、府川則子、藤冨篤子
発行者　香川明夫
発行所　女子栄養大学出版部
〒 170-8481　東京都豊島区駒込 3-24-3
電話　03-3918-5411（販売）
03-3918-5301（編集）
ホームページ　https://eiyo21.com/
振替　00160-3-84647
印刷・製本　中央精版印刷株式会社

＊乱丁本・落丁本はお取り替えいたします。
＊本書の内容の無断転載・複写を禁じます。また、本書を代行業者等の第三者に依頼して電子複製を行うことは一切認められておりません。

ISBN 978-4-7895-4755-0
© Matsueda Kei,Fukawa Noriko,Fujitomi Atsuko 2021
Printed in Japan